中国最美经方丛书

丛书主编 柳越冬 杨建宇

半夏泻心汤

BANXIA
XIEXIN
TANG

主　编

杨建宇　柳越冬　庞　敏

中原农民出版社
·郑州·

图书在版编目(CIP)数据

半夏泻心汤／杨建宇,柳越冬,庞敏主编. —郑州:中原农民
出版社,2018.9
　(中国最美经方丛书)
　ISBN 978-7-5542-1978-2

　Ⅰ.①半… Ⅱ.①杨… ②柳… ③庞… Ⅲ.①半夏泻心汤-
研究 Ⅳ.①R286

中国版本图书馆 CIP 数据核字(2018)第 152517 号

出版:中原农民出版社

地址:河南省郑州市郑东新区祥盛街 27 号 7 层

邮编:450016

网址:http://www.zynm.com

电话:0371-65751257

发行单位:全国新华书店

承印单位:新乡市豫北印务有限公司

投稿邮箱:zynmpress@sina.com

策划编辑电话:0371-65788677

邮购热线:0371-65713859

开本:710mm×1010mm 　 1/16

印张:14

字数:211 千字

版次:2019 年 8 月第 1 版

印次:2019 年 8 月第 1 次印刷

书号:ISBN 978-7-5542-1978-2

定价:56.00 元

编 委 会

大美经方！ 中医万岁！

今天有点兴奋！

"中华中医药祝之友/杨建宇教授经方经药传承研究工作室"的牌子挂在了印尼·巴淡岛！[1]我很自豪地说，这是中医药界第一块"经方经药"传承研究机构的牌子！自然，在东南亚乃至全球也是第一！而这，必须感谢、感恩医圣张仲景的经方！

在20世纪80年代，我刚学了中医方剂学，就到新华书店买了一本《古方今用》，其中第一和方"桂枝汤"，不但用于治疗感冒，而且还广泛用于内外妇儿疾病。我印象最深的是既治坐骨神经痛，又治高血压。当时，我就有点懵！待学完《伤寒杂病论》，就有点明白了。但是一直到90年代初，随着临床感悟的加深，对医圣经方潜心地体验，对《伤寒杂病论》的反复体味，就基本上明白了许多。继而，临床疗效随着经方更广泛地应用而有了大幅提高，随即，我就被郑州地区多家门诊邀请出诊，还被许昌、濮阳、新乡、信阳等地邀请出专家门诊。直到现在，我仍坚持不懈地在临床中应用经方、体验经方、推广经方，并且效果显著，声誉远扬。时而，被邀至全国各地会诊疑难杂症；时而，被邀至全国各地讲解经方心得；偶尔，被邀至境外讲解经方，交流使用经方攻克疑难杂症的经验。而今天，把"经方经药"传承研究的牌子挂在了印尼·巴淡岛上，而这一切，都缘于经方！都成于经方！这真是最美经方！大美经方！我情不自禁地在内心深处呼喊，感谢经方！感恩医圣！

时间如梭！中医药发展进入加速期。重温中医药经典蔚然成风，国家中医药管理局"全国优秀中医临床人才研修项目"学员（简称国优人才班）的培养，重在经典的研修，通过对研修项目的关注、论证、宣教、参与、主持等历炼和学习，我接触到了中医经典大家，对中医经典有了更深入地认知，对经方有了更深刻地体验，临床疗效再次得到了稳步提升。北京市中医管理局、河南省中医管理局、南阳市中医药管理局共同举办仲景书院首期"仲景国医传人"精英班，我有幸作为执行班主任，再次对经方大家和经方学验有了更多的感触和心悟。再加之，近5年来我一直在牵头专病专科经方大师研修班的数十个研修班的学习与交流，在单纯的经方学习交流之基础上，更多地引导经方的学术提升和经方应用向主流医院内推广，使我对"经方热"乃至"经典热"有了更多层面的了解和把握。期间，有一个"病准方对药不灵"现象引起了我的关注，我认为这一定是中药药物的精准及合理应用出了问题。即而联想到，国优人才班讲经典《神农本草经》苦于找不到专门研究《神农本草经》的教授,而在第三批国优人才班上课时,只有祝之友老教授一个人专注《神农本草经》专题研究与经方解读。原来这是中医药界普遍不读《神农本草经》的缘故,大家不重视临床中药学科的发展,从而导致临床中药品种、中药古今变异等问题没有得到良好的控制和改善,导致用药临床不效。故而,我们就立即开始举办"基于《神农本草经》解读经方临证应用研修班和认药采药班",旨在引导大家重温中医药首部经典《神农本草经》,认真研究经方的用药精准问题。此时此刻,明确提出"经药"这一"中医临床药学"的基本概念。根据祝之友老教授的要求和亲自授课、督导,我迅速把这个概念推广至全国各地(包括台北市的国际论坛上),及东南亚地区,为提高中医药临床疗效服务!而这个结果仍然是医圣经方的引领,仍然要感谢、感恩医圣仲景!大美经方!最美经方!

我和不少中医药人一样,稍稍有点小文人情愫,心绪放飞之时,就浮想联翩,继而就草草成文。恰好"中国最美经方丛书"第一辑 15 册即将出版,而邀我作序,就充之为序。

之于"中国最美经方丛书",启于原"神奇的中华经穴疗法系列丛书"的畅销与好评!继而推出。既是中原出版传媒集团重点畅销图书,也是目前"经方热""经药热"之最流行类之书籍。本丛书系柳越冬教授带头,由国家名医传承室、大学科研机构、仲景书院经方兴趣研究小组等优秀的一线临床和科研人员共同编撰,是学习经方、应用经方、推广经方的参考书籍!对经方的临床应用和科研、教学均有积极的助推意义,必将得到广大"经方"爱好者、"经药"爱好者的热捧!

最后,仍用我恩师孙光荣国医大师的话来作结束语,

那就是:

美丽中国有中医!

中医万岁!

杨建宇[2]

2018 年 6 月 2 日,于新加坡转机回国候机时

注释:[1]同时还挂了"中华中药泰斗祝之友教授东南亚·印尼药用植物苑"和"中华中医药中和医派杨建宇教授工作室东南亚·印尼工作站"的牌子。每块牌子上都有印尼文、中文、英文3 种文字。

[2]杨建宇:研究员/教授,执业中医师,中华中和医派掌门人,著名经方学者和经方临床圣手。中国中医药研究促进会仲景医学研究分会副会长兼秘书长,仲景星火工程分会执行会长,北京中西医慢病防治促进会全国经方医学专家委员会执行主席,中关村炎黄中医药科技创新联盟全国经方健康产业发展联盟执行主席,中医药"一带一路"经方行(国际)总策划、总指挥、主讲教授,中华国医专病专科经方大师研修班总策划、主讲教授,中国医药新闻信息协会副会长兼中医药临床分会执行会长,曲阜孔子文化学院国际中医学院名誉院长/特聘教授。

目　录

上　篇　经典温习

中篇　临证新论

下篇　现代研究

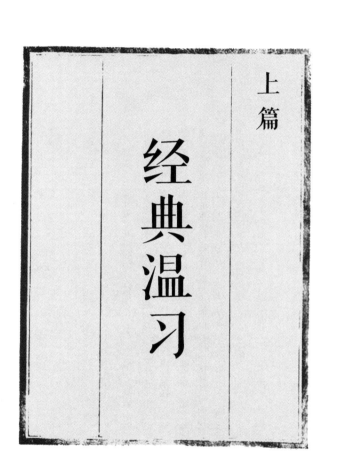

上篇

经典温习

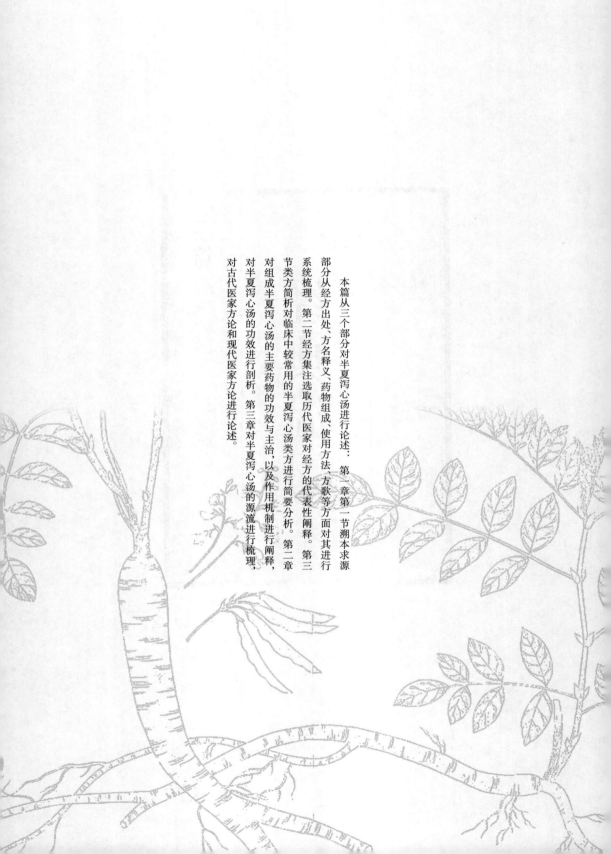

本篇从三个部分对半夏泻心汤进行论述：第一章第一节溯本求源部分从经方出处、方名释义、药物组成、使用方法、方歌等方面对其进行系统梳理。第二节经方集注选取历代医家对经方的代表性阐释。第三节类方简析对临床中较常用的半夏泻心汤类方进行简要分析。第二章对组成半夏泻心汤的主要药物的功效与主治，以及作用机制进行阐释，对半夏泻心汤的功效进行剖析。第三章对半夏泻心汤的源流进行梳理，对古代医家方论和现代医家方论进行论述。

第一章　概　述

第一节　溯本求源

一、经方出处

《伤寒论》

伤寒五六日,呕而发热者,柴胡汤证具,而以他药下之,柴胡证仍在者,复与柴胡汤。此虽已下之,不为逆,必蒸蒸而振,却发热汗出而解。若心下满而硬痛者,此为结胸也,大陷胸汤主之。但满而不痛者,此为痞,柴胡不中与之,宜半夏泻心汤。(149)

《金匮要略》

呕而肠鸣,心下痞者,半夏泻心汤主之。

二、方名释义

心者为心口,指胃脘部位,又称上腹部,并非指心脏。邪气阻于心下,发为心下痞满,但按之濡软,当用泻法除满,并非属承气之攻下。本方为小柴胡汤去柴胡加黄连,以干姜易生姜而成,以半夏为君,故取名为半夏泻心汤。

三、药物组成

半夏半升(洗),黄芩、干姜、人参、甘草(炙)各三两,黄连一两,大枣十二枚(擘)。

四、使用方法

上七味,以水一斗,煮取六升,去滓,再煎取三升,温服一升,日三服。

五、方歌

> 三两姜参炙草芩,一连痞证呕多寻,
> 半升半夏枣十二,去滓重煎守古箴。(《长沙方歌括》)

第二节 经方集注

伤寒五六日,呕而发热者,柴胡汤证具,而以他药下之,柴胡证仍在者,复与柴胡汤。此虽已下之,不为逆,必蒸蒸而振,却发热汗出而解。若心下满而硬痛者,此为结胸也,大陷胸汤主之。但满而不痛者,此为痞,柴胡不中与之,宜半夏泻心汤。(149)

尤在泾

结胸及痞,不特太阳误下有之,即少阳误下亦有之。柴胡汤证具者,少阳呕而发热,及脉弦口苦等证具在也。是宜和解而反下之,于法为逆。若柴胡证仍在者,复与柴胡汤,和之即愈,此虽已下之,不为逆也。蒸蒸而振者,气内作而与邪争胜,则发热汗出而邪解也。若无柴胡证,而心下满而硬痛者,则为结胸,其满而不痛者,则为痞,均非柴胡所得而治之者矣。结胸宜大陷胸汤,痞宜半夏泻心汤各因其证而施治也。(《伤寒贯珠集》)

沈目南

此少阳风寒误下,亦成结胸、痞硬也。伤寒五六日,而无身疼腰痛恶寒之太阳,自汗恶热鼻干之阳明,见呕而发热,然发热属少阳之表,呕属少阳之里,为柴胡汤证具。而不与柴胡汤,反以他药下之,并无结胸下利之变,谓柴胡汤证仍在,虽然误下而不为逆,仍当复与柴胡汤,必蒸蒸而振,发热汗出而解矣。若见心下满而硬痛,乃表风内陷,则为结胸,但满而不痛者,表寒内陷而为痞也。但结胸则当大陷胸汤,痞硬则当半夏泻心汤而为主治,谓柴胡汤不中与也。盖少阳误下,而以小柴胡汤去柴胡、生姜,君半夏以和少阳之气,故名半夏泻心汤也。(《伤寒六经辨证治法》)

胡希恕

伤寒五六日,病由太阳传入少阳,呕而发热者,柴胡汤证已经具备。可是医者未用柴胡汤治之,反而以他药下之,此为误下。误下后有三种情况:一者,若误下后柴胡证仍在者,复与柴胡汤,这种情况虽经误下,治不为逆,然而必蒸蒸而振,却发热汗出而愈;二者,若误下后邪陷入里,心下满而硬痛者,此为结胸,应用大陷胸汤治之;三者,若误下后,但满而不痛者,此为心下痞,是因津液虚甚陷于半表半里阴证,故治疗半表半里阳证的柴胡汤已不适用,应改用治疗厥阴病的半夏泻心汤。按:故本条可明确,三方证辨证要点:小柴胡汤方证,为胸胁苦满;大陷胸汤方证,为心下满而硬痛;半夏泻心汤方证,为心下痞满而不痛。(《胡希恕讲述〈伤寒论〉》)

呕而肠鸣,心下痞者,半夏泻心汤主之。(《金匮要略》)

程　琳

呕而肠鸣,心下痞者,此邪热乘虚而客于心下,故以芩、连泄热除痞,干姜、半夏散逆止呕。《内经》曰:脾胃虚则肠鸣。又曰:中气不足,肠为之苦鸣。人参、大枣、甘草,用以补中而和肠胃。(《医宗金鉴·订正仲景全书·金匮要略注》)

尤在泾

邪气乘虚,陷入心下,中气则痞,中气既痞,升降失常,于是阳独上逆而呕,阴独下走而肠鸣。是虽三焦俱病,而中气为上下之枢,故不必治其上下,而但治其中。黄连、黄芩苦以降阳,半夏、干姜辛以升阴,阴升阳降,痞将自解。人参、甘草则补养中气,以为交阴阳通上下之用也。(《金匮要略心典》)

唐宗海

此心下痞，仍是指膈言。观胸痹及结胸、陷胸、痞满等证，皆指膈间言。盖心包络连肺系，循腔子，为一层白膜，至胸骨尽处则为膈，由膈而下为油网，以达心火于小肠，此心与小肠相表里之路径也。凡人饮水入胃，走膜膈，下油网以至膀胱，绝不从小肠中行也。详吾《中西医解》。今若心下膈间，火不达于小肠，水不走入膀胱，水火纠结则为心下痞，上逆犯胃则为呕，下溢犯小肠，则为肠鸣，皆水火纠结所致。故用姜半以破水，芩连以制火，参枣、甘草，保胃实肠，使水火不犯肠胃，各循其消导之路则愈，必如是解。而后仲景所论痞满陷痹，皆能会通矣。（《金匮要略浅注补正》）

赵以德

自今观之，是证由阴阳不分，塞而不通，留结心下为痞。于是胃中空虚，客气上逆为呕，下走则为肠鸣，故用是汤分阴阳，水升火降，而留者去，虚者实。成注是方：连、芩之苦寒入心，以降阳而升阴也；半夏、干姜之辛热，以走气而分阴行阳也；甘草、参、枣之甘温，补中而交阴阳，通上下也。（《金匮玉函经二注》）

吴 谦

呕而肠鸣，肠虚有寒也。呕而心下痞，胃实而热也。并见之，乃下寒上热，肠虚胃实之病也，故主以半夏泻心汤，用参、草、大枣以补正虚，半夏以降客逆，干姜以胜中寒，芩、连以泻结热也。（《医宗金鉴·订正仲景全书·金匮要略注》）

陆渊雷

呕与心下痞，为胃病之证。肠鸣为肠炎与胃扩张俱有之证。此证若不下利，则为胃扩张。若下利者，则胃扩张与肠炎并发也……《外台秘要》云：《删繁》疗上焦虚寒，肠鸣下利，心下痞坚，半夏泻心汤。和久田氏云：心下痞满，按之硬而不痛，呕而肠鸣者，为半夏泻心汤证。以其鸣宛如雷之鸣走，故又称雷鸣。雷鸣者，热激动其水故也，多自胸中迄于中脘脐上。凡肠鸣痞痛，忽然泄泻者，谓之热泻。又病人方食，忽弃箸欲泄泻者，亦有此方证。宜审其腹证以用之。此方以黄芩解心下之痞，黄连去胸中之热，故亦名泻心。

然其主因为有水,故主半夏以去水,与干姜为伍以散结,与人参为伍以开胃。甘草、大枣缓其挛急,相将以退胸中之热,逐水气以治呕,去心下之痞也。云呕而肠鸣者,明其有水气,故虽不下利,亦用此方。《古方便览》云:一男子,呕吐下利,四肢厥冷,心中烦躁,气息欲绝。一医以为霍乱,用附子理中汤,吐而不受,烦躁益甚。余即饮以此方,三服而痊愈。渊雷案:此急性肠炎之疑似霍乱者也。《外台》引《删繁》方亦编于霍乱卷中。可知古人于霍乱与急性肠炎,不甚分辨。凡肠炎之下利,多腹痛甚剧,霍乱则多不痛。肠炎所下,则腐败臭或酸臭;霍乱所下,则臭如精液,或无臭。霍乱有腓肠肌压痛;肠炎则肌肉或有牵掣痛,不限于腓肠,若无细菌诊断,可以此辨之。(《金匮要略今释》)

曹颖甫

上膈寒湿,下陷于胃,胃底胆汁不能相容,则病呕逆。此属寒,宜用吴茱萸者也。胃中浊热,合胆火上奔,则亦病呕逆。此属热,宜用黄连者也。二证寒热不同,故降逆之药品,亦因之而异。此节征象为呕而肠鸣,为心下痞。郁热在上,寒水在下,与伤寒胸中有热,胃中有邪,腹中痛欲呕吐之黄连汤证略同。故半夏泻心汤方治,所用半夏、干姜、甘草、人参、黄连、大枣,皆与黄连汤同。惟彼以寒郁太阴而腹痛,用桂枝以达郁,此为气痞在心下,热邪伤及肺阴,兼用黄芩以清水之上源,为不同耳。又按《伤寒·太阳篇》云:"但满而不痛者,此为痞,柴胡汤不中与之,宜半夏泻心汤。"知此方原为治痞主方。所用不与腹中雷鸣下利之证同用生姜泻心者,亦以水气不甚,不用生姜以散寒也。(《金匮发微》)

第三节 类方简析

半夏泻心汤是临床中常用的辛开苦降的代表性方剂,代表了一种治疗大法,其类方有大黄黄连泻心汤、附子泻心汤、生姜泻心汤、甘草泻心汤、干姜黄芩黄连人参汤、黄连汤等,都得到广泛应用,下面对其类方进行简要分析。

一、大黄黄连泻心汤

组成:大黄二两,黄连一两。

用法:上二味,以麻沸汤二升渍之,须臾绞去滓,分温再服。

功用:泄热消痞。

主治:心下痞,按之濡,其脉关上浮者。

鉴别:大黄黄连泻心汤出自《伤寒论》第154条:"心下痞,按之濡,其脉关上浮者,大黄黄连泻心汤主之"。第164条:"伤寒大下后,复发汗,心下痞,恶寒者,表未解也。不可攻痞,当先解表,表解乃可攻痞。解表宜桂枝汤,攻痞宜大黄黄连泻心汤。"大黄黄连泻心汤是治疗火热邪气痞结于心下致痞的基本方。大黄、黄连苦寒,寒则清泄邪热,苦则泻心消痞,两药合用,热自泄,气自畅,痞自消。本方仅大黄、黄连二味,然附子泻心汤则用大黄、黄连、黄芩三味,恐前方中亦有黄芩,而后但加附子。又《千金翼方》注云"此方本有黄芩",再考《金匮要略·惊悸吐衄下血胸满瘀血病脉证治》的泻心汤亦芩、连并用,表明本方有黄芩为理想,以增强清热泄痞之功。

方解:痞有不因下而成者,君火亢盛,不得下交于阴而为痞,按之虚者,非有形之痞,独用苦寒,便可泄却。如大黄泄营分之热,黄连泄气分之热,且大黄有攻坚破结之能,其泄痞之功即寓于泄热之内,故以大黄名其汤。以麻沸汤渍其须臾,去滓,取其气不取其味,治虚痞不伤正气也。(《绛雪园古方选注》)

方歌:痞证分歧辨向趋,关浮心痞按之濡。

大黄二两黄连一,麻沸汤调病缓驱。(《长沙方歌括》)

二、附子泻心汤

组成:大黄二两,黄连一两,黄芩一两,附子一枚(炮,去皮,破,别煮取汁)。

用法:上四味,切三味,以麻沸汤二升渍之,须臾绞去滓,纳附子汁,分温再服。

功用:泄热消痞,温经回阳,扶阳固表。

主治:阳虚于外,热结于胃。心下痞满,而复恶寒汗出,脉沉者。

鉴别:附子泻心汤出自《伤寒论》第 155 条:"心下痞,而复恶寒汗出者,附子泻心汤主之。"本方中三黄生用,沸水浸渍,是取其轻清之气,以泄上焦之热。尤妙在附子熟用另煎,是取其醇厚之味,以温下焦之寒。如是,阳得附子而复,则恶寒汗出愈;热得三黄而除,则心下痞满自消。

本汤证应与热痞兼表未解者相鉴别。如果其人恶寒汗出,而又有发热脉浮、头项强痛等证,则宜遵先表后里的治疗原则,宜用桂枝汤先解其表,表解后,方可用大黄黄连泻心汤泄其痞。

方解:用三黄彻三焦而泄热,即用附子彻上下以温经。三黄用麻沸汤渍,附子别煮汁,是取三黄之气轻,附子之力重,其义仍在乎救亡阳也。(《绛雪园古方选注》)

此汤治上热下寒之证,确乎有理,三黄略浸即绞去滓,但取轻清之气,以去上焦之热,附子煮取浓汁,以治下焦之寒,是上用凉而下用温,上行泻而下行补,泻其轻而补其重,制度之妙,全在神明运用之中,是必阳热结于上,阴寒结于下用之,乃为的对。若阴气上逆之痞证,不可用也。(《伤寒论译释》)

方歌:一枚附子泻心汤,一两连芩二大黄。

汗出恶寒心下痞,专煎轻渍要参详。(《长沙方歌括》)

三、生姜泻心汤

组成:生姜四两(切),甘草三两(炙),人参三两,干姜一两,黄芩三两,半夏半升(洗),黄连一两,大枣十二枚(擘)。

用法:上八味,以水一斗,煮取六升,去滓,再煎取三升,温服一升,日三服。

功用:和胃消痞,散结除水。

主治:伤寒汗后,胃阳虚弱,水饮内停,心下痞硬,肠鸣下利。

鉴别:生姜泻心汤出自《伤寒论》第157条:"伤寒汗出解之后,胃中不和,心下痞硬,干噫食臭,胁下有水气,腹中雷鸣下利者,生姜泻心汤主之。"生姜泻心汤证与半夏泻心汤证相比,同中有异。所同者,两者均为中焦寒热错杂,脾胃升降失常,气机痞塞不通,均见痞满,呕逆,下利等症状。所异者,本证兼有水饮食滞,在临床表现上,本证心下痞满而硬,此外还有肠鸣辘辘,胁下有水气,干噫食臭等症状。

生姜泻心汤为半夏泻心汤之变方,系半夏泻心汤减干姜二两,加生姜四两而成。两方组方原则基本相同,皆属辛开苦降甘调之法。生姜泻心汤证因胃中不和且有水气,故本方重用生姜为君,生姜辛温,能开胃气,辟秽浊,散水气。生姜气薄,功偏宣散,走而不守;干姜辛热,功兼内守,守而不走。两者相伍,散中有守,既能宣散水气,又能温补中州。生姜、半夏、黄芩、黄连合用,辛开苦降以和胃气;干姜、人参、大枣、甘草合用,扶中温脾、补虚以运四旁。脾升胃降,上下斡旋其痞自消。

方解:泻心汤有五,总不离乎开结、导热、益胃,然其或虚或实,有邪无邪,处方之变,则各有微妙。先就是方胃阳虚不能行津液而致痞者,惟生姜辛而气薄,能升胃之津液,故以名汤。干姜、半夏破阴以导阳,黄芩、黄连泻阳以交阴,人参、甘草益胃安中,培植水谷化生之主宰,仍以大枣佐生姜,发生津液,不使其再化阴邪,通方破滞宣阳,是亦泻心之义也。(《绛雪园古方选注》)

名生姜泻心汤者,其义重在散水气之痞也。生姜、半夏散胁下之水气,人参、大枣补中州之土虚,干姜、甘草以温里寒,黄芩、黄连以泄痞热。备乎虚水寒热之治,胃中不和下利之痞,焉有不愈者乎。(《医宗金鉴》)

方歌:汗余痞证四生姜,芩草人参三两行。

一两干姜枣十二,一连半夏半升量。(《长沙方歌括》)

四、甘草泻心汤

组成:甘草四两(炙),黄芩三两,干姜三两,半夏半升(洗),大枣十二枚

（擘），黄连一两。

用法：上六味，以水一斗，煮取六升，去滓，再煎取三升，温服一升，日三服。

功用：补虚和中，泄热消痞。

主治：中虚湿热痞利重症，心下痞硬，但以满为主，下利日数十行，腹中雷鸣，干呕，少气，心烦不得安。

鉴别：半夏泻心汤、生姜泻心汤、甘草泻心汤均为治疗心下痞的方剂，皆以脾胃升降失常，寒热错杂而出现的心下痞满与呕利等证为主。三方药物相仿，治疗略同，但同中有异。其中辛开苦降甘调而各有偏重。如半夏泻心汤证以心下痞兼呕为主；生姜泻心汤证则以心下痞硬，干噫食臭，胁下有水气，腹中雷鸣与下利为主；甘草泻心汤证则以痞利俱甚，谷气不化，客气上逆，干呕心烦不得安为主。临床应细心体察每方的特点，而选择运用。

方解：甘草泻心汤出自《伤寒论》第158条："伤寒中风，医反下之，其人下利日数十行，谷不化，腹中雷鸣，心下痞硬而满，干呕，心烦不得安。医见心下痞，谓病不尽，复下之，其痞益甚。此非结热，但以胃中虚，客气上逆，故使硬也。甘草泻心汤主之。"甘草泻心汤即半夏泻心汤加炙甘草一两去人参而成。炙甘草温中补脾，因本证脾虚较重，故重用之以补其虚，佐大枣，更增其补中之力；干姜、半夏温中散寒、和胃止呕；黄芩、黄连苦寒清胃中邪热。诸药相合，使虚以得补，热以得清，寒以得温，脾胃健而中州运，阴阳调而升降复，其痞、利、干呕诸症可除。

本方由于反复误下，脾胃气虚较重，成痞利俱甚的心下痞证。但本方却无人参，与半夏泻心汤相比较，只是增加了一两甘草，却少了三两人参。按林亿所云，此方无人参，乃脱落之过，故本方当有人参为是。

方歌：下余痞作腹雷鸣，甘四姜芩三两平。

　　　　一两黄连半升夏，枣枚十二效同神。（《长沙方歌括》）

五、干姜黄芩黄连人参汤

组成：干姜、黄芩、黄连、人参各三两。

用法：上四味，以水六升，煮取二升，去滓，分温再服。

功用：清上温下，辛开苦降。

主治：上热下寒，寒热格拒，食入则吐。

鉴别：干姜黄芩黄连人参汤出自《伤寒论》第359条："伤寒本自寒下，医复吐下之，寒格更逆吐下，若食入口即吐，干姜黄芩黄连人参汤主之。"本方与半夏、生姜、甘草等泻心汤同取辛开苦降甘调法，同治脾胃升降失常，寒热错杂之证，但二者的病症有所不同。泻心汤证以痞为主，呕、利为次；本证以呕为主，未及于心下痞，说明虽见寒热相阻，逆而作吐，但还未达到气痞的程度。因证候较轻，故制方用药仅用泻心之半而已。

本汤证的辨证着眼点在于"食入即吐"。王冰曰："食入即吐，是有火也。"陆渊雷云："凡朝食暮吐者，责其胃寒；食入即吐者，责其胃热。"陈修园亦以为此证乃火郁作吐，若以生姜代干姜更有妙义。

方解：食入口即吐，谓之寒格；更复吐下，则重虚而死，是更逆吐下，与干姜黄芩黄连人参汤以通寒格。辛以散之，甘以缓之，干姜、人参之甘辛，以补正气；苦以泄之，黄连、黄芩之苦，以通寒格。（《注解伤寒论》）

中气既虚且寒，便恶谷气，故食入口即吐。入口即吐者，犹未下咽之谓也。用干姜之辛热，所以散寒，用人参之甘温，所以补虚，复用芩、连之苦寒者，所以假之从寒而通格也。（《医方考》）

方歌：芩连苦降借姜开，济以人参绝妙哉。

　　　　四物平行各三两，诸凡拒格此方该。（《长沙方歌括》）

六、黄连汤

组成：黄连三两，甘草三两（炙）（《长沙方歌括》为二两），干姜三两，桂枝三两（去皮），人参二两，半夏半升（洗），大枣十二枚（擘）。

用法：上七味，以水一斗，煮取六升，去滓，温服，昼三夜二。

功用：清上温下，和胃降逆。

主治：胸中有热而欲呕吐，胃中有寒而冲痛。

鉴别：黄连汤出自《伤寒论》第173条："伤寒胸中有热，胃中有邪气，腹中痛,欲呕吐者,黄连汤主之。"本证与半夏、生姜、甘草三泻心汤证同属寒热错杂之证,但三泻心汤证是寒热互结于心下,故以心下痞为主症;本证是寒热上下阻隔,寒自为寒,热自为热,故以欲呕吐、腹中痛为主症。

本方即半夏泻心汤去黄芩加桂枝而成。两方仅一味药之差,而主治病症有别。半夏泻心汤证为寒热杂糅,痞结心下,以痞满、呕逆、肠鸣为主症,故姜夏芩连并用,重在解寒热互结之势;黄连汤证为寒热分居,上下阻隔,以腹中痛,欲呕吐为主症,故重用黄连为主药,清邪热于下,去黄芩加桂枝,取其宣通上下阴阳之气。从药物组成分析,两方均属辛开苦降甘补之法,但半夏泻心汤侧重于苦降,黄连汤则侧重于辛开。黄连汤昼三夜二服者,意在少量频服,时药性持久,交通阴阳,调理脾胃。

方解:黄连汤,和剂也。即柴胡汤变法,以桂枝易柴胡,以黄连易黄芩,以干姜易生姜。胸中热欲呕吐,腹中痛者,全因胃中有邪气,阻遏阴阳升降之机,故用人参、大枣、干姜、半夏专和胃气,使饮入胃中,听胃气之上下敷布,交通阴阳,再用桂枝宣发太阳之气,载引黄连从上焦阳分泄热,不使其深入太阴,有碍虚寒腹痛。(《绛雪园古方选注》)

方歌:腹疼呕吐借枢能,二两参甘夏半升。

连桂干姜各三两,枣枚十二妙层层。(《长沙方歌之括》)

第二章 临床药学基础

第一节 主要药物的功效与主治

本方由半夏、黄芩、干姜、人参、炙甘草、大枣、黄连七味药组成,用量最大的是半夏。

一、半夏

半夏主治呕而不渴者,兼治咽痛、失音、咽喉异物感、咳喘、心下悸等。

呕,不仅仅是即时性的症状,应当将其看作是一种体质状态。张仲景有"呕家"的提法,是指某种经常出现恶心、呕吐等症状。易于出现恶心感、咽喉异物感、黏痰等。脉象大多正常,或舌苔偏厚,或干腻,或滑苔黏腻,或舌边有两条由小唾液泡沫堆积而成的白线,或有齿痕舌。

凡见咽痛、失音、咽喉异物感、咳喘、心下悸等症状,均可使用半夏。其中咽喉异物感最有特点。"妇人咽中如有炙脔",这是对咽喉异物感的形象描述。此外,胸闷、压迫感、堵塞感、痰黏感等,也可归于咽喉异物感。

从半夏主治及兼治的病症来看,具有两个特点:一是感觉异常样症状。半夏所主治的呕吐,本是一种异常的反射。半夏厚朴汤主治咽中如有炙脔,实无炙脔,纯属一种感觉异常。此外,麻木感、冷感、热感、堵塞感、重压感、痛感、痒感、悸动感,失去平衡感、恐怖感、音响感。由感觉异常导致的异常的反射和行为,如恶心、呕吐、食欲异常、性欲异常、语言异常、睡眠异常、情感异常等,都有使用半夏的可能。二是咽喉部症状。恶心、呕吐、咽痛、失音、咽中如有炙脔等,均为咽喉部的症状。在精神紧张、抑郁、焦虑、恐惧时,以上症状极易出现。

二、黄连

黄连主治心中烦,兼治心下痞、下利。

心中烦,主要是指精神障碍,如烦躁不安、焦虑、紧张、强迫症状、注意力不能集中,头昏头痛,甚至出现神志错乱和昏迷等,同时,患者有身体的燥热感、胸中苦闷感、心脏悸动感等,即所谓的烦热、烦闷和烦悸。

心下痞,指上腹部的不适感、似痛非痛、似胀非胀,按压上腹部可有轻度弥漫性压痛,但无肌紧张或肌卫现象,即所谓的"心下痞,按之濡"(第154条)。常伴有口苦、嗳气、恶心、呕吐,甚至便血、吐血等。

所谓下利,即腹泻,或腹中痛,或里急后重,或肛门灼热,大便黏腻臭秽,或有便下黏液或血液。《伤寒论》葛根黄芩黄连汤,就是治疗"利遂不止"的代表方,黄连与黄柏、秦皮、白头翁配伍的白头翁汤,主治"热利下重"。《外台秘要》《备急千金要方》等古代方书中,治疗痢疾方中多有黄连。但是,并不是所有的下利腹泻均用黄连,黄连所治疗的是"热利",其表现在,葛根黄芩黄连汤证是"喘而汗出""脉促"(第34条),白头翁汤证是"下利欲饮水者"(第373条),均有热证可凭。

综上所述,黄连主治烦,兼治痞、利。烦是全身症状,痞与利是局部症状,但三者往往相兼而现。心中烦,不得卧者,多有心下痞和下利;痞利者,多有卧不安而烦热。临床上凡发热者、失眠者、出血者、腹痛者、心悸者,只要见有烦而痞,烦而利者,都可使用黄连。

三、黄芩

黄芩主治烦热而出血者,兼治热利、热痞、热痹等。

所谓烦热,是一种难以解除的发热或发热感。患者胸闷不安、躁动、焦虑、睡眠障碍乃至精神障碍,同时具有身体的热感,或汗出,或心悸,或胸闷呼吸不畅感,或小便灼热感,或口干苦,或舌红脉滑数等。

黄芩所治的下利,以热利为主。所谓热利,多为腹泻的同时,伴有身热烦躁,或便下脓血,或腹痛如绞,或肛门如灼,或见舌红唇红,或见脉滑数等。许多急慢性的肠道感染及消化道炎症多见此证。对此,黄芩是首选之药。

所谓热痞,即心下痞而伴有烦热或出血者。其人多唇舌红、口干腻,上消化道的炎症、溃疡等多见。治疗热痞,黄芩可与黄连同用,《伤寒论》中凡治疗痞证的处方,大多如此配伍,如半夏泻心汤、甘草泻心汤、生姜泻心汤、附子泻心汤、泻心汤等。张仲景治疗心下痞,有黄连、黄芩、大黄等,然对心下痞而吐血衄血者则非黄芩不可。

所谓热痹,为烦热而关节疼痛,即《金匮要略》所说的四肢烦热。患者多见关节肿痛入夜尤甚,并见晨僵、盗汗、小便黄短等。所以,如类风湿性关节炎、强直性脊柱炎、干燥综合征等免疫系统疾病,可以使用黄芩,方如小柴胡汤等。

四、干姜

干姜主治多涎唾而不渴者。

涎唾即涎沫,即唾液及痰涎。多涎唾者,即口内唾液较多,或咳吐痰涎较多,干姜所主的涎唾,多清稀透明,或多泡沫,多无口渴感,或虽渴而所饮不多。临床见此等证,其舌苔必白厚或腻,或白滑,舌面若罩一层黏液。干姜的使用可运用于下列情况:①反复服用攻下药物后(凡经误下后,张仲景皆用干姜);②以腹泻、呕吐为特征的消化道疾病以及伴有的脉微肢冷;③以咳嗽气喘为特征的呼吸道疾病;④腰部冷痛、骨关节疼痛等;⑤部分出血性疾病。

五、人参

人参主治气虚、羸瘦、阴虚。

人参用于汗、吐、下之后出现的以下情况:①心下痞硬、呕吐不止、不欲饮食者。心下痞硬,为上腹部扁平而按之硬,且无底力(按之有中空感)和弹性。呕吐不止者,指呕吐的程度比较严重,时间长,患者体液和体力的消耗都相当严重,尤其在无法补液的古代,反复的呕吐对机体造成的伤害是相当严重的。②身体疼痛、脉沉迟者。在汗、吐、下以后体液不足的状态下,其疼痛多为全身的不适感,似痛非痛,烦躁不安。其脉多沉迟而无力。③烦渴、舌面干燥者。大汗出后其人必精神萎靡,头昏眼花,气短乏力,口干舌燥,烦躁不安,其舌质必嫩红而不坚老,舌色不绛。④恶寒、脉微者。其人多有呕吐、食欲不振、下利不止等症。虽恶寒而身凉有汗,脉象微弱或沉伏,精神萎靡不振,反应迟钝。

六、甘草

甘草主治羸瘦,兼治咽痛、口舌糜碎、咳嗽、心悸以及躁、急、痛、逆等证。

甘草用于羸瘦之人,《神农本草经》记载甘草能"长肌肉"。《伤寒论》中凡治疗大汗、大下、大吐以及大病以后的许多病症的方剂,大多配合甘草。吐下汗后,气液不足,必形瘦肤枯。《外台秘要》记载用甘草治疗大人羸瘦。《证类本草》记载用甘草粉蜜丸治小儿羸瘦。羸瘦,可以看作是使用甘草的客观指征之一。

咽痛,张仲景多用甘草。尤其是《伤寒论》明确提出:"少阴病二三日,咽痛者,可与甘草汤。"提示咽痛是甘草主治。

甘草可治口腔黏膜糜烂。《金匮要略》甘草泻心汤是治疗狐惑病的专方,根据"蚀于喉为惑,蚀于阴为狐"的记载,狐惑病相当于现在的复发性口腔溃疡、白塞病。赵锡武先生用此方加生地黄治疗口腔与外阴溃疡,甘草生用,量达30g(《赵锡武医疗经验》)。其实,不仅是口腔黏膜病,即其他的黏膜溃疡,也可使用甘草。如《千金方》以蜜炙甘草治阴头生疮,民间用甘草水局部湿敷治疗肛裂,现代有报道用甘草流浸膏或用甘草锌胶囊治疗消化性溃疡,对于尿道刺激征,如尿痛、尿急等,本人经验用甘草配滑石等药物可缓解症状。这些均提示甘草有黏膜修复作用。

咳嗽,也是黏膜刺激症状,甘草同样适用。所以,能治咳的小柴胡汤、桔梗汤、麻黄杏仁甘草石膏汤等均使用甘草。

甘草治悸。《伤寒论》中治疗发汗过多，患者出现的心悸以甘草配桂枝，方如桂枝甘草汤。对"脉结代，心动悸"者，以甘草配桂枝、地黄、麦冬、阿胶等，方如炙甘草汤。

杂病多见躁、急、痛、逆等证。此躁，为情绪不安定，变化无常、烦躁、多动，如甘麦大枣汤证的脏躁。此急，为急迫、挛急、拘急之证，如芍药甘草汤证的脚挛急。此痛，为一种挛急性、绞窄样、紧缩性的疼痛，如茯苓杏仁甘草汤证的胸痹、甘草粉蜜汤证的心痛等。此逆，为吐逆、冲逆、气逆，如橘皮竹茹汤证的哕逆、桂枝甘草汤的气上冲等。

甘草还是古代救治食物中毒或药物中毒者的主要药物。唐代名医孙思邈说："大豆解百药毒，尝试之不效，乃加甘草，为甘豆汤，其验更速。"清代莫枚士也说，甘草"凡有热毒者皆主之，必效"（《经方例释》）。传统认为甘草能解乌头、附子、胆南星、半夏、马钱子的毒。

七、大枣

大枣配甘草主治动悸、脏躁。

所谓动悸，指胸腹部的搏动感，既有心悸动，也有脐下动悸。脏躁是《金匮要略》上的病名，与癔症相似，表现为无故悲哭而不能自制。临床所见，凡动悸者，脏躁者，多形体瘦弱，舌淡脉细，故使用大枣、甘草为主药的方剂，要注意辨清舌脉。而大枣生姜所治者甚广，不必拘泥于形瘦舌淡，只要有呕吐、咳逆者，食欲不振者，均可使用。至于在用大戟、甘遂等猛烈的泻下药时，必定配合大剂量的大枣。

第二节 主要药物的作用机制

一、半夏

《神农本草经辑注》：半夏，味辛，平，有毒。治伤寒，寒热，心下坚，下气，喉咽肿痛，头眩，胸胀，咳逆，肠鸣，止汗。

《名医别录》：生微寒，熟温，有毒。主消心腹胸中膈痰热满结，咳嗽上气，心下急痛坚痞，时气呕逆，消痈肿，胎堕，治萎黄，悦泽面目。生令人吐，熟令人下。用之汤洗，令滑尽。一名守田，一名示姑。生槐里。五月、八月采根，暴干。

《本草备要》：燥湿痰，润肾燥，宣通阴阳。辛，温，有毒。体滑性燥，能走能散，能燥能润。和胃健脾，补肝润肾，除湿化痰，发表开郁，下逆气，止烦呕，发音声，利水道，救暴卒，治咳逆头眩，痰厥头痛，眉棱骨痛，咽痛，胸胀，伤寒寒热，痰疟不眠，反胃吐食，散痞除瘿，消肿止汗，孕妇忌之。

《本草易读》：辛，温，有毒。入足阳明胃，手阳明、太阴、少阴诸经。降胃止呕，祛痰除湿。解伤寒之寒热，消心胸之结满。咳逆头眩之疾、痈肿咽痛之疴。胎前勿用。

《本草从新》：辛，温。体滑性燥，能走能散。和胃健脾，除湿化痰，发表开郁，下逆气，止烦呕，发声音，救暴卒，又能行水气以润肾燥，利二便，止咽痛。治咳逆头眩，痰厥头痛，眉棱骨痛，胁痛胸胀，伤寒寒热，痰疟不眠，反胃吐食，散痞除瘿，消肿止汗，为治湿痰之主药。主治最多，莫非脾湿之证。苟无湿者均在禁例。古人半夏有三禁，谓血家、渴家、汗家也。若非脾湿，且有肺燥，误服半夏，悔不可追。孕妇服之能损胎。

《本经逢原》：半夏为足少阳本药，兼入足阳明、太阴。虚而有痰气宜加用之，胃冷呕哕方药之最要。止呕为足阳明，除痰为足太阴，柴胡为之使，故小柴胡汤用之,虽为止呕,亦助柴胡、黄芩主往来寒热也。《本经》治伤寒寒热,非取其辛温散结之力欤。治心下坚、胸胀,非取其攻坚消痞之力欤。治咳逆、头眩,非取其涤痰散邪之力欤。治咽喉肿痛,非取其分解阴火之力欤。治肠鸣下气止汗,非取其利水开痰之力欤。同苍术、茯苓治湿痰,同瓜蒌、黄芩治热痰,同南星、前胡治风痰,同芥子、姜汁治寒痰,唯燥痰宜瓜蒌、贝母、非半夏所能治也。半夏性燥能祛湿、豁痰、健脾。今人唯知半夏祛痰,不言益脾利水,脾无留湿则不生痰,故脾为生痰之源,肺为贮痰之器。半夏能主痰饮及腹胀者,为其体滑而味辛性温也,二陈汤能使大便润而小便长。世俗皆以半夏、南星为性燥,误矣。湿去则土燥,痰涎不生,非二物之性燥也。古方治咽痛喉痹,吐血、下血多用二物,非禁剂也。《灵枢》云,阳气满则阳跷盛不得入于阴,阴虚则目不瞑,饮以半夏汤一剂通其阴阳,其卧立至。半夏得瓜蒌实、黄连,名小陷胸汤,治伤寒小结胸。得鸡子黄、苦酒,名苦酒汤,治少阴咽痛生疮,语声不出。得生姜,名小半夏汤,治支饮作呕。得人参、白蜜,名大半夏汤,治呕吐反胃。得麻黄,蜜丸名半夏麻黄丸,治心下悸忪。得茯苓、甘草,以醋煮半夏共为末,姜汁面糊丸,名消暑丸,治伏暑引饮,脾胃不和,此皆得半夏之妙用。唯阴虚羸瘦,骨蒸汗泄,火郁头痛,热伤咳嗽,及消渴肺痿,咳逆失血,肢体羸瘦禁用,以非湿热之邪,而用利窍行湿之药,重竭其津,医之罪也,岂药之咎哉!

《长沙药解》:味辛,气平,入手太阴肺、足阳明胃经。下冲逆而除咳嗽,降浊阴而止呕吐,排决水饮,清涤涎沫,开胸膈胀塞,消咽喉肿痛,平头上之眩晕,泻心下之痞满,善调反胃,妙安惊悸。《伤寒》半夏泻心汤,治少阳伤寒,下后心下痞满而不痛者。以中气虚寒,胃土上逆,迫于甲木,经气结涩,是以作痞。少阳之经,循胃口而下胁肋,随阳明而下行,胃逆则胆无降路,故与胃气并郁于心胁。甲木化气于相火,君相同气,胃逆而君相皆腾,则生上热。参、甘、姜、枣,温补中脘之虚寒,黄芩、黄连,清泻上焦之郁热,半夏降胃气而消痞满也。《金匮》治呕而肠鸣,心下痞者。中气虚寒则肠鸣,胃气上逆则呕吐也。

人之中气,左右回旋,脾主升清,胃主降浊。在下之气,不可一刻而不升,在上之气,不可一刻而不降。一刻不升,则清气下陷,一刻不降,则浊气上逆。浊气上逆,则呕哕痰饮皆作,一切惊悸眩晕,吐衄嗽喘,心痞胁胀,噎膈反胃,种种诸病,于是生焉,而总由于中气之湿寒。盖中脘者,气化之源,清于此升,浊于此降,四象推迁,莫不本乎是。不寒不热,不燥不湿,阴阳和平,气机自转。寒湿偏旺,气化停滞,枢机不运,升降乃反,此脾陷胃逆之根也。安有中气健运,而病胃逆者哉!

甲木下行而交癸水者,缘于戊土之降。戊土不降,甲木失根,神魂浮荡,此惊悸眩晕所由来也。二火升炎,肺金被克,此燥渴烦躁所由来也。收令不遂,清气埋郁,此吐衄痰嗽所由来也。胆胃逆行,土木壅迫,此痞闷膈噎所由来也。凡此诸证,悉宜温中燥土之药,加半夏以降之。其火旺金热,须用清敛金火之品。然肺为病标而胃为病本,必降戊土,以转火金,胃气不降,金火无下行之路也。半夏辛燥开通,沉重下达,专入胃腑,而降逆气。胃土右转,浊瘀扫荡,胃腑冲和,神气归根,则鹤胎龟息,绵绵不绝竭矣。

血源于脏而统于经,生于肝而降于肺,肝脾不升,则血病下陷,肺胃不降,则血病上逆。缘中脘湿寒,胃土上郁,浊气冲塞,肺金隔碍,收令不行,是以吐衄。此与虚劳惊悸,本属同源,未有虚劳之久,不生惊悸,惊悸之久,不生吐衄者。当温中燥火,暖水敛火,以治其本,而用半夏降摄胃气,以治其标。

庸工以为阴虚火动,不宜半夏,率以清凉滋润之法,刊诸纸素。千载一辙,四海同风,《灵枢》半夏秫米之方,《金匮》半夏麻黄之制,绝无解者。仁人同心,下士不悟,迢迢长夜,悲叹殷庐,悠悠苍天,此何心哉!

洗去白矾用。妊娠姜汁炒。

二、黄连

《神农本草经辑注》:黄连,味苦,寒,无毒。治热气,目痛,眦伤,泣出,明目,肠澼,腹痛,下利,妇人阴中肿痛。久服令人不忘。

《名医别录》:微寒,无毒。主治五脏冷热,久下泄澼、脓血,止消渴、大惊,除水,利骨,调胃,厚肠,益胆,治口疮。生巫阳及蜀郡、太山。二月、八月采。

《本草备要》:泻火,燥湿。大苦大寒。入心泻火,镇肝凉血,燥湿开郁,解渴除烦,益肝胆,厚肠胃,消心瘀,止盗汗。治肠澼泻痢,痞满腹痛,心痛伏梁,目痛眦伤,痈疽疮疥,酒毒胎毒,明目定惊,止汗解毒,除疳,杀蛔。虚寒为病者禁用。

《本草易读》:大苦,大寒,无毒。手少阴心经药也。清心退热,泻火除烦,镇肝凉血,解渴止汗。厚肠胃而止泻痢,开伏梁而泻痞满,解痈疽疮疥之毒,退目痛及眦伤之火。虚寒者勿用。舌苔红者急用之。产后忌之。

《本草从新》:泻火燥湿。大苦,大寒。入心泻火,镇肝凉血,燥湿开郁,解渴除烦,消心瘀,止盗汗。治肠澼泻痢,痞满,嘈杂,吞酸吐酸,腹痛心痛伏梁,目痛眦伤,痈疽疮疥,酒毒。明目,定惊,止呕,解毒除疳,杀蛔,虚寒为病大忌。

《本经逢原》:黄连性寒味苦,气薄味厚,降多升少,入手少阴、厥阴。苦入心,寒胜热,黄连、大黄之苦寒以导心下之实热,去心窍恶血。仲景九种心下痞、五等泻心汤皆用之。泻心者,其实泻脾,实则泻其子也。下痢胃口虚热口噤者,黄连、人参煎汤,时时呷之,如吐再饮。但得一呷下咽便好。诸苦寒药多泻,唯黄连、芩、柏性寒而燥,能降火去湿止泻痢,故血痢以之为君。今人但见肠虚渗泄微似有血,不顾寒热多少,便用黄连,由是多致危殆。至于虚冷白痢,及先泻后痢之虚寒证,误用致死者多矣。诸痛疡疮,皆属心火。眼暴赤肿痛不可忍,亦属心火。兼挟肝邪俱宜黄连、当归。治痢及目为要药,故《本经》首言治热气目痛,及肠澼腹痛之患,取苦燥之性,以清头目、坚肠胃、祛湿热也。妇人阴中肿痛,亦是湿热为患,尤宜以苦燥之。古方治痢香连丸,用黄连、木香。姜连散用干姜、黄连。左金丸用黄连、吴茱萸。治消渴用酒蒸黄连。治口疮用细辛、黄连。治下血用黄连、胡蒜,皆是寒因热用,热因寒用,而无偏胜之害。然苦寒之剂,中病即止,岂可使肃杀之令常行,而伐生发冲和之气乎。医经有久服黄连、苦参反热之说,此性虽寒,其味至苦,入胃则先归于心,久而不已,心火偏胜则热,乃其理也。近代庸流喜用黄连为清剂,殊不知黄连泻实火,若虚火而妄投,反伤中气,阴火愈逆上无制矣。故阴虚烦热、脾虚泄泻、五更肾泄,妇人产后血虚烦热、小儿痘疹气虚作泻,及行浆后泄泻,并皆禁用。

《长沙药解》:味苦,性寒,入手少阴心经。清心退热,泻火除烦……火蛰于土,土燥则火降而神清,土湿则火升而心烦。黄连苦寒,泻心火而除烦热,君火不降,湿热烦郁者宜之。土生于火,火旺则土燥,火衰则土湿,凡太阴之湿,皆君火之虚也。虚而不降,则升炎而上盛。其上愈盛,其下愈虚,当其上盛之时,即其下虚之会,故仲景黄连清上诸方,多与温中暖下之药并用,此一定之法也。凡泻火清心之药,必用黄连,切当中病即止,不可过剂,过则中下寒生,上热愈甚。庸工不解,以为久服黄连,反从火化,真可笑也。

三、黄芩

《神农本草经辑注》:黄芩,一名腐肠。味苦,平,无毒。治诸热,黄疸,肠澼,泄利,逐水,下血闭,恶疮,疽蚀,火疡。

《名医别录》:大寒,无毒。主治痰热,胃中热,小腹绞痛,消谷,利小肠,女子血闭、淋露、下血,小儿腹痛。一名空肠,一名内虚,一名黄文,一名经芩,一名妒妇。其子,主肠澼脓血。生秭归及宛朐。三月三日采根,阴干。得厚朴、黄连止腹痛。得五味子、牡蒙、牡蛎令人有子。得黄芪、白蔹、赤小豆治鼠瘘。山茱萸、龙骨为之使,恶葱实,畏丹参、牡丹、藜芦。

《本草备要》:泻火,除湿。苦入心,寒胜热。泻中焦实火,除脾家湿热。治澼痢腹痛,寒热往来,黄疸五淋,血闭气逆,痈疽疮疡,及诸失血。消痰、利水,解渴安胎,养阴退阳,补膀胱水。酒炒则上行,泻肺火,利胸中气。治上焦之风热、湿热,火嗽喉腥,目赤肿痛。过服损胃。血虚、寒中者禁用。

《本草易读》:苦,寒,无毒。除一切热,解诸般淋。血痢腹痛,火嗽喉腥。泻中焦实火,退脾家湿热,清火安胎,逐水解渴,利胸气,消膈痰,疗黄疸,治血闭。兼清肌表郁热,最除往来寒热,平痈疽疮疡,退目赤肿痛。腹痛因寒者忌之。脉迟者忌之。

《本草从新》:泻火除湿。苦入心,寒胜热。泻中焦实火,除脾家湿热。治澼痢腹痛,寒热往来,黄疸,五淋,血闭,气逆,痈疽疮疡,及诸失血。降痰,解渴,安胎。泻肺火,利胸中气,治上焦之风热湿热,火嗽喉腥,目赤肿痛。苦寒伤胃,虚寒者均宜戒。胎前若非实热而服之,阴损胎元矣。

《本经逢原》：黄芩苦燥而坚肠胃，故湿热黄疸、肠澼泻痢为必用之药。其枯芩性升，入手太阴经，清肌表之热。条芩性降，泻肝胆大肠之火，除胃中热。得酒炒上行，主膈上诸热。得芍药、甘草治下痢脓血、腹痛后重、身热。佐黄连治诸疮痛不可忍。同黑参治喉间腥臭。助白术安胎，盖黄芩能清热凉血，白术能补脾统血也。此唯胎热升动不宁者宜之，胎寒下坠及食少便溏者，慎勿混用。丹溪言黄芩治三焦火。仲景治伤寒少阳证，用小柴胡汤。汗下不解，胸满心烦用柴胡桂姜汤。温病用黄芩汤。太阳少阳合病用葛根黄芩黄连汤。心下痞满用泻心汤。寒格吐逆用干姜黄芩黄连人参汤等方，皆用黄芩以治表里诸热，使邪从小肠而泄，皆《本经》主诸热之纲旨。其黄疸肠澼泻痢之治，取苦寒以去湿热也，逐水下血闭者，火郁血热之所致，火降则邪行，水下则闭自通矣。昔人以柴胡去热不及黄芩，盖柴胡专主少阳往来寒热，少阳为枢，非柴胡不能宣通中外。黄芩专主阳明蒸热，阳明居中，非黄芩不能开泄蕴隆。一主风木客邪，一主湿土蕴著，讵可混论。芩虽苦寒，毕竟治标之药，唯躯壳热者宜之。若阴虚伏热，虚阳发露可轻试乎。其条实者兼行冲脉，治血热妄行。古方有一味子芩丸，治妇人血热，经水暴下不止者最效。若血虚发热，肾虚挟寒，及妊娠胎寒下坠，脉迟小弱皆不可用，以其苦寒而伐生发之气也。

《长沙药解》：味苦，气寒，入足少阳胆、足厥阴肝经。清相火而断下利，泻甲木而止上呕，除少阳之痞热，退厥阴之郁蒸。

……

甲木清降，则下根癸水而上不热，乙木温升，则上生丁火而下不热。足厥阴病则乙木郁陷而生下热，足少阳病则甲木郁升而生上热，以甲木原化气于相火，乙木亦含孕乎君火也。黄芩苦寒，并入甲乙，泻相火而清风木，肝胆郁热之证，非此不能除也。然甚能寒中，厥阴伤寒，脉迟，而反与黄芩汤彻其热，脉迟为寒，今与黄芩汤复除其热，腹中应冷，当不能食，今反能食，此名除中，必死。小柴胡汤，腹中痛者，去黄芩，加芍药，心下悸，小便不利者，去黄芩，加茯苓。凡脉迟，腹痛，心下悸，小便少者，忌之。

清上用枯者，清下用实者。内行醋炒，外行酒炒。

四、干姜

《神农本草经辑注》：干姜，味辛，温，无毒。治胸满，咳逆上气。温中，止血，出汗，逐风，湿痹，肠澼下利。生者尤良。味辛，微温。久服去臭气，通神明。生川谷。

《名医别录》：大热，无毒。主治寒冷腹痛，中恶，霍乱，胀满，风邪诸毒，皮肤间结气，止唾血。生姜，味辛，微温。主治伤寒头痛、鼻塞，咳逆上气，止呕吐。生犍为及荆州、扬州。九月采。秦椒为之使。杀半夏、莨菪毒。恶黄芩、天鼠矢。又，生姜，微温，辛，归五脏。去痰，下气，止呕吐，除风邪寒热。久服小志少智，伤心气。

《本草备要》：燥，回阳；宣，通脉。生用辛温，逐寒邪而发表；炮则辛苦大热，除胃冷而守中。温经止血，定呕消痰，去脏腑沉寒痼冷。能去恶生新，使阳生阴长，故吐衄下血、有阴无阳者宜之。亦能引血药入气分而生血，故血虚发热、产后大热者宜之。引以黑附，能入肾而祛寒湿，能回脉绝无阳。同五味利肺气而治寒嗽。燥脾湿而补脾，通心助阳而补心气，开五脏六腑，通四肢关节，宣诸脉络。治冷痹寒痃，反胃下利。多用损阴耗气，孕妇忌之。

《本草易读》：生逐寒而发表，炮除冷而守中。孕妇忌之。辛，温，无毒。入足阳明、太阴、厥阴、手太阴经。逐寒祛湿，温经止血，定呕消痰，下气消食。治内寒之腹痛，疗缩筋之霍乱，止寒湿之呕利，回手足之厥逆。

《本草从新》：燥，温经逐寒；宣，发表通脉。辛，热。逐寒邪而发表温经，燥脾湿而定呕消痰，同五味利肺气而治寒嗽。开五脏六腑，通四肢关节，宣诸络脉。治冷痹寒痃，反胃下利，腹痛癥瘕积胀。开胃扶脾，消食去滞。

《本经逢原》：干姜禀阳气之正，虽烈无毒，其味本辛，炮之则苦，专散虚火。用治里寒止而不移，非若附子行而不守也。生者，能助阳，去脏腑沉寒，发诸经寒气，腹中冷痛，霍乱胀满，皮肤间结气，止呕逆，治感寒腹痛，肾中无阳，脉气欲绝，黑附子为引。理中汤用之，以其温脾也。四逆汤用之，以其回阳也。生则逐寒邪而发表，胸满咳逆上气，出汗风湿痹宜之。炮则除胃冷而守中，温中止血，肠澼下利宜之。曷观小青龙、四逆等方并用生者，甘草干姜汤独用炮者,其理中丸中虽不言炮,在温中例治不妨随缓急裁用。然亦不可过多,多用则耗散元气。辛以散之,是壮火食气也。少用则收摄虚阳,温以顺之,是少火生气也。同五味子以温肺,同人参以温胃,同甘草以温经。凡血虚发热,产后大热须炮黑用之。有血脱色白、夭然不泽,脉濡者,宜干姜之辛温以益血,乃热因热用,从治之法也。又入肺利气,入肾燥湿,入肝引血药生血,于亡血家有破宿生新,阳生阴长之义。如过用凉药,血不止,脉反紧疾者,乃阳亏阴无所附,加用炮姜、炙甘草可也。阴虚有热、血热妄行者勿用,以其散气走血也。

《长沙药解》:味辛,性温,入足阳明胃、足太阴脾、足厥阴肝、手太阴肺经。燥湿温中,行郁降浊,补益火土,消纳饮食,暖脾胃而温手足,调阴阳而定呕吐,下冲逆而平咳嗽,提脱陷而止滑泄……火性炎上,有戊土以降之,则离阴下达而不上炎,水性润下,有己土以升之,则坎阳上达而不下润。戊己旋转,坎离交互,故上非亢阳而不至病热,下非孤阴而不至病寒。中气既衰,升降失职,于是水自润下而病寒,火自炎上而病热。戊土不降,逆于火位,遂化火而为热,己土不升,陷于水位,遂化水而为寒,则水火分离,戊土燥热而己土湿寒者,其常也。而戊土之燥热,究不胜己土之湿寒。盖水能胜火,则寒能胜热,是以十人之病,九患寒湿而不止也。干姜燥热之性,甚与湿寒相宜,而健运之力,又能助其推迁,复其旋转之旧。盖寒则凝而温则转,是以降逆升陷之功,两尽其妙。仲景理中用之,回旋上下之机,全在于此,故善医泄利而调霍乱。凡咳逆齁喘、食宿饮停、气膨水胀、反胃噎膈之伦,非重用姜苓,无能为功,诸升降清浊、转移寒热、调养脾胃、消纳水谷之药,无以易此也。

五、人参

《神农本草经辑注》:人参,一名人衔,一名鬼盖。味甘,微寒,无毒。主补五脏,安精神,定魂魄,止惊悸,除邪气,明目,开心益智。久服轻身,延年。生山谷。

《名医别录》:微温,无毒。主治肠胃中冷,心腹鼓痛,胸胁逆满,霍乱吐逆,调中,止消渴通血脉,破坚积,令人不忘。一名神草,一名人微,一名土精,一名血参。如人形者有神。生上党及辽东。二月、四月、八月上旬采根,竹刀刮,暴干,无令见风。茯苓为之使,恶溲疏,反藜芦。

《本草备要》:大补元气,泻火。生甘苦微凉,熟甘温。大补肺中元气,泻火,益土,生金,明目,开心益智,添精神,定惊悸,除烦渴,通血脉,破坚积,消痰水。治虚劳内伤,多梦纷纭,呕哕反胃,虚咳喘促,疟痢滑泻,淋沥胀满,中暑、中风及一切血证。

《本草易读》:味甘、微苦,无毒。入脾、胃二经。续气通脉,止渴生津。汗后肤热,痢久身凉,非此莫疗;脉微欲绝,血脱欲死,非此罔救。回阳于气几息,益气于热所伤。面赤黑,气壮肺热,脉长实滑数有力者无用;面白黄,气微肺寒,脉虚大细弱无力者,宜用也。

《本草从新》:大补元气,生阴血,亦泻虚火……甘,温,微苦。大补肺中元气,泻火,醒酒明目,开心益智,安精神,定惊悸,除烦渴,通血脉,破坚积,消痰水。气壮则胃自开,气和而食自化。治虚劳内伤,发热自汗,多梦纷纭,虚咳喘促,心腹寒痛,伤寒,瘟疫,疟痢滑泻,呕哕反胃,淋沥,胀满,非风卒倒,一切血证,胎产外科阴毒,小儿痘证。证至垂危,必多用独用。

《本经逢原》:人参甘温,气薄味厚,阳中微阴,能补肺中元气,肺气旺,四脏之气皆旺,精自生而形自盛,肺主诸气故也。古人血脱益气,盖血不自生,须得补阳气之药乃生,阳生则阴长,血乃旺耳。若单用补血药,血无由而生也。《素问》言:无阳则阴无以生,无阴则阳无以化。故补气必用人参,补血须兼用之。仲景病人汗后,身热亡血,脉沉迟,下利,身凉,脉微血虚,并加人参。盖有形之血,未能即生,希微之气,所当急固,无形生有形也。丹溪言:虚火可补,参、芪之属;实火可泻,芩、连之属。后世不察,概谓人参补火,谬矣。夫火与元气势不两立,正气胜则邪气退。人参既补元气又补邪火,是反复之小人矣,又何与甘草、茯苓、白术为四君子耶。

《长沙药解》:味甘、微苦,入足阳明胃、足太阴脾经。入戊土而益胃气,走己土而助脾阳,理中第一,止渴非常,通少阴之脉微欲绝,除太阴之腹满而痛,久利亡血之要药,盛暑伤气之神丹。

六、甘草

《神农本草经辑注》：甘草，一名美草，一名蜜甘。味甘，平，无毒。治五脏六腑寒热邪气。坚筋骨，长肌肉，倍力，金疮，肿，解毒。久服轻身，延年。生川谷。

《名医别录》：无毒。主温中，下气，烦满，短气，伤脏，咳嗽，止渴，通经脉，利血气，解百药毒，为九土之精，安和七十二种石，一千二百种草。一名蜜甘，一名美草，一名蜜草，一名蕗。生河西积沙山及上郡。二月、八月除日采根，暴干，十日成。术、干漆、苦参为之使，恶远志，反大戟、芫花、甘遂、海藻。

《本草备要》：有补有泻，能表能里，可升可降。味甘。生用气平，补脾胃不足而泻心火。炙用气温，补三焦元气而散表寒。入和剂则补益，入汗剂则解肌，入凉剂则泻邪热，入峻剂则缓正气，入润剂则养阴血。能协和诸药，使之不争。生肌止痛，通行十二经，解百药毒，故有国老之称。

《本草易读》：味甘，气平，性缓，无毒。入脾、胃二经。和诸药，解百毒；养育二土，培植中州。上行宜头，下行宜梢。生用泻火热，熟用散表寒。咽喉肿痛，一切疮疡，并宜生用。

《本经逢原》：甘草气薄味厚，升降阴阳，大缓诸火。生用则气平，调脾胃虚热，大泻心火，解痈肿金疮诸毒。炙之则气温，补三焦元气，治脏腑寒热，而散表邪，去咽痛，缓正气，养阴血，长肌肉，坚筋骨，能和冲脉之逆，缓带脉之急。凡心火乘脾，腹中急痛，腹皮急缩者宜倍用之。其性能缓急而又协和诸药，故热药用之缓其热，寒药用之缓其寒，寒热相兼者用之得其平。《本经》治脏腑寒热邪气，总不出调和胃气之义。仲景附子理中用甘草恐僭上也。调胃承气用甘草恐速下也。皆缓之之意。小柴胡有黄芩之寒，人参、半夏之温，而用甘草则有调和之意。炙甘草汤治伤寒脉结代，心动悸，浑是表里津血不调，故用甘草以和诸药之性而复其脉，深得攻补兼该之妙用。唯土实胀满者禁用，而脾虚胀满者必用，盖脾温则健运也。世俗不辨虚实，一见胀满便禁甘草，何不思之甚耶。凡中满呕吐、诸湿肿满、酒客之病，不喜其甘、藻、戟、遂、芫与之相反，亦迂缓不可救昏昧耳。而胡洽治痰澼，以十枣汤加甘草、大戟，乃痰在膈上，欲令通泄，以拔病根也。古方有相恶、相反并用，非妙达精微者，不知此理。其梢去茎中痛，节解痈疽毒，条草生用解百药毒。凡毒遇土则化，甘草为九土之精，故能解诸毒也。《千金方》云：甘草解百药毒，如汤沃雪。有中乌头、巴豆毒，甘草入腹即定，验如反掌。方称大豆解百药毒，予每试之不效。加甘草为甘豆汤，其验甚捷。岭南人解蛊，凡饮食时，先用炙甘草一寸嚼之，其中毒随即吐出。

《长沙药解》：味甘，气平，性缓，入足太阴脾、足阳明胃经。备冲和之正味，秉淳厚之良资，入金木两家之界，归水火二气之间，培植中州，养育四旁，交媾精神之妙药，调济气血之灵丹。

七、大枣

《神农本草经辑注》：大枣，味甘，平，无毒。治心腹邪气，安中养脾，助十二经，平胃气，通九窍，补少气，少津液，身中不足，大惊，四肢重，和百药。久服轻身，长年。

《名医别录》：无毒。补中益气，强力，除烦闷，治心下悬，肠澼。久服不饥神仙。一名干枣，一名美枣，一名良枣。八月采，暴干。三岁陈核中仁，燔之，味苦，主治腹痛，邪气。生枣，味甘、辛，多食令人多寒热，羸瘦者，不可食。生河东。杀乌头毒。

《本草备要》：补脾胃，润心肺，和百药。甘，温。脾经血分药。补中益气，滋脾土，润心肺，调营卫，缓阴血，生津液，悦颜色，通九窍，助十二经，和百药。伤寒及补剂加用之，以发脾胃升腾之气。多食损齿，中满症忌之。

《本草易读》：甘、微苦、酸，平，无毒。入脾、胃二经。养脾开胃，生津润肺，补中益气，坚志强力。和百药而通九窍，除烦闷而疗肠澼；滋血脉而治风燥，和阴阳而调荣卫。

《本草从新》：补脾胃，润心肺，调营卫，和百药。甘，温。补中益气，滋脾土，润心肺，调营卫，缓阴血，生津液，悦颜色，通九窍，助十二经，和百药。伤寒及补剂加用之，以发脾胃升腾之气。红枣功用相仿，差不及尔。虽补中而味过于甘,中满者忌之。凡风疾痰热及齿痛,俱非所宜,小儿疳病亦禁,生者尤为不利。

《本经逢原》:枣属土而有火,为脾经血分药。甘先入脾,故用姜枣之辛甘,以和营卫也。仲景治奔豚用滋脾土平肾气也。十枣汤用以益土胜邪水也,而中满者勿食。故仲景建中汤心下痞者减饴,枣与甘草同例,此得用枣之法矣。《金匮》治妇人脏躁、悲愁欲哭,有甘麦大枣汤,亦取其助肝、脾、肺三经之津液,以滋其燥耳。

《本经》主心腹邪气,亦是和营卫邪之义。平胃气者,以其甘温健运善平胃中敦阜之气也。《素问》以枣为脾家之果。故《本经》又主身中不足,大惊,四肢重,用此补益脾津而神气自宁,肢体自捷矣。古方中用大枣皆是红枣,取生能散表也。入补脾药,宜用南枣,取甘能益津也。其黑枣助湿中火,损齿生虫,入药非宜。生枣多食令人热渴气胀,瘦人多火者弥不可食。

《长沙药解》:味甘、微苦、微辛、微酸、微咸,气香,入足太阴脾、足阳明胃经。补太阴己土之精,化阳明戊土之气,生津润肺而除燥,养血滋肝而息风,疗脾胃衰损,调经脉虚芤。

第三节 半夏泻心汤功效与主治

半夏泻心汤功效是辛开苦降、寒温并用、和胃消痞。主治寒热错杂于中焦、脾胃升降失常的心下痞证。适应证候为心下痞满,呕吐不安,肠鸣下利。寒热错杂于中焦、脾胃升降失常的心下痞证在《伤寒论》中有三种主要类型,本证以痰饮阻胃为主,故其临床特点是"呕多"。痰饮阻胃、胃气上逆,呕多,故本方以半夏为君药,降逆化痰,和胃止呕,其用量为半升,为君药。痞因脾胃寒热,寒热之邪错杂于心下,脾胃升降失常,气机痞塞不通,故既用芩、连,苦寒清热和胃,复用干姜,配合半夏温中散寒。如此辛开苦降,寒温并用,正所以除寒热之错杂结聚而消痞。用人参、炙甘草、大枣甘温益气,补益脾胃,助其运化,恢复其升降之能。诸药合用,共奏厥功。本方去滓重煎,乃因半夏泻心汤为寒温并用之方,去滓重煎使药性合和、柔顺,较适宜胃气不得和降的寒热错杂痞。现代临床上主要用于治疗胃炎、胃酸过多症、胃下垂、胃溃疡、呕吐、呃逆、肠炎、痢疾、肝炎、妊娠恶阻等病症。魏菊仙主编之《中医名方应用进展》列述本方现代临床应用于发热、头痛、眩晕、失眠、嗜睡、癫痫、胃脘痛、嘈杂、呕吐、呃逆、噎膈、痞证、肺出血、出血、喘证、泄泻、感冒、痢疾、耳鸣耳聋、鼻衄、梅核气、口疮、荨麻疹等 69 种病症。

第三章　源流与方论

第一节　源　流

本方首载于《伤寒论》第 149 条,实由小柴胡汤去柴胡、生姜,加黄连、干姜而成。因君药已换,故方名、主治亦随之而变,可见起源于小柴胡汤。在主治方面,《伤寒论》谓:"伤寒五六日,呕而发热者,柴胡汤证具,而以他药下之……但满而不痛者,此为痞。"《金匮要略》又补充曰:"呕而肠鸣,心下痞者"。后世医家的记载更为详细而具体。诸如《外台秘要》卷 2 引《删繁方》"上焦虚寒,肠鸣下利,心下痞坚";《备急千金要方》卷 40"老小下利,水谷不化,肠中雷鸣,心下痞满,干呕不安";《三因极一病证方论》:"治心实热,心下痞满,身重发热,干呕不安,腹中雷鸣,泾溲不利,水谷不消,欲吐不吐,烦闷,喘急。"《类聚方广义》:"痢疾腹痛,呕而心下痞硬,或便脓血者;及每饮食汤药,下腹直辘辘有声转泄者……治疝瘕积聚,痛侵心胸,心下痞硬,恶心呕吐,肠鸣或下利者。"

关于本方的组成变化,《伤寒论》中即有数首衍化方,适应证亦有所扩展。其中第 157 条的生姜泻心汤,系该方减干姜量加生姜以散水气,用于"伤寒汗出解之后,胃中不和,心下痞硬,干噫食臭,胁下有水气,腹中雷鸣下利者"。第 158 条的甘草泻心汤为本方加重甘草用量,增强益气之力,又能缓中,主治"伤寒中风,医反下之,其人下利日数十行,谷不化,腹中雷鸣,心下痞硬而满,干呕,心烦不得安"。第 173 条的黄连汤,即本方去黄芩加桂枝,减清热之功,增温散作用,主治"伤寒,胸中有热,胃中有邪气,腹中痛,欲呕吐者"。其后,《兰室秘藏》卷上之枳实消痞丸,系本方去黄芩、大枣,加枳实、厚朴、白术、茯苓、麦芽曲,功能开胃进食,主治心下虚痞,恶食懒倦,右关脉弦等。可见,在组成变化的同时,适应证亦有所拓宽。

第二节　古代医家方论

成无己

凡陷胸汤,攻结也;泻心汤,攻痞也。气结而不散,壅而不通为结胸,陷胸汤为直达之剂。塞而不通,否而不分为痞,泻心汤为分解之剂。所以谓之泻心者,谓泻心下之邪也。痞与结胸有高下焉。结胸者,邪结在胸中,故治结胸曰陷胸汤。痞者,留邪在心下,故治痞曰泻心汤。黄连味苦寒,黄芩味苦寒,《内经》曰:苦先入心,以苦泄之。泻心者,必以苦为主,是以黄连为君,黄芩为臣,以降阳而升阴也。半夏味辛温,干姜味辛热,《内经》曰:辛走气,辛以散之。散痞者必以辛为助,故以半夏、干姜为佐,以分阴而行阳也。甘草味甘平,大枣味甘温,人参味甘温。阴阳不交曰痞,上下不通为满。欲通上下,交阴阳,必和其中。所谓中者,脾胃是也。脾不足者,以甘补之,故用人参、甘草、大枣为使,以补脾而和中。中气得和,上下得通,阴阳得位,水升火降,则痞热消已,而大汗解矣。(《伤寒明理论》)

许宏

病在半表半里,本属柴胡汤,反以他药下之,虚其脾胃,邪气所归,故结于心下,重者成结胸,心下满而硬痛也;轻者为痞,满而不痛也。若此痞结不散,故以黄连为君,苦入心以泄之。黄芩为臣,降阳而升阴也。半夏、干姜之辛温为使,辛能散其结也。人参、甘草、大枣之甘,以缓其中,而益其脾胃之不足,使气得平,上下升降,阴阳得和,其邪之留结者,散而已矣。《经》曰:辛入肺而散气,苦入心而泄热,甘以缓之,三者是已。(《金镜内台方议》)

徐 彬

呕本属热,热而肠鸣则下寒,而虚痞者阴邪搏饮,结于心下,即《伤寒论》所谓胃中不和,腹中雷鸣也。故主半夏泻心汤,用参、甘、枣以补中,干姜以温胃泄满,半夏以开痰饮,而以芩、连清热,且苦寒亦能泄满也。(《金匮要略论注》)

柯 琴

盖泻心汤方,即小柴胡去柴胡加黄连干姜汤也。不往来寒热,是无半表证,故不用柴胡。痞因寒热之气互结而成,用黄连、干姜之大寒大热者,为之两解,且取其苦先入心,辛以散邪尔。此痞本于呕,故君以半夏。生姜能散水气,干姜善散寒气,凡呕后痞硬,是上焦津液已干,寒气留滞可知,故去生姜而倍干姜。痞本于心火内郁,故仍用黄芩佐黄连以泻心也。干姜助半夏之辛,黄芩协黄连之苦,痞硬自散。用参、甘、大枣者,调既伤之脾胃,且以壮少阳之枢也。(《伤寒来苏集·伤寒附翼》)

钱 潢

半夏辛而散痞,滑能利膈,故以之为君。半夏之滑,见小陷胸汤方论中。干姜温中,除阴气而蠲痞,人参、炙甘草大补中气,以益误下之虚,三者补则气旺,热则流通,故以之为臣。黄芩、黄连,即前甘草泻心汤中之热因寒用,苦以开之之义,故黄连亦仅用三倍之一,以为之反佐。大枣和中濡润,以为倾否之助云。(《伤寒溯源集》)

张锡驹

夫痞者否也。天气下降,地气上升,上下交,水火济,谓之泰。天气不降,地气不升,上下不交,水火不济,谓之否。故用半夏以启一阴之气,黄芩、黄连助天气而下降,引水液以上升,干姜、人参、甘草、大枣助地气之上升,导火热而下降。交通天地,升降水火,以之治痞,谁曰不宜?(《伤寒论直解》)

李士材

邪留在心下,故曰泻心。泻心者必以苦为主,是以黄连为君,黄芩为臣;散痞者,必以辛为主,是以半夏、干姜为佐;阴阳不交曰痞,上下不通曰满,欲通上下,交阴阳者必和其中,中者脾也,脾不足者以甘补之,故以人参、甘

草、大枣为使,以补中气。中气安和,则水升火降,痞满自消。(《伤寒括要》)

尤在泾

痞者,满而不实之谓。夫客邪内陷,即不可从汗泄,而满而不实,又不可从下夺,故唯半夏、干姜之辛,能散其结,黄连、黄芩之苦,能泄其满。而其所以泄与散者,虽药之能,而实胃气之使也。用参、草、枣者,以下后中虚,故以之益气,而助其药之能也。(《伤寒贯珠集》)

唐容川

呕而肠鸣,并无下利心下痞,不因误下,何以上下之阻隔若是。盖因饮停心下,上逆为呕,下干为肠鸣,饮不除则痞不消,欲蠲饮,必资中气。方中参、枣、草以培中气,借半夏之降逆,佐芩连以消痞,复得干姜之温散,使痞者通,逆者降矣。妙在去滓再煎,取其轻清上浮,以成化痞降逆之用耳。(《金匮要略浅注补正》)

张秉成

夫痞之为病,皆由表邪乘虚陷里,与胸中素有之湿浊,交相互结所致。表证既无,不必复用表药;里气又虚,又不得不兼顾其里。然邪既互结于胸次,必郁而为热,所谓痞坚之处,必有伏阳,故以芩、连之苦以降之,寒以清之。且二味之性皆燥,凡湿热为病者,皆可用之。但湿浊粘腻之气,与外来之邪,既相混合,又非苦降直泄之药所能去,故必以干姜之大辛大热以开散之。一开一降,一苦一辛,而以半夏通阴阳,行湿浊,散邪和胃,得建治痞之功。用甘草、人参、大枣者,病因里虚,又恐苦辛开泄之药过当,故当助其正气,协之使化耳。(《成方便读》)

陈　蔚

痞者否也,天气不降,地气不升之义也。芩、连大苦以降天气,姜、枣、人参辛甘以升地气,所以转否而为泰也。君以半夏者,因此证起于呕,取半夏之降逆止呕如神。(《伤寒论浅注补正》)

李畴人

方以芩、连之苦寒,而与干姜、半夏之辛温同用,佐以人参、甘草、大枣之甘温,使药留胃中不速下,则芩、连得以降逆和阴,姜、夏得以开痞通阳,使中焦否转为泰。名为泻心,实泻胃中寒热不和之邪耳。此方若去干姜则不效,盖半夏之辛不敌芩、连之苦,且人参、甘草反滞中气,故人参之用倘有斟酌,干姜则断不可去。(《医方概要》)

小结:诸家对半夏泻心汤的方义论述,或偏于发病机制,或重在配伍意义,虽各有寓意,但在用药方面均强调苦以泻心,辛以治痞,甘以补中。关于方中之君药,成无己、许宏以黄连为君,柯琴、钱潢以半夏为君,就本方证之成因而言,伤寒邪在少阳,误下之后,邪热内陷,胃气不和,以致心下痞硬。方用黄连苦寒降火,以泻内陷之邪热,热除则胃气自和,所以成无己以黄连为君之论,切合本方证情。而李畴人则认为:"此方若去干姜则不效,盖半夏之辛不敌芩、连之苦,且人参、甘草反滞中气,故人参之用倘有斟酌,干姜则断不可去。"临床应视病情而定,不可一概而论。至于"痞"的病因病机,张秉成持"皆由表邪乘虚陷里,与胸中素有之湿浊,交相互结所致"之说。结合方中芩、连、夏三药皆味苦,有燥湿之功,所以于临床有一定参考价值。再者,对于痞证的临床特征,许宏曾提示"但满而不痛",并以此与硬满而痛的结胸证鉴别,可谓经验之谈。

第三节　现代医家方论

胡希恕

半夏、干姜驱饮止呕,黄芩、黄连解痞止利。饮留邪聚均由于胃气的不振,故补之以人参,和之以草、枣,此为呕而肠鸣、心下痞硬的主治方。(《经方传真:胡希恕经方理论与实践》)

刘渡舟

半夏泻心汤的主症,一个是有呕,心下痞有呕;一个是大便不调,并不是腹泻。因为这个病是"以他药下之",所以是气痞,它和结胸的热与水结是不同的。半夏泻心汤是七味药组成的,实际上就是小柴胡汤减去柴胡,加上黄连,生姜变成干姜,换了一味药,改了一味药。小柴胡汤把柴胡去了,因为不是胸胁苦闷,它是心下痞,是胃的问题,不是少阳的问题。这个方子有三组药,一个是辛味药,半夏、干姜是辛味药;一个是苦味药,黄芩、黄连是苦味药;一个是甜药,人参、甘草、大枣都是甜药。古人概括地叫"辛开苦降甘调之法"。

"辛开苦降甘调之法",这是古代解释药方的方法。成无己《注解伤寒论》说:"苦以降之,辛以开之。"《黄帝内经》说:"酸苦涌泄为阴,辛甘发散为阳。"阴阳之气痞塞了,具体地说是脾胃的升降之气痞塞了,治疗要调和脾胃,所以此方叫和解之法。脾属于寒,胃属于热,各代表阴阳一方,黄芩、黄连降胃气之逆,干姜、半夏散脾气之寒;再加上甜药,人参、甘草补中益气,调和脾胃,补中气。如此,脾胃之气足了,升则升,降则降,病就好了。

叶橘泉

本方以半夏去胃内之停水,而止呕吐。黄连、黄芩能消退胃肠之炎症,因二味为苦味健胃药也。人参、干姜能兴奋胃肠之血行,促胃肠功能的恢复。甘草、大枣以调和诸药,强化其协同作用。

聂惠民

其一,半夏泻心汤证并非均为"但满而不痛"。

关于半夏泻心汤的症状特点,在第 149 条中曾提及"但满而不痛"。聂教授认为,半夏泻心汤证并非均为"但满而不痛"。

聂教授依据其多年的临证经验,认为"但满而不痛",并非尽然,有很多的患者具有心下痞满同时也有胃脘疼痛的表现,有时表现为隐隐作痛,有些表现为疼痛明显,这在消化系统疾病中,如慢性胃炎、胃及十二指肠球部溃疡等,表现非常普遍,辨证运用半夏泻心汤治疗,每能取得良效。据此,聂教授认为,对原文中"但满而不痛"之说不可拘泥,而应辨证地看待。

结合《金匮要略》中,仲景记载:"呕而肠鸣,心下痞者,半夏泻心汤主之。"聂教授认为,如果临床具备心下痞满、呕逆、下利、纳呆、苔腻等症,辨证属气机痞塞、升降不利、寒热错杂者,无论其疼痛与否,就可应用半夏泻心汤。

其二，"泻心"之意在于疏泄气机。

仲景所创的前述诸泻心汤，其所适用的证候特征各有不同。其中半夏泻心汤寒热并用，辛开苦降，散结消痞。

聂教授认为，半夏泻心汤是由小柴胡汤变方而来，以小柴胡汤去柴胡，加黄连，以干姜易生姜而成，方以半夏为君，故名为半夏泻心汤。方中以半夏降逆止呕，消痞散结，半夏、干姜辛温散结，黄芩、黄连苦寒泻热，姜夏与芩连相配，既可平调寒热，又可辛开苦降，消痞散结；佐以人参、甘草、大枣等甘温之品，扶助正气，益气健脾，诸药合用，能辛开、苦降、甘补并用，寒温并用，阴阳并调。故依据半夏泻心汤方的组方特点，聂教授认为，泻心汤之"泻"，并非补泻之泻，而是"疏泄"。"泻心"之意在于疏泄气机。

其三，巧妙化裁，衍化出八种泻心汤。

聂教授认为，半夏泻心汤其辛开、苦降、甘补之功，而且本方具有寒温并用之特点，不仅可以用于治疗心下痞塞、呕利兼见的各种病症，结合本方的辛开、苦降、甘补的功用，或与其他方剂和用，成和方之剂，或加入相应的药对，使本方的功用加以延伸或更加丰富、全面，在半夏泻心汤的基础上衍化出八种泻心汤，使半夏泻心汤之化裁方具有更为广泛地应用。

例如，若兼肝郁化热，肝气横逆者，可加入四逆散加强疏肝解郁和胃之功，称为疏郁泻心汤；若兼肝脾不和，脾虚气陷，见腹泻肠鸣较甚者，可加入痛泻药方以疏肝补脾，升清止泻，谓之升清泻心汤；若兼肝气犯胃，痰浊上逆，见呕逆剧甚，心下痞硬，嗳气不除者，可加入紫苏梗、旋覆花，以加强降逆化痰，而成降逆泻心汤；若出现脾胃失和，痰湿壅滞，肺失肃降者，可加入桔梗、浙贝母、百部等，以疏调脾胃气机，宣肺化痰止咳，衍化为宣肺泻心汤；若加入鸡内金、薏苡仁，能调和脾胃，消滞化积，谓之开胃泻心汤；若加入藿香、佩兰、厚朴，具有理气和中、芳香化浊之功，称为化浊泻心汤；以半夏泻心汤合小陷胸汤，为宽胸泻心汤，具调和脾胃、宽胸散结之功；以半夏泻心汤加延胡索、佛手为散痛泻心汤，具调和脾胃、行气止痛之功。

聂教授所倡导的诸多化裁加减，临床疗效甚好，通过多种化裁，半夏泻心汤能具辛开苦降、升清降浊、疏调气机、调节气血阴阳之功用，其治疗作用可以上达胸肺,下及肠腑,不仅用治多种脾胃系统疾病,还能更广泛用于肺系、肾系等疾病。

聂教授认为,本方的化裁关键在于抓住中焦阴阳失和的主要病机,依据兼夹证的侧重不同进行化裁,就可达到知常达变,进退自如的境地。

熊魁梧

半夏泻心汤是治疗多种疾病的有效方剂,特别对脾胃、肝胆疾病用之更多,方中既以芩连苦降泄热以和阳,又以姜夏辛开消痞以和阴,更配参草枣补益脾胃以助其健运。本方立法,旨在苦辛并用以顺其升降,甘温相伍以调补中州,补泻同施以扶正祛邪,共奏和胃降逆、开结除痞之功。凡肝胃不和、脾胃失常、湿热留恋等皆可选用。师云:半夏泻心,集寒热、补泻、升降于一方。省疾问病,药不在多,而在于精。此方尤以寒热并用为要,寒药或轻或重,药量孰多孰少,施治得法,方能取效。芩连伍姜夏,辛开苦降之法也,最要紧者,乃黄连配干姜,或连重,或姜重,随其证之寒热轻重而加减。

黄　煌

古方治疗痞证的专方,传统的降逆和胃止呕除痞方,具有调节胃肠功能、保护胃黏膜、抗溃疡发生、抑制幽门螺杆菌等作用,适用于以心下痞、呕吐、下利而烦为表现的疾病。适用人群为营养状况较好,唇红,舌红苔多黄腻,大多数为青壮年患者;容易出现口腔黏膜溃疡,女性月经期溃疡多发或加重;伴有消化道症状,如上腹部不适或疼痛、腹泻或有腹泻倾向等;有焦虑倾向,大多伴有睡眠障碍,情绪多急躁,或心悸、早搏(期前收缩)、胸闷等。适用病症为以下病症符合上述人群特征者,可以考虑使用本方:以上腹部满闷不适、恶心为表现的疾病,如胃炎、胃及十二指肠溃疡、胆汁反流性胃炎、功能性胃病、慢性胆囊炎;以腹泻为表现的疾病,如慢性肠炎、消化不良、肠易激综合征、醉酒呕吐或腹泻。

"呕而肠鸣,心下痞者,半夏泻心汤主之",这是《金匮要略》对半夏泻心汤证的经典描述。由此可知,本方证有上、中、下三部位表现,即上呕、中痞、下肠鸣,病变在整个胃肠道。三者之中,又以痞为必见。此痞是胃肠功能紊乱所致,其实质是胃的分泌和运动功能障碍,不能及时排空内容物,胃内的食物、液体以及发酵产生的气体长期滞留下去,导致局部的堵塞憋闷、胀满不舒。这种情况多伴有肠吸收功能低下,水分停滞,加之产生的腐败之物,使肠管蠕动加快,其外在表现即为肠鸣。方中黄连、黄芩具有广泛抑菌作用,比如对幽门螺杆菌、大肠杆菌等都有较强的抑制作用,是消炎性中药,对充血性炎症效佳。从用黄连、黄芩来看,半夏泻心汤证多为炎症性胃肠功能紊乱。这种炎症性,既可以是外来病菌感染,也可以是饮酒或食入辛辣等刺激物所造成的胃黏膜损伤。这些病理变化中医谓之湿热蕴结,因而临床多见舌苔黏腻。此苔或薄或厚;或白或黄,或白底罩黄;既为痞,则纳食减少也不言自喻。半夏泻心汤证的胃肠功能失调,并非一般的消化不良,用点焦三仙便可解决问题。既要修复炎症,又要调整功能,二者不可偏废。

陈瑞春

临床应用半夏泻心汤,应抓住舌苔的特征。由于半夏泻心汤所治的是寒热并存,脾胃同病的痞满证,所以,胃肠道的病变反映在舌象上是很敏感的,这就是前人"舌苔以候胃"的经验总结,今人有将舌苔誉为"天然胃镜"之说的。基于上述理由,半夏泻心汤证的舌苔,应当是黄白相兼而腻。如果黄而不腻,属胃热,不能用本方;白而不黄,属胃寒,亦不可用。

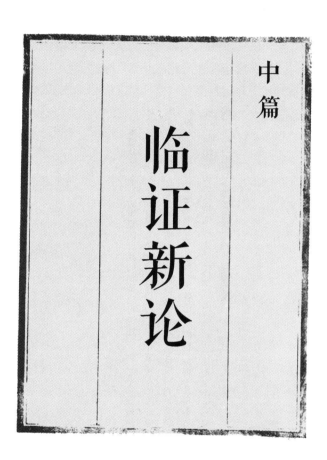

中篇

临证新论

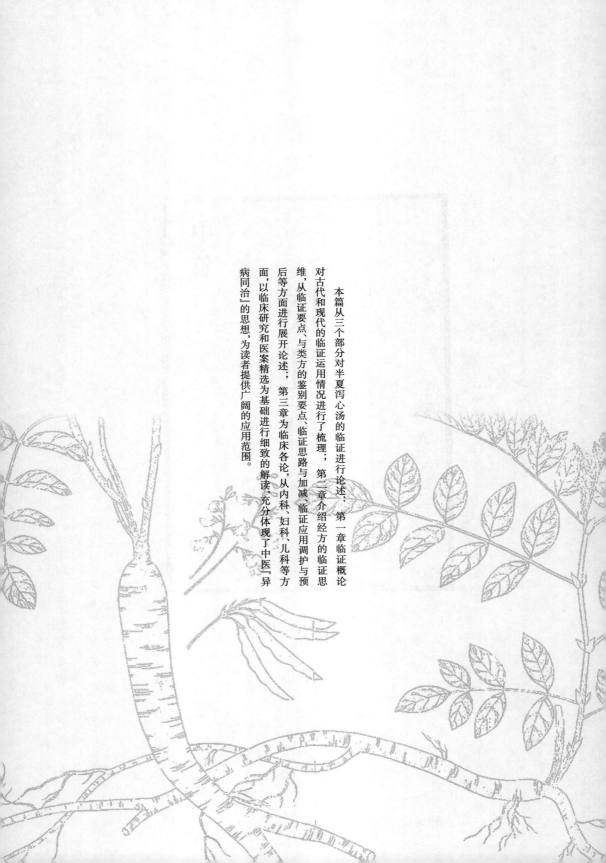

本篇从三个部分对半夏泻心汤的临证进行论述：第一章临证概论对古代和现代的临证运用情况进行了梳理；第二章介绍经方的临证思维，从临证要点、与类方的鉴别要点、临证思路与加减、临证应用调护与预后等方面进行展开论述；第三章为临床各论，从内科、妇科、儿科等方面，以临床研究和医案精选为基础进行细致的解读，充分体现了中医『异病同治』的思想，为读者提供广阔的应用范围。

第一章　半夏泻心汤临证概论

第一节　古代临证回顾

一、半夏泻心汤溯源

半夏泻心汤出自《伤寒论》,由半夏、黄芩、黄连、炙甘草、干姜、人参、大枣七味药组成。所以谓之泻心者,谓泻心下之邪也。方中半夏为降胃安冲之主药,用以为君,开结消痞,和胃止呕;用干姜之辛热以温中散寒;《黄帝内经》曰:苦先入心,以苦泻之,黄连、黄芩味苦寒,故用之以泄热开痞,上四味合用有寒热平调,辛开苦降之效;人参、甘草、大枣补脾益气,促进运化,复其升降,体现以补为消之治。综合全方,寒热互用以和其阴阳,苦辛并进以调其升降,补泻兼施以顾其虚实。

《伤寒论》原文载:"伤寒五六日,呕而发热者,柴胡汤证具,而以他药下之,柴胡证仍在者,复与柴胡汤。此虽已下之,不为逆,必蒸蒸而振,却发热汗出而解。若心下满而硬痛者,此为结胸也,大陷胸汤主之。但满而不痛者,此为痞,柴胡不中与之,宜半夏泻心汤。"可见半夏泻心汤可用于治疗"但满而不痛"的痞证。《金匮要略·呕吐哕下利病脉证治》谓:"呕而肠鸣,心下痞者,半夏泻心汤主之。"此条即是对半夏泻心汤证治的重要补充,其亦可用于肠鸣下利,恶心呕吐者。叶天士在《外感温热篇》曰:"再人之体,脘在腹上,其地位处于中,按之痛,或自痛,或痞胀,当用苦泄,以其入腹近也。必验之于舌:或黄或浊,可与小陷胸汤或泻心汤,随证治之。"

《伤寒论》第 131 条"病发于阴,而反下之,因作痞也",第 151 条"脉浮而紧,而复下之,紧反入里,则作痞",第 158 条"此非结热,但以胃中虚,客气上逆,故使硬也"等论述痞的条文,均提示半夏泻心汤方证发生的前提是脾胃本虚,因下复损。患者胃气素虚,复因误下,不仅损脾胃阳气,更使外邪内陷,以致客邪逆于心下,痞塞于中,阻滞气机而导致升降失常,形成本虚标实之痞证。脾胃虽同居中州,禀承土性,但其职不同,胃主受纳且主降浊,脾主运化且主升清,胃喜湿恶燥,脾喜燥恶湿,两者纳化相合、燥湿相济、升降相因,而尤以升降最为重要。《素问·六微旨大论》曰"升降息,则气立孤危","非升降,则无以生长化收藏"。脾胃既为后天之本,又因其特定的位置,能上引下联,斡旋其中,称为气机升降之枢纽。故《四圣心源》提出:"脾升则肝肾亦升,故肝木不郁,胃降则心肺亦降,金火不滞……以中气善运也。"可见脾胃升降之枢对全身气机调节的重要作用。半夏泻心汤乃为误用下法所导致的变证所设,下利后必使中气受损,脾胃气虚,其升清降浊之力必减,清气不升,浊阴不降,使虚寒夹湿热、痰饮等内生之病理产物或太阳、少阳之热等外邪乘虚客于心下,阻滞气机故而为痞。清阳与浊阴逆位,故上而呕,下而肠鸣下利。正如大医尤在泾所论"邪气乘虚,陷入心下,中气则痞,中气既痞,升降失常,于是阳独上逆而呕,阴独下走而肠鸣。是虽三焦俱病,而中气为上下之枢"。

二、历代医家对半夏泻心汤证病机的认识

半夏泻心汤在临床广为应用,疗效显著,历代医家对其病机多有论述。首位注解《伤寒论》的金代医家成无己,在其所著的《伤寒明理论》中提出半夏泻心汤证之病机为"胃气空虚,客气上逆"。此后历代医家对其"胃虚"之言多无异议,但对"客邪"的属性却众说纷纭,主要有以下几种观点:①寒热互结。"寒热互结"是一种被很多医家认同的半夏泻心汤证病机。清代医家柯琴首先在《伤寒附翼》中提出半夏泻心汤证的病机是"寒热之气互结心下"。认为半夏泻心汤所治之"痞",乃误下损伤脾胃之阳而生寒,外邪内陷而为热,寒热错杂互结于中焦,导致气机痞塞。这一观点为众多医家所接

受,影响深远,全国高等中医药院校统一教材《方剂学》也是根据"寒热互结"的病机,分析半夏泻心汤的组方原理。②湿热为病。李时珍曾指出:"泻心者,亦即泻脾胃之湿热,非泻心也。"清代医家汪琥《伤寒论辩证广注》认为半夏泻心汤是治疗"湿热不调,虚实相伴之痞"的方剂。《成方便读》中说:"所谓彼坚之处,必有伏阳,故以芩、连之苦以降之,寒以清之,且二味之性皆燥,凡湿热为病者,皆可用之。"许多温病医家认为半夏泻心汤证的病机是"湿热为病"。清代是温病学发展的鼎盛时期,加之该时期流传至今的医书、病案较多,故而温病学家对经方的观点、运用引起了广泛的关注。如吴鞠通在《温病条辨·中焦》中就提出了用半夏泻心汤治疗湿热证,例如"阳明温病……呕而痞甚者"用方半夏泻心汤加减;又如叶天士在《临证指南医案》中提出"湿热……用泻心法"。③胃虚有热。成无己认为半夏泻心汤具有"宗气得和,上下得通,阴阳得位,水升火降,痞消热已"之功。清代医家王旭高也认为张仲景诸泻心汤的功效"总不离乎开结、导热、益胃"。④热挟水饮。持这类观点的医家认为半夏泻心汤病证是由于热邪与水饮相互搏结于心下所致。如清代医家程应旄认为半夏泻心汤是"热邪挟水饮,尚未成实"。"清初三大家"之一的喻昌也在《尚论篇》提出"泻心诸方,用以涤饮"。⑤痰涎为病。秦之祯在《伤寒大白》中说:"泻心汤皆用半夏,而独以此方命名者,因痞满呕吐,皆是痰涎作祸。故即以此汤重加半夏,此以泻心方中,化出重治痰涎之法。"⑥胃热肠寒。有些医家认为半夏泻心汤证是由于"胃热肠寒"所致,如郭子光《伤寒论汤证新编》认为半夏泻心汤的基本病理是"胃热肠寒,虚实挟杂"。当代著名医家刘渡舟也认为半夏泻心汤具有"清上温下"的作用。古今诸多医家对半夏泻心汤的病机各持己见,其中更以"寒热互结"及"湿热为重"两种观点最具代表性。

三、古代半夏泻心汤运用所涉疾病及历代演变

本方在古代用于疟疾始于明代,并为清代沿袭,在《类证治裁》《续名医类案》《临证指南医案》中均有记载。查考原文,分析发现本方在治疗疟疾时仍是以"痞"为主症,或兼烦闷、呕利等。如叶天士《临证指南医案》中有用本

方治疗疟疾的典型病案"心下触手而痛,自利,舌白烦躁,都是湿热阻气分,议开内闭,用泻心汤。川连、淡黄芩、干姜、半夏、人参、枳实"。古用本方治疗痢疾,最早见于宋代《太平圣惠方》,之后明代《普济方》中也有记载"泻心汤治老小下痢,水谷不分,肠中雷鸣,心下痞满,干呕不安"。清代著名医家丁甘仁用本方加减治疗"感受时气之邪,袭于表分,湿热挟滞,互阻肠胃,噤口痢之重症"。

消瘅,又称心消,最早见于《黄帝内经》,《素问·气厥论》"心移寒于肺,肺消,肺消者饮一溲二……心移热于肺,传为膈消"。《杂病源流犀烛》则谓"消瘅,肝、心、肾三经之阴虚而生内热病也,即经所谓热中,与三消异"。此病相当于现代之消渴病,临床上以多食善饮,口渴多饮,尿多消瘦为主症。本方用治消瘅始自明代,首见于《秘传证治要诀及类方》,但书中为本方的加减运用,如"消心之病……宜半夏泻心汤。去干姜,加瓜蒌、干葛如其数"。后世《证治准绳》"心消之病,往往因嗜欲过度,食啖辛热,以致烦渴,引饮既多,小便亦多,当抑心火使之下降,自然不渴,宜半夏泻心汤"。

"风、痨、鼓、膈"历来被中医认为是难治甚至是不治之四大病种,其中噎膈是指吞咽食物梗噎不顺,饮食难下,或纳而复出的疾患。噎即噎塞,指吞咽之时梗噎不顺,膈为格拒,指饮食不下。《景岳全书》中说"噎膈一证,必以忧愁思虑,积劳积郁,或酒色过度,损伤而成。盖忧思过度则气结,气结则施化不行,酒色过度则伤阴,阴伤则精血枯涸,气不行则噎膈病于上,精血枯涸则燥结病于下"。指出其关键病机"气结、阴伤、燥结"。研究发现,半夏泻心汤在古代用治噎膈出现 5 次,且在《兰台轨范》中被明确列为治疗噎膈呕吐方。清代薛生白《扫叶庄医案》中两次记述了用本方治疗噎膈的经验,所谓:"酒热伤胃,谷食入脘即噎,涌出涎沫,阳明脉不用事,筋脉牵绊,与半夏泻心汤。"又曰:"大凡噎膈反胃,老年闭于胃脘之上。是清阳不主转旋,乃无形之结,辛香通关,反觉热闷上升,虚症无疑。以大半夏汤合加黄连合泻心法"。根据其病案信息不难看出,本方所治的噎膈或为"酒热伤胃"湿热或"老年虚症"虚实夹杂,具体运用中还减去了方中的大枣、甘草、干姜,加用竹沥、姜汁、茯苓、石斛等味,提示本方之开结降逆可用于噎膈之湿热或虚实夹杂者。

四、古代半夏泻心汤运用所涉证候及历代演变

古代半夏泻心汤运用涉及证候共有 20 种,其中湿热证是出现频次最高、最多用于治疗的证候。如果合并热结胃肠证、火热证、胃热证、热厥证为里热证,则里热证也是本方主治证候。另外包括湿痰证、气滞痰凝证、胆郁痰扰等证在内的痰湿证也有比较高的运用频次,表明此三证是古代运用本方的主要证候,提示湿、热、痰是本方治证的主要病机。

关于本方证涉及湿、热、痰的病机,可以从后世一些医家观点得到理解。如《成方便读》论述半夏泻心汤说“夫痞之为病,皆由表邪乘虚陷里,与胸中素有湿浊,交相互结所致”。认为表邪陷里与素体的湿浊交结《重订通俗伤寒论》“伤寒兼湿热者多,湿热酿痰者亦甚多……伤寒误下,则变痞满。亦有不经攻下而胸痞者,由其人素多痰湿热。一经外邪触动。即逆上而痞满。故仲景特立小陷胸诸泻心法。正以祛逆上之痰湿热也”。强调本证形成中“素多痰湿热”之体质因素《伤寒绪论》解注“有少阳病误下,心下但满而不痛者,此痰湿上逆也,半夏泻心汤”。提出“痰湿上逆”的病机《订正仲景全书金匮要略注》“呕而肠鸣、心下痞者,此邪热乘虚而客于心下,故用芩、连泄热除痞,干姜、半夏散逆止呕”。强调了“邪热客于心下”。前贤们从不同角度阐发了本方证“湿、痰、热”的病机要点。

半夏泻心汤治疗火热证的记载首现于宋代《大方脉·医方·泻火门》中,其治疗火热证却被后世不断继承发扬,如《脉因证治·呕、吐、哕》“论皆属于火,呕而心下痞,半夏泻心汤”。明代《景岳全书》“若察其真有火邪,但降其火,呕必自止。火微兼虚者,宜《外台》黄芩汤,或半夏泻心汤”。明代《医学原理》“半夏泻心汤治中气亏败,运动失常,以致湿热之气凝聚成痰,陷于心胸之分而成痞满。法当补中气,清湿热,豁痰散痞”。指出方证涉及湿热酿痰证。清代医家将本方更多用于湿热、湿热酿痰、湿痰证等病证,大大拓展了本方的治证范围。

五、半夏泻心汤运用所涉及症状及历代演变

古代半夏泻心汤运用中涉及的症状达 34 种,其中"痞"出现频率最高,其次出现频率较高的是"呕吐""肠鸣"和"下利"三症,表明本方治证中以痞满为中心、多兼呕吐、肠鸣、下利三症,这与现代方剂学教科书中将"痞、呕、利"三症列为半夏泻心汤方主治症的观点基本一致。不过肠鸣虽常兼下利,但不必然伴有下利,"肠鸣"作为独立的症状,应该纳入主治症中。而较之于痞、呕及肠鸣三症,下利伴随出现的概率并不高,提示临床本方运用当以痞满、呕吐或肠鸣为主症。

除了上述三症外,本次研究发现,本方运用中出现频率较高的症状还有食欲不振、身热、烦躁、胃痛、口渴等症,其中食欲不振与中焦受损、脾胃不和有关,身热、烦躁、口渴与热邪入里或里热有关。但胃痛一症则与半夏泻心汤原方证的条文"但满而不痛者,此为痞,柴胡不中与之,宜半夏泻心汤","若心下满而硬痛者,此为结胸也,大陷胸汤主之"的文意不符。古今确有一些医家认为,心下痛胃痛与不痛是本方与大陷胸汤方的辨认要点。如《伤寒论翼》说"少阳妄下后有二变:实则心下满而硬痛为结胸,用大陷胸汤下之;虚则但满而不痛为痞,用半夏泻心汤和之"。《伤寒经解》论述道"成结胸而硬痛也,用大陷胸汤,以泻其阳邪……湿邪因下成痞,痞故满而不痛也……治痞以半夏泻心汤,燥其湿也"均主张半夏泻心汤主症中不涉及心下痛。

调查研究发现,半夏泻心汤用于胃痛始于清代,在其次运用中有次见于叶天士《临证指南医案》,其"宿病冲气胃痛……是肝木侵犯胃土,浊气上踞……议用泻心法"。此胃痛为肝胃不和引起"心下触手而痛,自利,舌白烦躁,都是湿热阻气分,议开内闭,用泻心汤"。此为湿热阻气所致。另在林佩琴《类证治裁》、《王九峰医案》及徐灵胎《兰台轨范》中均有用半夏泻心汤治疗胃痛的记载。实际上,本方在现代临床也常被用于治疗各型胃炎、胃溃疡等病引起的胃痛。这些证据表明,胃痛与不痛不是半夏泻心汤应用的辨证要点。

张仲景创制本方最初主用于治疗"呕而肠鸣,心下痞者",魏晋南北朝时期没有运用本方所涉具体症状的记载,唐代运用涉症基本上与原方相同,但

《外台秘要》中增加下利和肠鸣二症,为后世本方主症的认识奠定了基础。宋代以后本方运用涉及的症状逐渐增多,除前述四症外,还出现腹满、胁下水气、干呕、口渴、头眩、身痛、发热、饮食不下等症。由此不难看出,宋代本方运用已不再局限于《伤寒论》治疗范围,而被扩展至内科杂病。金元时期本方运用涉症虽较少,但却以痞、呕、利、饮食不下的四症为核心,反映了这一时期用方辨识的精准。

身寒一症最早出现在宋代《大方脉》中"半夏泻心汤治伤寒下之早,胸满而不痛者,为痞,身寒而呕,饮食不下"。被后世医家所认同,《赤水玄珠》《医学纲目》《银海指南》等医著中均有半夏泻心汤治疗身寒症的记载,值得现代临床注意。腹满在宋代《伤寒总病论》中有载,但后世资料中却未再现,提示腹满未被后世医家所认同或接受,可能不是本方的主症。本方用于便秘、胃痛、不寐则为清代所创,与本方具有开降气机、调和脾胃、斡旋上下等功用有关。

第二节 现代临证概述

一、单方妙用

《伤寒论》第 149 条云:"伤寒五六日,呕而发热者,柴胡汤证具,而以他药下之……但满而不痛者,此为痞,柴胡不中与之,宜半夏泻心汤。"但在临床上应用本方,不拘于小柴胡证误下伤中,凡属中虚寒热失调之脾胃诸疾,以本方为主,随证加减,疗效颇著。尤对西医之慢性胃肠病久用西药效果不佳者,辨证应用半夏泻心汤进行治疗,往往显示出独特的效果。

1.痞证

◎案

吕某,女,30 岁。半年多来,胸腹间经常痞满阻塞不舒,食欲不振,倦怠乏力,时或头晕。曾查胃镜提示浅表性胃炎。服西药效果不佳,转寻中医以调胃承气汤、香砂六君子汤、保和汤、五磨饮等多剂调理而不效。今按胃脘部濡软不痛且反舒。切脉弦而略滑,舌苔白而略腻。此脾胃虚弱,升降失调,寒热互结,气壅湿聚。治以消痞除满、健脾和胃。

处方:半夏12g,黄芩6g,黄连9g,干姜9g,党参12g,枳实9g,白术9g,茯苓9g,青皮9g,陈皮9g,炙甘草6g。药进3剂,病减十分有七,更进3剂,诸症悉除。原方量加之3倍,为面炼蜜成丸,服用半月,以调善后。

按 《成方便读》中记载"夫满而不痛者为痞。痞属无形之邪,自外而入。客于胸胃之间,未经有形之痰血,饮食互结,仅与正气聚一处为患"。本案患者脾虚胃弱,升降失常,寒热痰湿互结,气壅于中,故取半夏泻心汤和胃降逆、开结除痞。疏就二陈化痰湿,四君调脾胃之势,更兼枳实、青皮行气消导,痞消病愈。

◎案

史某,女,44岁。因脘腹痞满胀痛、嗳气3月余,加重1周入院。患者近3个月来脘腹痞满胀痛、嗳气,情志不畅时加重,伴头痛心烦,口干口苦,恶心,纳差,神疲乏力,大便不成形,每日1~2次,无黏液及脓血,稍食生冷则大便次数增多,多次院外行胃肠镜及腹部彩超均未见明显异常。曾长期服用奥美拉唑、吗丁啉(多潘立酮)、复方嗜酸乳杆菌等药,症状未见明显缓解。2013年寻肖国辉教授就诊。症状如前所述,见舌质暗红,苔白稍腻。西医诊断为功能性消化不良。中医诊断为痞满。辨证为寒热错杂。治以开结降逆、补气和中。方用半夏泻心汤加减。

处方:姜半夏20g,黄芩15g,黄连10g,干姜15g,党参15g,白术15g,陈皮12g,茯苓20g,吴茱萸6g,厚朴30g,枳壳12g,大枣30g,炙甘草12g。服药5剂后,自觉脘腹痞满胀痛明显缓解,坚持服药1个月后诸症悉除。随访3个月无复发。(肖国辉教授治疗痞满案)

按 中医学认为功能性消化不良可归属于"痞满"范畴,其病因主要在于脾胃虚弱,气机逆乱。《伤寒明理论》曰:"阴阳不交曰痞,上下不通为满。"《素问·阴阳应象大论》曰:"清气在下,则生飧泄,浊气在上,则生䐜胀,此阴阳反作,病之逆从也。"尤在泾在《金匮要略心典》中云:"中气既痞,升降失常,于是阳独上逆而呕,阴独下走而肠鸣,是虽三焦俱病,而中气为上下之枢,故不必治其上,而但治其中。"故治选半夏泻心汤加减以开结降逆,补气和中。上方强调姜半夏的应用,姜半夏以生姜、白矾制成,味苦降逆和胃,尤适于痞证治疗。方中重用厚朴,李杲指出"厚朴,苦能下气,故泄实满;温能益气,故能散湿满"。厚朴常用剂量为 3~10g,肖国辉教授在上方中加大剂量至30g,是加大其宽中化滞之功效。

◎案

林某,女,39 岁。2011 年 8 月初诊。主诉:中上腹胀满 6 年余,曾多次求医于他处而无果,遂来求诊。某医院胃镜检查患者胃部黏膜有点片状的红斑,并伴有斑片样的水肿,其他均无明显异常,诊断为慢性浅表性胃炎。但患者表示其自觉心下有阻塞和痞满不适之感,正常行走的时候也经常要用手扶着心下,不然就有一种物体下坠的感觉,然触诊无肿块的存在,且患者也无呕吐和泛酸的症状,二便也都正常。但是观察患者的舌体略胖、苔部泛黄,脉搏窄细且速率过快,当下诊为满而不痛,必为痞证,故拟方半夏泻心汤。

处方:太子参 13g,半夏、干姜、黄芩各 11g,炙甘草 5g,黄连 6g,大枣 5 枚。用清水煎服,日 1 剂,3 剂之后视病情再做决定。

患者服用 3 剂之后,心下之处的痞满症状消除了大半,又按原方续服 4 剂,病情基本痊愈。

按 本案患者胃部及十二指肠处的不适其实均由心下的痞证导致胃部寒热纠结,上下升降之气不调而引起。所谓心下就是指患者的胃脘部,由于痞证的存在使得患者感觉到胃部有物体要坠落的感觉,此即为痞证满而不痛的典型特征,根据《伤寒论》的记载"按之自濡,但气痞耳",可以认为在伤寒之下,阴气进入体内,在心下滞留形成痞。另据《金匮要略心典》载"邪气乘虚陷入心下,中气则痞,中气既痞,升降失常",外邪内陷,滞于胃部,形成痞硬,患者感觉不到疼痛,但是时常有物之欲坠的感觉,且按其胃部柔软无硬物。由此宗仲景的半夏泻心汤,必有良效。

2. 呕吐

◎案（妊娠恶阻）

于某,女,32岁。2011年5月初诊。症见:怀胎5个月,经常感觉恶心欲吐,胃部时有胀满感,纳差,伴精神疲倦,四肢乏力。舌体淡红,苔薄白,脉滑数。中医诊断为心下痞。辨证为脾失健运,以致胃气不和,中阳之气升降失调。方用半夏泻心汤加减。

处方:半夏、干姜、黄芩各11g,黄连5g,生姜6g,柴胡5g,大枣8g,党参10g,炙甘草5g,竹茹、枳壳、炒白术、陈皮各9g。以清水煎服,日1剂,5天为1个疗程。

二诊:自诉服药后3天其排便比以前通畅许多,并且胃部胀满感减轻,食欲方面也有所改善。复诊后又服药5天,病症完全消除。

按 妊娠早期孕妇出现呕吐的症状是非常普遍的,其原因多半是胃气不和,本案患者就是由于脾胃失和,中气积于胃部,致使脾胃之气交相纠结,互阻不通。处以半夏泻心汤,其中半夏、生姜、陈皮能驱散胃部的痞证,佐以黄芩、黄连清除脾胃郁热,再以柴胡、枳壳相配以调和升降之气,另配以党参、炒白术、炙甘草及大枣等药,调理患者中气,健其脾胃,补其虚弱。

3. 食管瘅

◎案

陈某,男,38岁。以泛酸、胸骨后烧灼样不适2个月,加重半月入院。症见:泛酸,胸骨后烧灼疼痛,伴咽部异物感,时自觉胃脘胀满不适,伴口干口苦,无嗳气、恶心呕吐,纳差,大便干燥,2～3天一次,小便清长,曾口服奥美拉唑、铝碳酸镁等药,但效果欠佳。遂于2014年来医院寻肖国辉教授就诊。胃镜示:食管中下段黏膜充血、水肿、糜烂。症状如前述,见舌质淡红,苔白腻,脉弦滑。西医诊断为反流性食管炎。中医诊断为食管瘅。辨证为寒热错杂、热结胸膈。治以消痞散结、调畅气机。方用半夏泻心汤合半夏厚朴汤加减。

处方:法半夏20g,干姜15g,黄连10g,吴茱萸3g,黄芩10g,炙甘草12g,大枣30g,厚朴10g,茯苓30g,紫苏梗30g,炒枳壳10g,柴胡20g。7剂,日1剂,水煎服。

二诊:服药1周后泛酸及胸骨后烧灼疼痛感明显减轻,咽部异物感消失,偶有嗳气。坚持服药1个月后诸症消失。3个月复查胃镜:食管黏膜光滑,无充血、水肿、糜烂。随访半年,未见复发。

按 目前胃、食管反流病尚无对应固定的中医病名。根据主症归属于"吐酸""食管瘅"等范畴。肖国辉教授认为该病多因饮食不节,情志不遂,劳逸不均,而致胆疏失职,脾胃运化失常,气机上逆,损伤食管黏膜。肝疏泄功能失常在胃、食管反流病中起着重要作用。临床应特别注意疏肝解郁,调畅气机,故在半夏泻心汤基础上加炒陈皮、紫苏梗、炒枳壳理气行滞;重用柴胡加强其疏肝的作用。《金匮要略·妇人杂病脉证并治》曰"妇人咽中如有炙脔,半夏厚朴汤主之";本案患者咽如物阻,吞吐不得,合半夏厚朴汤行气散结之功效,效力倍增。

4. 不寐

◎案

杨某,女,58岁。以失眠1年余就诊,患者失眠1年余,轻则每夜睡3~4小时,入睡后多梦易惊;重则彻夜难眠;平素常服"安定(地西泮)、氯丙嗪"之类方可入睡,但翌日觉头晕沉重,精神萎靡。大便稀溏,每天1~2次,肠鸣辘辘,纳差。长期服用中西药未见明显好转。遂于2014年至医院寻肖国辉教授就诊,症状如前所述,见舌红,苔薄白,脉弦滑。西医诊断为自主神经功能紊乱。中医诊断为不寐。辨证为脾胃虚弱、营卫不和。治以健脾和胃、调节营卫。方用半夏泻心汤合桂枝汤加减。

处方:法半夏20g,党参30g,黄芩15g,黄连6g,干姜12g,茯苓30g,桂枝12g,白芍12g,炙甘草12g,大枣30g。7剂,日1剂,水煎服。

二诊:服药1周后可安然入睡5小时左右,食纳较前好转;坚持服药1个月后诸症悉除。随访3个月未再复发。

按 《素问·逆调论》曰:"阳明者,胃脉也。胃者,六腑之海,其气亦不行。阳明逆,不得从其道,故不得卧也。《下经》曰:'胃不和则卧不安',此之谓也。"本案患者年老体虚,气阴自半,加之饮食不节,损伤脾胃,至脾胃虚弱,出现大便稀溏、不思饮食;胃气机不畅,日久化热,胃肠腑气不通,清气不升,不能濡养心神则见失眠;故投以半夏泻心汤健脾和胃,使胃气阳明调和。

《景岳全书》有云:"无邪而不寐者,必营气之不足也。"故肖国辉教授在上方中合桂枝汤调和营卫,敛阴和阳之功,故疗效显著,不寐自愈。

半夏泻心汤之"泻"不可单纯理解为补泻,而是言其通。而此"心",并非指五脏中的心脏,而是代指心下部位,即胃脘部。故"泻心"乃是使脾胃气机通畅。《吴医汇讲》指出"治脾胃之法,莫精于升降"。故临床上对泻心汤的应用,不必局限于"痞",更不应拘泥于"寒热互结",关键在于辨准病机,凡符合寒热错杂,脾胃虚弱,气机升降失调之证,均可随证加减运用,从而在临床治疗上达到更好的疗效。

5.冠心病

◎案

王某,男,53 岁。2011 年 9 月初诊。主诉:胸部闷痛近 5 年,某医院诊断为冠心病。近日由于工作强度过大导致其胸闷症状加重,并时常伴有疼痛的感觉,故来求诊。症见:心前区闷痛,饭后闷痛感觉更为严重,口中感觉干苦,且大便干燥,舌体淡紫色,苔黄腻,脉沉迟。据此诊断为胸痹。辨证为胸阳痹阻、气失升降。方用半夏泻心汤合瓜蒌薤白半夏汤加减。

处方:党参、黄芩各10g,炙甘草5g,法半夏12g,赤芍、白芍各15g,黄连、干姜、大枣各10g,丹参、全瓜蒌各35g,薤白12g。7 剂,日 1 剂,水煎服。

二诊:患者舌体颜色趋于正常,舌苔也由黄腻变为干白,脉象转细。继续服药 2 周之后,患者心前区闷痛的感觉基本消除。

按 本案患者患有冠心病,冠心病在中医学中属于"胸痹"的范畴,胸痹多因寒凝、血瘀、痰浊痹阻心脉,气机升降失去平衡,胸阳不振而致。半夏泻心汤中的半夏、干姜以及薤白都具有化痰、通阳和开痹的功效,另外黄芩和黄连又能够起到降热助泻的作用,帮助患者开胸行气,贯通上下,大枣、党参、丹参以及赤芍也能够起到活血和补虚的作用。

二、多方合用

1.半夏泻心汤合四逆散辨治慢性胰腺炎

◎案

周某,男,53 岁。有多年慢性胰腺炎病史,经常脘腹疼痛,饮食不佳,经中西药治疗虽有一定效果,但病情仍反复发作。症见:脘腹胀痛因情绪异常加重,不思饮食,倦怠乏力,肠鸣,大便不调,口苦口涩,舌质红,苔薄黄腻,脉沉弦。辨证为肝胃郁热。治以清热燥湿、疏肝解郁。方用半夏泻心汤合四逆散加减。

处方:黄连10g,黄芩10g,干姜10g,柴胡12g,枳实12g,白芍12g,半夏12g,党参15g,大枣12枚,茯苓15g,白术15g,炙甘草10g。6剂,日1剂,水煎分3次温服。

二诊:脘腹胀痛有好转,肠鸣止,又以前方6剂。

三诊:诸症均有减轻,又以前方30剂。随访1年,未再复发。

按 根据舌质红,苔薄黄腻辨为湿热,再根据不思饮食,倦怠乏力辨为气虚,因脘腹胀痛因情绪异常加重辨为气郁,以此选用半夏泻心汤合四逆散加减。方中柴胡疏肝解郁,调理气机;枳实理气降逆;白芍柔肝缓急;半夏燥湿醒脾降逆;黄连、黄芩清热燥湿;白术、茯苓益气健脾利湿;干姜辛散透达,兼防寒伤中气;炙甘草益气和中。方药相互为用,以取得预期治疗效果。

2.半夏泻心汤合栀子豉汤治疗妊娠呕吐

◎案

秦某,女,27岁。怀孕50余天,近20天恶心呕吐剧烈,经中西药治疗,未能有效控制病情,近因亲戚介绍前来诊治。症见:妊娠恶心呕吐,口苦,心胸烦热,倦怠乏力,舌质红,苔黄腻,脉虚弱。辨证为中气虚损、湿热内蕴。治以补益中气、清热燥湿。方用半夏泻心汤合栀子豉汤加减。

处方:半夏12g,黄芩10g,红参10g,干姜10g,黄连3g,大枣12枚,栀子15g,淡豆豉10g,白术15g,炙甘草10g。6剂,日1剂,水煎分3次温服。

二诊:恶心呕吐减轻,继服前方6剂。

三诊:恶心呕吐解除,继服前方6剂。

四诊:诸症悉除,又以前方6剂巩固治疗效果。

按 根据恶心呕吐辨为胃气上逆,再根据倦怠乏力、脉虚弱辨为脾胃虚弱,因心胸烦热、苔黄腻辨为湿热,以此辨为中气虚损、湿热内蕴。方以半夏泻心汤健脾益气,清热和中,兼防寒药伤中;栀子豉汤清透郁热,加白术健脾益气安胎。方药相互为用,以奏其效。

3. 半夏泻心汤合黄芪建中汤治疗胃下垂

◎案

单某,女,23 岁。主诉:4 年前发现胃下垂,经 X 线检查,胃下垂 7cm,服用中西药,症状表现虽有改善,但经 X 线复查,胃下垂没有达到明显改善,近因病症加重前来诊治。症见:脘腹坠胀,食后沉闷,嗳气,气短乏力,身体困重,口苦口臭,脘腹灼热,舌质红,苔黄厚腻,脉虚弱。辨证为气虚积热。治以补中益气、清泻积热。方用半夏泻心汤合黄芪建中汤加减。

处方:桂枝 9g,炙甘草 6g,白芍 18g,生姜 9g,大枣 12 枚,胶饴 70ml,黄芪 15g,姜半夏 12g,黄芩 9g,红参 9g,干姜 9g,黄连 3g。6 剂,日 1 剂,水煎分 3 次温服。

二诊:胃脘坠胀好转,饮食较前增加,继服前方 6 剂。

三诊:脘腹灼热,口苦口臭除,继服前方 6 剂。

四诊:精神转佳,苔黄腻消,诸症悉除。之后,继服前方治疗 50 余剂。复经 X 线检查,胃下垂 3cm,未见他症。随访 1 年,一切尚好。

按 根据脘腹坠胀、食后沉闷辨为气虚下陷,再根据口苦口臭、脘腹灼热辨为积热,因身体困重、苔黄腻辨为湿热,以此辨为气虚湿热证。方中以半夏泻心汤醒脾清热燥湿,以黄芪建中汤补益中气,升举阳气。方药相互为用,以奏其效。

4. 半夏泻心汤合大黄甘草汤治疗反流性食管炎

◎案

朱某,女,39 岁。自诉 2 年前出现胸骨后灼热疼痛,经检查:食管中下端黏膜有条索状充血,水肿,并见斑块状红色糜烂,胃底、胃体及胃窦黏膜充血水肿,诊断为反流性食管炎。经中西药治疗,可疗效不够理想。症见:胸骨后灼热疼痛,神疲少气,四肢无力,欲食冷食,口苦泛酸,大便干结,舌质略红,苔黄略腻,脉略滑。辨证为中气虚损、湿热内蕴。治以补中益气、清热燥湿。方用半夏泻心汤加减。

处方:清半夏 12g,黄芩 9g,红参 9g,干姜 9g,炙甘草 9g,黄连 9g,大枣 12 枚,栀子 18g,吴茱萸 2g,蒲公英 24g,大黄 3g。6 剂,日 1 剂,水煎分 2 次温服。

二诊:胸骨后灼热疼痛明显减轻,又以前方6剂。之后,前方累计服用有20余剂,病症悉除,经复查,反流性食管炎病理变化恢复正常。

【按】根据灼热疼痛、苔黄腻辨为湿热上攻,又根据四肢无力、神疲辨为中气虚弱,以半夏泻心汤清热燥湿,补益中气,以大黄甘草汤泻下积热,加吴茱萸与黄连制酸,蒲公英清热解毒。方药相互为用,以建其功。

5.半夏泻心汤合桂枝汤治疗慢性萎缩性胃炎

◎案

熊某,男,49岁。自诉:经纤维胃镜诊断为慢性萎缩性胃炎,已3年余,多次治疗,但病症表现时轻时重,近日病症加重前来诊治。症见:胃脘满闷而不痛,时有轻微疼痛,不思饮食,大便时溏时干,舌苔薄黄略腻,脉弱。中医诊断为痞证。辨证为中气虚损、湿热内蕴。治以清热燥湿、调理气机。方用半夏泻心汤加减。

处方:黄连10g,黄芩12g,干姜10g,清半夏12g,红参9g,大枣12枚,炙甘草10g,柴胡12g,桂枝10g,枳实10g,白芍10g。6剂,日1剂,水煎2次分3次温服,每次煎药时间不少于50分钟。

二诊:胃脘满闷略有减轻,继服前方6剂。之后,以前方治疗90余剂,经胃镜复查,胃黏膜基本恢复正常,自觉症状消失。

【按】运用半夏泻心汤辨治慢性萎缩性胃炎,一要审明病变证机,二要重视方药煎煮方法,以此治疗则能达到预期疗效。方以半夏泻心汤清热燥湿,补虚消痞;以桂枝汤调理脾胃,加柴胡调理气机,枳实清热理气。方药相互为用,以建其功。

三、多法并用

1.电针配合半夏泻心汤改善功能性消化不良

实验研究发现电针刺激"足三里"穴、中药复方半夏泻心汤灌胃可改善功能性消化不良(FD)大鼠胃肠电节律,增强FD大鼠的胃电活动,有效地改善胃、结肠动力,协调胃、结肠运动。而电针加中药联合干预组下丘脑组织

MTL含量显著性高于中药和针刺足三里穴后,针感传入到下丘脑特定结构中的胃动素能神经元以及相关肽能神经和神经递质,再激活外周肠神经系统胃动素能神经元,启动胃肠运动,改善协调胃肠运动。电针足三里穴和中药复方半夏泻心汤可调整血浆、胃肠及下丘脑组织中脑肠肽胃动素(MTL)水平,改善胃运动功能。

2. 半夏泻心汤与西药合用疗效观察

王彦等观察半夏泻心汤加减对反流性食管炎的治疗作用及复发率情况,将 90 例诊断为反流性食管炎的患者,随机分为治疗组和对照组,每组 45 例,对照组服用雷贝拉唑钠肠溶片及枸橼酸莫沙必利片治疗,治疗组在此基础上,加用半夏泻心汤加减治疗,疗程 8 周,随访 4 周。结果综合疗效比较:治疗组有效率为 86.7% ,对照组为 77.8% ,治疗组疗效优于对照组($P < 0.05$)。症状积分比较:两组症状积分治疗前与治疗后比较差异均有统计学意义($P < 0.05$)。内镜下食管黏膜疗效比较:治疗组总有效率为 88.6% ,对照组有效率为 84.1% ,两组内镜下食管黏膜炎症改善比较差异无统计学意义($P > 0.05$)。复发率比较,治疗组复发率低于对照组($P < 0.05$)。结果表明:半夏泻心汤加减联合雷贝拉唑钠肠溶片治疗反流性食管炎,疗效明显优于单独使用雷贝拉唑钠肠溶片,复发率亦降低,值得临床推广。

潘霜等观察半夏泻心汤联合埃索美拉唑治疗胃食管反流病的临床疗效。将 201 例胃食管反流病患者随机分为中药组、西药组和中西医结合组,分别给予口服半夏泻心汤、埃索美拉唑和半夏泻心汤联合埃索美拉唑治疗,疗程 4 周,观察各组临床症状缓解和内镜下食管黏膜恢复情况。结果:中药组临床症状缓解优于西药组($P < 0.01$),西药组内镜下食管黏膜恢复优于中药组($P < 0.01$),中西医结合组临床症状缓解和内镜下食管黏膜恢复均优于中药组和西药组($P < 0.01$)。结果表明:半夏泻心汤联合埃索美拉唑治疗胃食管反流病具有良好的临床疗效,能显著改善患者症状,促进病变食管黏膜恢复。

第二章 半夏泻心汤临证思维

第一节 临证要点

一、半夏泻心汤理论概要

1. 半夏泻心汤方药组成

半夏泻心汤方药组成,其中清热燥湿药有黄连、黄芩,辛开苦降药有干姜、半夏,益气药有人参、大枣、甘草。方中黄连、黄芩,清热燥湿,降泄浊逆;半夏醒脾和胃,燥湿和中;干姜温中理脾和胃,防止苦寒药伤中气;人参、大枣、甘草,补益中气,健脾和胃。尤其是黄连、黄芩与半夏、干姜相配伍,寒大于温,旨在清,其辛温可兼防寒药伤胃;再则,湿热蕴结,其治当用黄连、黄芩苦寒清热,且因脾胃虚弱,故配伍半夏、干姜辛开苦降,既能兼防苦寒药伤阳,又能调理脾胃,调畅气机。可见,方中配伍半夏、干姜可明显提高黄连、黄芩治疗作用。人参、大枣、甘草与半夏、干姜相配伍,补大于辛,相互为用,补不壅滞,辛不耗散。方药相互为用,以奏清热燥湿、辛开苦降、补益中气之效。

2. 煎煮及服用方法

张仲景运用半夏泻心汤,先以水煎煮方药约20分钟,去滓,再煎煮药汤约15分钟;选用1次煎煮药40分钟左右,去滓,每日分3服。如上七味,以水一斗,煮取六升,去滓,再煎取三升。温服一升,日三服。

3. 权衡病证表现 "但满而不痛"

张仲景指出半夏泻心汤主治"但满而不痛",其病变证机是湿热蕴结,脾气不升,胃气不降,浊气壅滞,故心下满而不痛。临床中,若疾病症状表现符合半夏泻心汤主治心下"但满而不痛",以此选用半夏泻心汤,并重视方药煎煮及服用方法,常能取得预期治疗效果。

4. 半夏泻心汤主治心下满痛

运用半夏泻心汤,既能主治心下(胃脘)满而不痛,又能主治心下满且痛,更能主治胃脘嘈杂等。运用半夏泻心汤主治的重点不是心下痛与不痛、满与不满,而是重在辨清病变证机是不是中虚湿热,气机壅滞,如慢性非萎缩性胃炎(胃窦炎、胃体胃炎与全胃炎)、萎缩性胃炎(多灶萎缩性胃炎与自身免疫性胃炎)和特殊类型胃炎(感染性胃炎、化学性胃炎、嗜酸细胞性胃炎、淋巴细胞性胃炎、非感染性肉芽肿性胃炎、放射性胃炎、痘疹性胃炎),慢性肠炎,以及胃和十二指肠溃疡等,无论其病症表现是否疼痛,只要审明病变证机是中虚湿热,即可选用半夏泻心汤。

5. 运用半夏泻心汤应重视辨证重点

张仲景运用半夏泻心汤并指出"柴胡不中与之"的辨证重点有二:①中虚湿热痞证的病症表现比较复杂,既有可能影响到胸,又有可能影响到胁下;②半夏泻心汤主治证与柴胡汤主治证有诸多类似表现,临证辨治用方必须重视同中求异,才能不被类似症状所迷惑。

6. 变化运用半夏泻心汤

根据半夏泻心汤组成,寒性药有黄连、黄芩,温性药有半夏、干姜,补益药有人参、大枣、甘草,权衡方中用药是主治中虚湿热痞证的基本代表方。又根据方中用药特点,结合临证变化用方体会,合理变化运用半夏泻心汤,则能主治多种脾胃病症,如病变证机以湿热为主,可加大黄连、黄芩用量;若病变证机以寒为主,可加大半夏、干姜用量;若病变证机以虚为主,可加大人参、大枣、甘草用量,若湿热挟寒者,则酌情调整黄连、黄芩与半夏、干姜用量比例,使方药更好地发挥治疗作用。另外,运用半夏泻心汤,还能主治胃热脾寒、寒热错杂以及上热下寒等证。

二、辨证要点

《伤寒论》第 149 条以误治为起因,以结胸为对比,论述半夏泻心汤方证,所以原文只扼要谈及"痞"的临床特征,即"但满而不痛"。"不痛"是与结胸"满而硬痛"的疼痛做鉴别。"硬满疼痛"是"压痛、反跳痛、板状腹"的互词,所以《伤寒论》所言大结胸证见于现代临床的急腹症。而泻心汤即便伴有疼痛也是胀满疼痛而不应是板状腹,也没有反跳痛。结合《金匮要略》"呕而肠鸣,心下痞者,半夏泻心汤主之",及第 157 条生姜泻心汤证、第 158 条甘草泻心汤证,半夏泻心汤证除心下痞硬主症外,尚有呕吐、下利、肠鸣、嗳气等。

张仲景鲜论舌苔,结合临床经验,"苔腻"(无论厚薄、白黄)当为半夏泻心汤证重要的临床指征。张仲景论痞之形成,皆为误治损伤脾胃所致。脾胃亏虚,气机呆滞,运化失职,湿浊内生、食滞不化或由于中虚外来之湿热等邪气乘虚侵袭心下,阻滞气机而成心下痞硬,故舌苔常腻。因浊邪轻重程度不同而显现于舌苔或厚或薄,又因其挟热程度不同而呈或黄,或白,或黄白相兼而腻。

所以"痞"虽为辨证论治之要点,但临床不必局限于"痞",关键在于辨准病机,而病机之辨应重在"脾胃中虚、客邪上逆、气机阻滞",并据客邪之性质灵活运用半夏泻心汤,往往取意外之效。

1. 半夏泻心汤的出处及主治病症

半夏泻心汤出自张仲景《伤寒论》,为治疗痞证方剂。在《伤寒论》中,治疗痞证的方剂共有 5 个,而后人独看好半夏泻心汤,原因是半夏泻心汤的配伍虽与甘草泻心汤、生姜泻心汤相近,但显得更为紧凑、合理,用之于临床的效果也较好。故而,在张仲景的诸多泻心汤中,半夏泻心汤成为历代医家研究的重点。但因半夏泻心汤原条文对其适应证叙述过简,且非单列,故在辨证要点上,继而在临床应用上带来困难,让人有难以把握之感,从而妨碍了该方的应用。半夏泻心汤用于临床治疗痞证及胃痛(胃癌等),取得了较好效果。

2. 半夏泻心汤临床应用不易掌握的难点

仅从《伤寒论》原条文看,半夏泻心汤在临床应用时不易掌握。半夏泻心汤总计七味药:半夏、人参、黄连、黄芩、大枣、炙甘草、生姜。见于《伤寒论》第149条:"伤寒五六日,呕而发热者,柴胡汤证具,而以他药下之,柴胡证仍在者,复与柴胡汤。此虽已下之,不为逆,必蒸蒸而振,却发热汗出而解。若心下满而硬痛者,此为结胸也,大陷胸汤主之。但满而不痛者,此为痞,柴胡不中与之,宜半夏泻心汤。"此一条,涉及3个方证:柴胡汤证、大陷胸汤证以及半夏泻心汤证。从中可以看出,半夏泻心汤证未像其他重点方剂一样而单列,且排在了条文最后。其临床表现为柴胡汤证用下法后出现心下满而不痛者,即可考虑使用半夏泻心汤。除了心下满而不痛的主症外,没有其他伴随症及舌脉象可供辨证参考,治疗上张仲景的态度也不是很确定,是用了"宜"半夏泻心汤,相当于现代医学所说的"以下适应证"。方中既有清热药,也有温中药,既有益气扶正的药,也有祛邪泻实药,是一个寒温并用、攻补兼施的方剂。但原条文中仅一个心下满而不痛的临床表现,是没有反映出其病因病机为寒热错杂、虚实相兼病症的。因此给后世医家的使用带来了很多困难。后人只能通过对原文、组方的分析,得出半夏泻心汤病因病机及适应证的结论为:小柴胡汤证误下,伤及中阳,阳虚则寒,邪热则乘虚而入,以致寒热互结,虚实相兼,邪聚于中焦,使脾胃升降失常所形成的心下痞证。

3. 半夏泻心汤辨证要点及最佳适应证的分析

半夏泻心汤主治病症的临床表现,按张仲景的原文就只是心下满而不痛。心下即膈下,也就是上腹部或者说是胃脘部,此部位为中焦,主要就是脾胃。也就是说半夏泻心汤主治的病症不是脾就是胃。对此,学者们的认识基本上是一致的。不过,对于胃脘部只是满而不痛的症状,是寒热错杂所致,还是气滞所致,对这个问题,要辨明清楚,却有一定的困难。目前临床中医很多对于胃脘部满而不痛的病症,一般多从气滞论治,用药枳壳、厚朴、木香等,方剂如香砂六君子汤等。经过长期的临床观察、对经文的思考,初步认为,胃脘满而不痛的病症,辨为痞证和气滞证的要点在于痞证多无嗳气,且无嗳气后胃脘胀满症状减轻表现，而气滞证则有嗳气及嗳气后胃脘胀满症状减轻的表现。在这个要点的基础上，如果见有少许黄色苔（不是必备），则可认定为胃脘痞胀，即为半夏泻心汤的最佳适应证。需要说明的是，目前少阳病因误下而形成的半夏泻心汤痞证，临床上已很难见到。因此在应用半夏泻心汤时，是不宜受少阳证误下一说拘束的。只要遇到前述最佳适应证的临床表现，即可应用，效果较好。而如果发病有抑郁因素等，则应辨为气滞型胃病，此类病症则非半夏泻心汤的适应证。

4. 半夏泻心汤适应证发挥的探讨

按《伤寒论》条文及半夏泻心汤的配伍情况看，其最佳适应证为胃脘痞胀不痛、舌苔微黄之寒热错杂、虚实相兼的痞证。但在临床上符合这样适应证的患者并不多。因而，半夏泻心汤的适应证是否可以扩大，也成为历代及现代中医界关注讨论的热点。作为胃脘部位疾病最常见的症状，主要就是胀满和疼痛。因此，半夏泻心汤除了治疗寒热错杂所致心下（胃脘）胀满的痞证外，是否还可以用于治疗胃脘痞胀中带有胃脘疼痛的病症。对这个问题，张仲景本人是偏向于否定态度的。其原文中所说"若心下满而硬痛者，此为结胸也，大陷胸汤主之。但满而不痛者，此为痞，柴胡不中与之，宜半夏泻心汤"。硬痛当然比一般胃脘疼痛程度重得多，所以仲景列为大陷胸汤病症。但张仲景紧接着明确说的是但满而不痛者，这种病症才考虑用半夏泻心汤治疗。这是张仲景本人对半夏泻心汤所列的适应证。但后人在使用半夏泻心汤时却发现，该方剂由于其结构的科学性，对胃脘痛也有良好的治疗作用，因此其适应证并不仅仅局限于胃脘痞胀，除了治疗胃脘痞胀病症外，如果胃脘疼痛，符合寒热错杂病机的，也可以使用。

清代温病大家叶天士在《外感温热篇》里就提出："在人之体，脘在腹上，其地位处于中，按之痛，或自痛，或痞胀，当用苦泄，以其入腹近也。必验之于舌：或黄或浊，可与小陷胸汤或泻心汤，随证治之。"这段论述可看作是后代名医对张仲景半夏泻心汤适应证扩大及辨证关键点补充的重要发挥。从古今医家的认识来看，叶天士所言的"泻心汤"，应为张仲景诸多泻心汤中的代表——半夏泻心汤。其治疗病症不仅是痞胀，还可用于胃脘有自痛或按之痛的病症，并提出对于有这样病症的患者，是否应用小陷胸汤或泻心汤，还必须要看患者的舌苔，如果是见有黄苔或浊苔，方可辨为寒热错杂的病症，此时就可使用半夏泻心汤或小陷胸汤。至于这两个方剂该选用哪一个，就是临证时需要进一步分析的问题了。撇开小陷胸汤不论，就半夏泻心汤而言，根据叶天士的观点，其适应证就由张仲景所论的"心下满而不痛"这一纯粹的痞证，扩展到了还可治疗舌苔黄或浊的胃脘部自痛或按之痛的病症。这一发挥，临床意义很大。因为临床上单纯心下痞胀的病症是比较少的，如果还要拘泥于少阳病的拘束，但见心下痞胀，再加上心下也就是胃脘部的疼痛和（或）按痛的病症，则就非常多见了，这就使半夏泻心汤的适应证显著增加。

刘刚受叶天士的启发，扩大了半夏泻心汤的应用范围，最初步总结出半夏泻心汤的最佳适应证为：胃脘部痞胀，或疼痛，或有按痛，无嗳气，舌苔黄白相兼或微黄色。此类病症，组方及剂量通常如下。

处方：半夏 15g，党参 20g，黄连 6g，黄芩 10g，干姜 10g，炙甘草 12g，大枣 20g。日 1 剂，水煎 20 分钟。

一般原方使用，不作药物加减。其次，胃脘部痞胀、疼痛、按痛，有嗳气，或舌苔为薄白润者，也可考虑用半夏泻心汤，但因其薄白润而表明热不明显，故在使用时一般遵循张仲景的剂量原则，方中黄连用小剂量，通常减为 3g，其余药物剂量不变。减少黄连的剂量是因为中焦郁热不明显，黄连过量则可能寒凉伤中。舌苔薄白润，黄连小剂量，加上干姜温中的兼制，则无寒凉伤中之虞。

刘刚通过多年对消化系统疾病诊疗的体会，认为一般属于胃炎类的痞满胀痛病症，可单独使用半夏泻心汤治疗，只要掌握好上述辨证要点和药物剂量，多能取得较好效果。但如果是消化性溃疡一类的病症，则须要加入西医的抑制胃酸、保护胃黏膜和根除幽门螺杆菌药物进行规范治疗，且不能因症状消失而停止用药，方能确保治疗质量。

综上分析、探讨，借用西医对某药适应证的分类方法，可将半夏泻心汤的辨证要点及适应证划分初步归纳如下：①慢性胃炎以胃脘部胀满为主症，无其他明显伴随症。舌淡红，苔微黄润，脉象无特殊。②慢性胃炎以胃脘部胀满并有疼痛为主症，无其他明显伴随症。舌淡红，苔微黄润或苔白润，脉象无特殊。③慢性胃炎以胃脘疼痛为主症,无其他明显伴随症。舌淡红,苔微黄润或白润,脉象无特殊。④消化性溃疡出现胃脘部胀满、疼痛的病症。舌、脉象无特殊。

三、病机概要

该方以"痞、呕、利"为主症,对其病机的认识,历代医家各有所说,莫衷一是,归纳起来主要有以下一些观点:寒热互结;寒热错杂、痰饮内生;胃虚有;热挟水饮;痰涎为病;胃热肠寒;湿热为病。对痞证的病机认识,虽然各家不同,但从中医的辨证思路,还应以阴阳失调而论为佳,理由如下。

1. 从八纲而言

阴阳、表里、寒热、虚实八纲,阴阳是为总纲。以热、实、表为阳,寒、虚、里为阴。以脏腑而论,胃为腑为阳,脾为脏为阴;从升降而言,升为阳,降为阴。按张仲景的"痞"证,胃为阳腑,出现热结,以呕的升象为主要表现,此皆为"阳"象。脾为阴脏,出现寒盛,以肠泄为主要表现,此都为阴象。阴阳不相交泰,则心下生痞。

2. 从解字说明而言

"否"在《易经》卦象为乾天在上,坤地在下,与其相对应的是"泰"。否、泰分别用来表示两个截然相反的事态,"否"代表坏,"泰"代表好。

《易经》否卦卦辞曰:"否之匪人,不利君子贞,大往小来。"尚秉和注云:"阳上升,阴下降,乃阳即在上,阴即在下。愈去愈远,故天地不交而为否。否,闭也。""否"是天地不交、阴阳不交。而"泰"的布局正好与"否"相反,即上坤下乾,卦辞曰:"泰,小往大来,吉,亨。"尚秉和注云:"阳性上升,阴性下降。乃阴在上,阳在下,故其气相接相交而为泰。泰,通也。""泰"是天地交通、阴阳相交。

中焦脾胃为气机升降的枢纽,脾为阴主升,胃为阳主降,正常情况下,脾升胃降,是为阴在上阳在下,为"泰"象。如脾气不升,胃气不降,则在上而为呕,在下而为利,阴阳不相交,是为"痞"。

3.历代医家有以阴阳而论痞而言

吴昆在《医方考》中云："伤寒下之早,胸满而不痛者为痞,此方主之……若不治其表,而用承气汤下之,则伤中气,而阴经之邪乘之矣。以既伤之中气而邪乘之,则不能升清降浊,痞塞于中,如天地不交而成否,故曰痞。"

张锡驹在《伤寒直解》中云："夫痞者否也。天气下降,地气上升,上下交,水火济谓之泰;天气不降,地气不升,上下不交,水火不济谓之痞。"

尤在泾在《金匮要略心典》中云："中气既痞,升降失常,于是阳独上逆而呕,阴独下走而肠鸣。是虽三焦俱病,而中气为上下之枢,故不必治其上下,而但治其中。"

陈蔚在《伤寒论浅注补正》云："痞者否也,天气不降,地气不升之义也。芩、连大苦以降天气,姜、枣、人参辛甘以升地气,所以转否为泰也。"

4.从方解而言

半夏泻心汤所治痞、呕、利诸症,正合"否"的格局,柴胡汤证下之后,损伤脾胃,以致中焦脾胃阴阳失去平衡,阳气不降,阴气不升,阴阳不相交泰,如此则独阳上逆而热则作呕,独阴下走而寒则肠鸣下利。故痞证的治疗也就是从"否"如何转"泰"的问题。其实质也就是平衡阴阳,使阳降阴升。脾胃位于中焦,是气机升降之枢纽,上下交通之要道,脾气升则健,胃气降则和,故《临证指南医案》指出"脾胃之病,虚实寒热,宜燥宜润,固当详辨,其于升降二字,尤为紧要",半夏泻心汤正是针对这一原则而组成,合方用药,无不为承顺气机升降。方中,以黄连、黄芩苦以降阳,寒以清热,降气泄浊,助胃热而降,《临证指南医案》"治痞以苦为泄"之论,正是指此而言。方中芩、连药味皆苦,最具通降泄下之能。《日华子本草》言黄芩能"下气",李杲言黄连药性"沉也",说明二药皆药势下行,合用共同发挥沉降之力,以助胃气通降,从而使中焦通达,胃气顺和。半夏、干姜辛以升散,温以散寒,通阳升阳,助脾气以升。钱天来明确指出"半夏辛而散痞,滑能利膈",说明半夏不仅能行气散结,又因其体滑可润,还有滑利膈膜筋络、疏通膈间气机的作用,黄元御论干姜"燥湿温中,行郁降浊"。本方原为柴胡汤证下之后而变生,其中焦必虚,加以参、草、枣为健运中焦之义,如此一升一降一健,达到上坤下乾之"泰"象。诸药合用,共同恢复脾胃对气机升降的斡旋之力,使清升浊降,如此则痞结自开,呕利可止。

5. 从方的演变过程而言

《伤寒论》第149条云:"伤寒五六日,呕而发热者,柴胡汤证具,而以他药下之,柴胡证仍在者,复与柴胡汤。此虽以下之,不为逆,必蒸蒸而振,却发热汗出而解。若心下满而硬痛者,此为结胸也,大陷胸汤主之。但满而不痛者,此为痞,柴胡不中与之,宜半夏泻心汤。"从以上原文可以看出,柴胡汤证误用下法后,会出现两种格局、三种情况,两种格局为:邪不入里和邪入里。邪不入里出现的一种情况就是柴胡汤证仍在,复与柴胡汤;若外邪入里,则有两种情况,一种为患者体内原有水、痰等有形之邪,泻下后,少阳邪热内陷,与痰浊、水饮相搏结于心下,形成大结胸,可见心下痛、按之硬等症,其伤在形,为陷胸汤证;一种为损伤脾胃之气,使得脾胃升降失常,少阳之邪乘机内陷,阻碍脾胃气机正常运行,使得阳升于上,阴降于下,阴阳不相交于泰,成否,其伤在气,正为上述所言阳气不降、阴气不升之痞证。

6. 从太阴与阳明合病分析

《伤寒论》中有多条关于两经合病的论述,有的开明宗义,在条文之首即冠以两经合病,如"太阳与阳明合病,必自下利,葛根汤主之","太阳与少阳合病,自下利者,与黄芩汤"。有的条文则以兼证、变证出现,虽未言两经合病,但通过对失治、误治后,病情变化转归及理法方药分析反推,其二经合病病机一目了然,如"伤寒六七日,发热,微恶寒,支节烦疼,微呕,心下支结,外证未去者,柴胡桂枝汤主之";"太阳病,过经十余日,反二三下之,后四五日,柴胡证仍在者,先与小柴胡;呕不止,心下急,郁郁微烦者,为未解也,与大柴胡汤,下之即愈",文中并未言某二经合病,但通过条文分析,前者是太阳与少阳合病,后者是少阳与阳明合病。张仲景在《伤寒论》中既无太阴与阳明合病的直接记述,似乎也没有通过证候、方药反推二经合病的依据。而且从阳明病、太阴病的病机看,阳明病以热证、实证为主,"阳明之为病,胃家实是也",而太阴病则表现为"腹满而吐,食不下,自利益甚,时腹自痛"的虚寒证。

半夏泻心汤证作为一种转归,则是误下后邪气内陷中焦,脾胃同居中焦,内陷邪气,势必通过影响脾脏胃腑而发生一系列的病理变化。"脾为阴土,得阳始运","胃为阳土,得阴自安"。就脾脏而言,阴常有余,阳常不足,故张仲景以脾气虚寒证作为太阴病提纲证;对胃腑来说,阳常有余,阴常不足,其病变多为热证实证,所谓"胃家实是也"。邪气内陷中焦,根据阴阳所偏,从化机转,从胃阳化热,从脾阴化寒,脾气不升,胃气不降,升降失常,气机痞塞,则心下痞满。脾失健运,清气不升,则腹泻肠鸣;胃气失和,浊气不降,则恶心呕吐,构成半夏泻心汤辨证要点"呕而肠鸣,心下痞者,半夏泻心汤主之"。

综上所说,虽然痞证病机各有所说,但总以阴阳而论,从阴阳升降角度去认识痞证,解析半夏泻心汤,更符合中医的思维方式。

四、配伍分析

半夏泻心汤方证为本虚标实之证,客邪上逆为主要矛盾,但脾胃已虚也是必须考虑的因素。从方药组成及用量可知,方以祛邪为主,兼顾扶正。攻邪之品先入于胃,凭借胃气发挥其祛邪作用。方中人参、甘草、大枣甘温益气补其虚,半夏、干姜辛散开结散寒,与人参、甘草、大枣配伍升补清阳,黄连、黄芩苦降清热以泄其浊阴。尤在泾论曰"痞者,满而不实之谓。夫客邪内陷,既不可从汗泄,而满而不实,又不可从下夺,故唯半夏、干姜之辛,能散其结,黄连、黄芩之苦,能泻其满。而其所以泄与散者,虽药之能,而实胃气之使也。用参、草、枣者,以下后中虚,故以之益气,而助其药之能也"。纵观全方一方面用辛开苦降,寒温并投以祛"客邪";另一方面用甘温调补以扶正,同时正复方能邪祛,也是驱除"客邪"之前提。故全方起到了辛开苦降,补泻兼施,上下复位,中气得和,痞证自除的作用。真可谓"一升一降,气机调和;一温一寒,阴阳协调"。

1. 辛开苦降

半夏泻心汤配伍规律中最突出的特点就是首次明确了辛开苦降的配伍原则。其功用,正如叶天士所云"辛以通阳,苦以清降","苦与辛合,能降能通"。此法在该方中具体体现在半夏、干姜与黄芩、黄连的合理配伍方面。半夏味辛性平,能行能散,有和胃降逆、消痞开结的作用,是治疗心下痞证的首选药,用之开痞散结尤为妥当。干姜味辛性温,《神农本草经》及其他本草类专书皆未明确其开痞散结的作用,于是有学者认为本品在方中的主要作用是温中散寒。我们认为这种认识是不全面的。《黄帝内经》曰:"辛走气,辛以散之,散痞者必以辛为助。"所以,干姜在方中的作用,是张仲景着意取其辛散力大,合半夏行气以散痞结。故方中以半夏、干姜相须为君,以辛助辛,辛甚气烈,辟阴通阳,药宏力专,共达畅通气机、散结开痞之效。另外,我们认为,半夏泻心汤诸症的形成,始终与气滞和湿阻这两类因素息息相关,心下痞的产生,正是气滞与湿浊相互胶结的结果。其治疗,因湿浊内聚,非阳不开,而阳性走散,以辛为最,故开通湿浊,必投以重剂辛味药物,这一点,是普通淡渗类药物不能替代的。二药配伍,相辅相成,可在行气开结的同时,达到开湿泄浊的效果,使湿散结开,否极泰来,完成对心下痞硬证的初步治疗。黄芩、黄连皆具苦寒性味,又皆有清肃燥湿之功,张仲景使用两者,正与其味苦性降直接相关。这是因为气机阻滞、湿浊壅聚的心下痞证,虽可赖半夏、干姜辛宣之力得以开散,但若不同时给邪气一外出之路,则仍不能起到治疗的目的。所以,在开痞散结的同时,必须配以苦泄降气燥湿之品,才能使垢浊滞气从下而泄,湿浊随燥而化。

2. 补泻兼施

半夏泻心汤的治疗方法则属于虚实同治、补泻兼施的范畴,据其药物组成及药量来看,显然是泻实大于补虚。由此可见,该方证应是虚实夹杂,实多而虚少,以邪气盛为矛盾的主要方面。故张仲景立方,以祛邪为主,兼顾扶正。祛邪以姜、夏、芩、连辛开苦降,燥湿化浊;同时佐以人参、甘草、大枣扶正补虚,顾护胃气,并借三者甘缓调中之力,监制方中大辛大苦之品,以达辛开苦降甘调,泻不伤正,补不滞中的目的。

3. 寒热并投

半夏泻心汤是一首集药性的辛热苦寒甘平于一体的方剂,方中半夏、干姜性味相成,湿邪内阻,久必生热,或内陷之热,与湿相合,一旦形成湿热阻中之候,则重剂辛热,更易化燥伤津,对解除病邪尤为不妥。叶天士云"湿热非苦辛寒不解",在该方中即有体现,张仲景用黄芩、黄连的目的,既能防患于未然,制辛燥药物化热之势;又可救弊于已成,消除湿热内蕴中焦之征。全方配伍,相须相制,法中寓法,最能体现张仲景组方之精妙。

4. 升降两调

脾胃位于中焦,是气机升降之枢纽,上下交通之要道,脾气升则健,胃气降则和,故《临证指南医案》指出"脾胃之病,虚实寒热,宜燥宜润,固当详辨,其于升降二字,尤为紧要",半夏泻心汤正是针对这一原则而组成,合方用药,无不为承顺气机升降而施。方中半夏、干姜,辛散之品,通阳升阳,助脾气以升;黄芩、黄连,苦降之物,降气泄浊,苦辛合用,辛开苦降,则脾升胃降。更有人参、甘草、大枣,合辛散以通阳,合苦降以定阴,补中益胃,安定中州。诸药合用,共同恢复脾胃对气机升降的斡旋之力,使清升浊降,如此则痞结自开,呕利可止。

五、现代研究思路

1. 整方胃肠疾病的研究

对于半夏泻心汤治疗胃肠道疾病的实验研究内容最为丰富,所涉及的疾病种类也最多。该类研究思路主要来自于半夏泻心汤为《伤寒论》中治疗痞证的代表方剂,具有调和脾胃之功效。因此,多数学者将研究重点放在探讨半夏泻心汤治疗胃肠道疾病的机制方面。如邢德刚等研究显示,半夏泻心汤治疗幽门螺杆菌(Hp)相关性胃炎的机制可能与降低 Hp 感染小鼠血清肿瘤坏死因子 $-\alpha$(TNF$-\alpha$)的含量有关。邱冰峰等研究显示,半夏泻心汤加减方干预乙酸性胃溃疡大鼠的病理机制可能与上调热休克蛋白(HSP)27mRNA 表达有关。整方胃肠疾病作用机制研究思路的开展,为临床应用半夏泻心汤治疗胃肠道疾病提供了确切的实验支持,同时在一定程度上阐释了半夏泻心汤所主"痞证"的科学内涵。

2. "辛开苦降甘补"研究思路的提出

张仲景开辛开苦降法的先河,组方半夏泻心汤用于痞证的治疗之中。成无己、尤在泾等在诠释半夏泻心汤时对辛开苦降有关内容进行过论述。辛开苦降法的明确提出当首推叶天士,认识到辛苦合用则苦寒能清热除湿,辛通能开气泄浊,并在辛开苦降法原则指导下化裁出多个治疗脾胃及湿热诸疾的泻心汤类方。随后吴鞠通也提出了苦与辛合能降能通的论点,揭示了辛开苦降法的实质内涵。因此,对于半夏泻心汤进行拆方研究时,首先考虑到的便是根据该配伍理论,将半夏泻心汤拆方为辛开组、苦降组、甘补组,比较半夏泻心汤整方及各拆方组对不同病症模型的药理作用及作用机制,进而揭示辛开苦降甘补法的科学内涵。如吴忠祥等的实验研究将半夏泻心汤拆方为辛开组、苦降组、甘补组进行研究,结果显示半夏泻心汤及其辛开苦降甘补各组治疗 Hp 感染小鼠的作用机制可能与调节细胞免疫,下调血清中干扰素 $-\gamma$(IFN$-\gamma$)有关。王秀杰等拆方研究显示,半夏泻心汤拆方的苦降药组与辛开甘补药组促胃排空功能组方最强,该研究对开发出新的促进胃肠动力药物提供新思路。

该类实验研究模式为:依据"辛开苦降甘补"中医理论对半夏泻心汤进行拆方,选择各种公认的动物模型及实验指标,进行差异性比较研究,以探讨辛开苦降甘补法的现代科学内涵。目前该类研究内容虽已经比较丰富,但尚未总结出其中的规律性。也就是说,多数学者仅是简单拆方研究后进行了组间比较,但系统的总结与提炼尚存在一定欠缺与不足。

3. 君药配伍研究思路的提出

对于半夏泻心汤方中何药为君药,至今尚无定论。目前主要有 5 种提法:其一,半夏泻心汤中半夏针对主症而设,故为君药;其二,黄连苦寒泄热以"泻心",故以黄连为君;其三,半夏、黄连配伍辛开苦降,故共为君药;其四,黄连、干姜为典型的辛开苦降配伍法,为治疗寒热夹杂痞证的主药,故共为君药;其五,本证病机寒热互结、升降失常较为复杂,单独的一味或两位君药不能完全符合其病机特点,故以半夏辛开散结、降逆化痰,黄连苦降泄热、燥湿清脾,干姜温中散寒、调畅气机,三药合用,寒热得解,升降复常,缺一不可,故共为君药。

鉴于从古文献及中医理论入手阐释半夏泻心汤的君药说法不一,故提出了从实验角度为半夏泻心汤君药确立提供依据的研究思路。宋小莉等提出应用均匀设计法进行实验分组,应用人工神经网络建立药味与药效非线性映射模型,分析半夏泻心汤中各药味在全方背景下的量－效关系,从胃分泌、胃肠运动等多个实验指标上,探讨了半夏泻心汤的君药问题。研究提示半夏为君药,从而为半夏泻心汤君药为半夏的说法提供了实验依据。该研究思路的开展为君药的确立提供了新的实验研究思路与方法。

4."寒热双调"研究思路的提出

"寒热互结"观点的提出以清代医家柯琴为代表,认为半夏泻心汤是"寒热之气互结心下"所致。所谓的"寒热互结"是"寒邪"与"热邪"相互搏结在一起。寒邪与热邪侵袭人体均会引起相应的病理变化和症状。人体内在功能失调也会产生或寒或热的病理改变,进而表现出相应的寒热症状。半夏泻心汤是一首集药性的辛热苦寒甘平于一体的方剂,方中黄芩、黄连性味苦寒,干姜、半夏性味温热,四者配伍"寒热并用",方中半夏、干姜性味相成,用黄芩、黄连即能制辛燥药物化热之势,又可救弊于已成,消除湿热内蕴中焦之证。全方配伍,相须相制,法中寓法,最能体现张仲景组方之精妙。对于该思想许多专家提出了异议,但是"寒热双调"的配伍思想却是张仲景组方的常用思想。

六、半夏泻心汤运用所涉舌脉

《伤寒论》原文中没有本方的舌象记载,涉及本方证舌象的描述始见于明代,最多见于清代,并逐渐成为本方辨用的重要依据之一。古代半夏泻心汤运用涉及脉象的条文 10 条,涉及脉象共 30 种。其中出现频率较高的脉象主要有濡脉、滑脉、弦脉等,复合脉象主要有滑数脉、浮数脉、细数脉等。已知濡脉主湿,滑脉主痰,弦脉主痛、主饮,数脉主热,细脉主虚提示本方证病机主要涉及湿热、痰饮、虚,其中以湿热或痰热居多。从脉的形质来看,濡和滑完全不同,前者多与湿或气弱有关,后者则多与痰或热有关,反映了该方证表现为脉象方面的多元性。

　　一般认为中医对舌质的辨识主要发展于清代温病学派,戴天章《广瘟疫论》、叶天士《外感温热论》、薛生白《湿热条辨》等著作中均有大量关于舌质的记载和描述。古代文献中有关本方运用所涉舌质的描述很少,但明清文献及医案中有一定数量的舌苔记载,提示在本方治证中的舌质变化不大或不突出,运用中舌苔的辨识比较重要。值得提出的是,对仅有的几次青紫和干绛舌记载的原文的考察发现,青紫舌信息条来源于《医权初编》中潘国彩疫症一案,患者感染"时疫,脉实大,舌青紫,时呃逆,议与半夏泻心汤,去参、枣加熟军,"至于舌色青紫,想因气结不行,以致血亦凝滞与"。舌质干绛见于《顾氏医案女科・时症门》中的"案伏邪至两月,胸腹灼热始终未退,而复发寒热,热后大便痰泄,痰嗽气逆,嘈杂如饥,瘛言不寐,舌绛干,苔黄腻,脉空数。酒客平素湿热蕴蓄中焦,扶外邪必逆满,病久正虚邪痹,最恐阴阳风动,议用泻心法。川连,干姜,党参,茯苓,淡芩,半夏,炙草。"此两案时疫但均涉"气结血凝""酒客""湿热蕴蓄中焦"的体质病机。

第二节　与类方的鉴别要点

一、类方研究思路

　　《伤寒论》泻心汤类方包括半夏泻心汤、生姜泻心汤、甘草泻心汤、大黄黄连泻心汤等 8 个方剂,其中半夏泻心汤、生姜泻心汤、甘草泻心汤(三泻心汤类方、三类方)组成相似,配伍精妙,很好地体现了《伤寒论》"是因病立法,以法制方,随证用药","添一证则添一药,易一证亦易一药"之方证相应精髓。方证相应是中医临床的精华所在,也是复方临床应用的基本原则。从类方入手研究方证内涵可以很好地体现共性与个性对立统一的哲学思想,类方各复方间存在着一定的共性和个性,相应各复方治疗的证候间也存在一定的共性与个性。因此,从类方方证的相似性及差异性上进行研究,很容易探讨方证的内涵。同时,这种差异性的研究可以探讨方剂是如何随着证的细微变化而进行着精细调整的,这期间的规律对于揭示复方"方随证转"具有重要意义。中医复方众多,以类为单位研究方证,可以大大减少工作量。"类方 – 病证"研究模式的构建对于方证相应的研究具有重要意义,类方研究或许可以成为方证研究的突破口。

二、三泻心汤鉴别要点

1.三泻心汤方证的文献研究

《伤寒论》第 149 条:"但满而不痛者,此为痞,柴胡不中与之,宜半夏泻心汤。"认为半夏泻心汤所治痞证为痰气痞。《伤寒论》第 157 条:"伤寒,汗出解之后,胃中不和,心下痞硬,干噫食臭,胁下有水气,腹中雷鸣下利者,生姜泻心汤主之。"本证病机与半夏泻心汤证病机有相同的一面,也有不同的一面,相同的一面为两证均为脾胃气机不和,痞结于心下;不同的一面为半夏泻心汤属痰热互结,而本证为饮邪结于心下,故治用生姜泻心汤重在散水邪消痞结。认为生姜泻心汤所治痞证为水气痞。《伤寒论》第 158 条:"伤寒中风,医反下之,其人下利日数十行,谷不化,腹中雷鸣,心下痞硬而满,干呕心烦不得安,医见心下痞,谓病不尽,复下之,其痞益甚。此非结热,但以胃中虚,客气上逆,故使硬也,甘草泻心汤主之。"认为甘草泻心汤所治痞证为虚气痞。可以看出上述三证的病机相同之处在于,三证之痞均系误治或不经误治,脾胃虚弱,邪热内陷,寒热互结中州,脾胃升降失常,气机痞塞之故。以心下痞硬、呕利为共有症状,但由于脾胃虚弱的程度和兼挟邪气的不同,临床表现和治疗就各有侧重。半夏泻心汤主胃气上逆较甚,呕吐显著,故重用半夏和胃降逆止呕,用干姜、黄芩、黄连解寒热互结,佐人参、甘草、大枣健脾益胃以复中焦升降之职。生姜泻心汤则兼水饮食滞,以干噫食臭,腹中雷鸣下利为主,故于前方去干姜易生姜之走而不守,以利宣散水气。甘草泻心汤证脾胃虚弱较前二者明显,以痞利俱甚,谷不化,干呕心烦不得安为主,故于半夏泻心汤中重用甘草,增强益气补中之力。王旭高谓:"半夏泻心汤治寒热交结之痞,故苦辛平等;生姜泻心汤治水与热结之痞,故重用生姜以散水气;甘草泻心汤治胃虚气结之痞,故加重甘草,以补中气,而痞自除。"

2. 三泻心汤方证的现代研究

从三泻心汤临床研究可以看出,三类方均可用来治疗胃溃疡、胃炎、泄泻等消化系统疾病,所不同之处在于半夏泻心汤主要用来治疗消化系统的疾病,其他方面的报道较少;甘草泻心汤除治疗消化系统疾病外,还治疗免疫方面的疾病,如白塞综合征、风湿等;关于生姜泻心汤的临床应用报道最少,但有报道其治疗中医辨证下的脾胃湿热证等。

现代实验研究与临床应用观察基本相符,如三类方实验研究结果可以看出,三类方在调节胃肠运动及胃分泌方面差异并不十分显著,三类方比较对于胃酸分泌、胃蛋白酶活性、胃黏液分泌多无统计学差异。因此,认为三类方在调节胃肠运动及胃分泌方面具有相似性,即主要的症状相似。其差异为次要症状不同,如在脾胃虚弱的程度不同,甘草泻心汤为治疗消化系统功能较弱的症状,生姜泻心汤对"水饮内停"具有作用。结合某些研究结果,甘草泻心汤具有免疫调节功能;生姜泻心汤治疗脾胃湿热所致的腹泻。三类方相比,半夏泻心汤调节胃肠运动、胃分泌的作用较强;甘草泻心汤调节机体免疫力方面作用较强,同时在增强胃分泌方面的作用较强;生姜泻心汤在调节水饮代谢方面作用较强。从这里也可以看出,研究类方差异性的时候不可仅从单一方面、单一指标进行研究,其研究应该是系统的,所涉及的病理模型应该是多样的,否则会陷入难以寻找其差异性的误区之中。

通过对三类方的系统研究,根据"方证相关"的思想,推测认为,三泻心汤所主病症既有相似之处又有一定的差异。因此,认为半夏泻心证为一组胃肠运动、胃分泌功能紊乱的病症;甘草泻心汤证为一组胃肠功能失调、胃分泌功能障碍、机体整体免疫功能低下的一组病症;生姜泻心汤证为一组胃肠功能失调、胃分泌功能紊乱、机体水饮代谢失常的一组病症。从这里可以看出类方的研究更有利"证"的探讨。

三、与其他方药的鉴别要点

枳实消痞丸、中满分消丸、中满分消汤(上三方均出自金《兰室秘藏》),

枳壳桔梗汤(元代《世医得效方》),乔氏阴阳攻积丸(清代《张氏医通》),加减半夏泻心汤(清代《广温热论》),半夏泻心汤去参草姜枣加枳实生姜方、半夏泻心汤去参草姜枣加枳实杏仁方(上两方出自清代《温病条辨》),连朴饮、蚕矢汤(上两方出自清代《霍乱论》)。这是本类方剂的源流梗概。

从组成来谈,因为同属一类,均以半夏、黄连为基础,辛开苦降,寒热并调。并沿着脾胃升降功能失常可产生痞证、胀满、腹痛、吐利几个方面去考虑配伍,如第一组方着重配伍枳实、枳壳、桔梗、瓜蒌,主辛开苦降,清热消痞,治痰热或湿热互结之痞满,如枳壳桔梗汤、半夏泻心汤去参草姜枣加枳实杏仁方、半夏泻心汤去参草姜枣加枳实生姜方。第二组方着重配伍干姜、黄芩、枳实、厚朴、茯苓、泽泻、人参,或吴茱萸、肉桂、川乌、草豆蔻、木香、巴豆霜,主祛湿行气消胀,治湿热或寒湿中阻之脘腹胀满,如中满分消丸、中满分消汤、乔氏阴阳攻积丸。第三组方着重配伍黄芩、栀子、滑石、通草、蚕沙、木瓜、菖蒲之属,主清热利湿和胃,治湿热内蕴,腹满吐利,如加减半夏泻心汤、连朴饮、蚕矢汤等。

功效主治不同,运用自亦有所区别。第一组方虽皆以半夏、黄连、黄芩为基础药,但枳壳桔梗汤配有枳壳、桔梗、瓜蒌,主清热涤痰,宽胸开结,对于痰热互结胸中,胸中痞满者,可以选用。至于半夏泻心汤去参草姜枣加枳实杏仁方,与加枳实生姜方,虽仅一味杏仁与生姜之差,但前者主清热涤痰,开结除痞,后者主清热散饮,和胃消痞,因而若湿热痰浊凝聚,痞满纳呆者,宜用前者,如热与饮邪相搏,呕甚且痞者,可用后者。

第二组方除皆用半夏、黄连、干姜为基础,中满分消丸又配伍了黄芩、茯苓、猪苓、泽泻、白术、枳实、厚朴等,主清热利湿,行气消胀;中满分消汤则配伍了生姜、吴茱萸、厚朴、木香、川乌及茯苓、泽泻等,主温散寒湿,行气消胀;乔氏阴阳攻积丸则改配吴茱萸、肉桂、川乌、沉香、巴豆霜等,主逐寒攻积消胀。因而如湿热中阻,中满热胀,可用中满分消丸;如寒湿中阻,中满寒胀,宜用中满分消汤,如寒热诸积内停,寒积较甚,痞满腹胀便秘者,则用乔氏阴阳攻积丸。

第三组方虽皆用有半夏、黄连,但加减半夏泻心汤配伍了黄芩、滑石、通草及竹沥、姜汁,主清热利湿,化痰和胃,故若湿热痰浊内蕴,神昏心吐泻、苔黄腻者,可以选用。至于连朴饮与蚕矢汤虽皆以治疗霍乱吐利见长,但前者配伍了栀子、厚朴、菖蒲、香豉等,主清热化湿,和胃畅中,后者配伍了蚕沙、薏苡仁、通草、大豆黄卷,及黄芩、栀子、吴茱萸、木瓜,主清热利湿和胃与缓解挛急。故如湿热内蕴,升降失常,吐泻腹胀纳呆者,宜用前者;如系湿热内蕴,湿热较重,吐利较甚,症兼腹痛转筋者,可用后者。

第三节 临证思路与加减

一、半夏泻心汤临证思路分析

1. 消化系统炎性病变

包括慢性咽炎、食管炎、反流性食管炎、胆汁反流性食管炎、贲门炎、急性胃炎、慢性胃炎、胆汁反流性胃炎、慢性萎缩性胃炎、慢性浅表性胃炎、胃窦炎、糜烂性胃炎、疣状胃炎、红斑性胃炎、十二指肠球炎、急慢性肠炎、菌群失调性肠炎、霉菌性肠炎、慢性肝炎、慢性胆囊炎等。这类病症,可见恶心呕吐、心下痞胀疼痛、嘈杂不适、食欲不振、腹胀腹泻诸多症状表现。心下痞胀为应用半夏泻心汤的第一线索。

"痞"通"否",《周易》六十四卦之一,坤下乾上。否卦之义,天气不降,地气不升,天地不交,升降失调,痞塞不通。痞证乃升降失常所致。中焦乃脾胃所居,是气机升降之枢纽。脾胃气虚,则升清降浊之力减弱,清气不升,浊阴不降,气机阻滞故而为痞。

半夏泻心汤是治疗痞证的代表方。《伤寒论》第149条:"若心下满而硬痛者,此为结胸也,大陷胸汤主之。但满而不痛者,此为痞,柴胡不中与之,宜半夏泻心汤。"本条文明确指出了半夏泻心汤临床应用指征是"心下痞"。方中半夏、干姜辛散开结,与人参、甘草、大枣配伍升补清阳,黄连、黄芩苦降以泄其浊阴,辛开苦降,补泻兼施,上下复位,中气得和,则痞证可除。与半夏泻心汤相似的甘草泻心汤、生姜泻心汤、旋覆代赭汤等,均有治痞作用。

"心下痞"即胃胀。痞证,是指胃脘部胀满不痛的病症,有别于结胸证之硬满疼痛。用半夏泻心汤治疗的痞证患者,以胀为主,也可兼见胃痛,原文之所以强调"不痛",是为提醒医者与"心下满而硬痛"的大结胸证作鉴别。"硬满疼痛"是"压痛、反跳痛、板状腹"的互词,所以《伤寒论》所言大结胸证见于现代临床的急腹症。胃炎患者即便胀满疼痛,也不应是板状腹,也没有反跳痛,与大结胸证有着明显的区别。如若痞证兼见疼痛,用半夏泻心汤治疗时可加芍药以缓急止痛;有压痛者,加瓜蒌实,即是与小陷胸汤合用;腹痛者,去黄芩,加桂枝(黄连汤意)。

在应用半夏泻心汤治疗以胃脘痞胀为主症的患者时,还须注意排除大黄黄连泻心汤证和桂枝人参汤证的可能。"大黄黄连泻心汤"和"桂枝人参汤"都是治疗"痞证"的方剂。大黄黄连泻心汤治疗的是"热痞"证,纯热无寒;桂枝人参汤治疗的是"寒湿痞",纯寒无热。半夏泻心汤,由人参汤(理中汤)与大黄黄连泻心汤合方并加减而成。半夏泻心汤所治疗的痞证是寒热虚实错杂痞,所见之象不能单纯用热或寒来解释。

寒热虚实错杂是虚寒之征与实热之象的组合。就半夏泻心汤证而言,有的症状是中性症状,不寒不热,不虚不实,如胃胀;有的是虚性寒性症状,如口淡不渴、舌胖大有齿痕、舌质淡、苔白、脉缓,凉食或受凉则易病发;有的是热性征象,如口干、口黏、口臭、舌红、苔黄、脉数、渴喜凉饮等。具体寒与热的组合因人而异,较之教科书中的证型要复杂得多。如患者舌淡而胖,但舌苔黄腻,舌质红而舌苔白;舌苔黄白相兼;舌质红而喜热饮;食入即吐,但患者又喜热饮;患者喜凉饮,却又大便完谷不化等。总之病情呈寒、热和虚、实矛盾之状。

半夏泻心汤寒温同用,补泻兼施,相反相成。临床应据寒与热、正虚与邪实之轻重,调整辛温药与苦寒药,扶正药与祛邪药的药量。

若病症既无寒象,也无热征,也就是病症不寒不热,同样可用半夏泻心汤治疗,此时用半夏泻心汤,方中寒、热药性正好相抵,是"舍性取用"之法。

胀满之证,中医常将其责之以气滞,治多用佛手、枳壳、陈皮、木香及香附等理气疏肝之品。半夏泻心汤方中虽无一味"理气药",却对胃脘痞胀有很好的治疗作用;未用专事理气之品,却能起到理气的效果,这正是半夏泻心汤配伍的精妙之处,是后世的方剂难以达到的一种境界。

呕吐、下利、肠鸣也是应用半夏泻心汤的一个线索。"呕而肠鸣,心下痞者,半夏泻心汤主之"。是指半夏泻心汤证除心下痞外,还有呕利、肠鸣等症。呕吐、下利是脾胃升降失常的典型表现,《素问·阴阳应象大论》有"清气在下,则生飧泄;浊气在上,则生䐜胀。此阴阳反作,病之逆从也"之说。腑气不降,浊阴上逆则呕吐。气机上逆,除呕吐外,还可见嗳气、恶心、呃逆等不同症状。

中焦气结与升降失常可互为因果。心下痞、呕吐、下利,或单独出现,或同时出现,或先后出现。呕吐、下利都与湿邪有关,半夏泻心汤证之寒热错杂,类似于呕吐、腹泻病症中的湿热中阻型,以半夏泻心汤治疗,体现其清热燥湿的功效。

半夏泻心汤在治痞之同时,可复脾胃升降之职,更是发挥半夏降逆止呕,黄连、黄芩燥湿止泻之功用。故而常用于治疗呕吐、下利的胃肠炎患者。

《灵枢·口问》中说"中气不足,溲便为之变,肠为之苦鸣"。用半夏泻心汤治疗的胃肠炎有脾胃气虚的特点,患者平素消化功能差,稍有饮食不洁或受凉就易发生腹痛腹泻。以半夏泻心汤治疗,方中之人参、甘草、大枣之补气健运作用得以充分体现。

干噫食臭、腹中雷鸣者,用半夏泻心汤减干姜量加用并重用生姜,即是生姜泻心汤;下利较剧、完谷不化者,重用炙甘草即是甘草泻心汤。

慢性肝炎、胆结石伴胆囊炎患者,消化功能低下,厌食油腻,恶心呕吐,脘腹胀满,大便稀溏甚或夹有不消化食物等,慢性活动性肝炎转氨酶持续增高。半夏泻心汤对慢性肝炎、胆囊炎患者减除症状,改善肝功能方面效果满意,而对乙肝表面抗原转阴及胆结石排石作用不明显。如若兼有胸胁胀满等少阳病见证,须加用柴胡。

幽门螺杆菌阳性,是应用半夏泻心汤治疗上述病症的另一重要依据。Hp 参与胃炎的发病过程,幽门螺杆菌的存在,也是慢性胃炎复发的一个重要因素。目前已经证实 Hp 是慢性胃炎的主要病因。Hp 数越多,胃黏膜表面上皮破坏越明显,炎性细胞浸润就越深。其中活动性胃炎 Hp 检出率最高。Hp 具有较强的尿毒酶活性，可干扰正常情况下 H⁺ 通过胃黏膜，削弱屏障功能，从而产生上皮细胞毒作用。Hp 产生的黏液酶、磷脂酶 A 对胃黏膜上皮细胞有直接损伤作用。寒热错杂证型在 Hp 相关性胃炎中比例最高。Hp 感染造成胃黏膜活动性炎症，或感染后得不到及时治疗，久之造成胃肠功能障碍均可出现寒热夹杂。实验研究也证实，黄连、黄芩、半夏、干姜、党参、甘草诸药均有不同程度杀灭幽门螺杆菌的作用，而且能拮抗炎性反应物质所致的变态反应和攻击因子，有利于炎症的消失。半夏泻心汤治疗幽门螺杆菌相关性胃炎的疗效优于一般性胃炎。

对其中的慢性萎缩性胃炎患者，医生多虑其胃之阴液亏虚。确实，慢性萎缩性胃炎中有许多是"胃阴不足证"，但若将"腺体萎缩，胃酸减少"等同于中医之阴液亏虚，不免过于简单和教条。Hp 感染后多呈慢性病变过程，现代医学依据临床症状体征、胃镜检查、病理报告及相关化验结果将其分为慢性浅表性胃炎、慢性萎缩性胃炎（AB 型）、慢性肥厚性胃炎、疣状胃炎等类型，临床以慢性浅表性、慢性萎缩性胃炎多见。Hp 感染胃部疾病患者存在细胞免疫功能亢进，表现为 TH1 优势应答。由于长期持续的 Hp 感染加重了 TH1 优势应答，使 IFN–γ 分泌明显增加，结果加速了上皮细胞的凋亡，这可能与加重胃黏膜炎症导致萎缩性胃炎的发生有关。在慢性萎缩性胃炎中有很大一部分既寒又热，既虚且实。慢性萎缩性胃炎中的寒热错杂证，用半夏泻心汤治疗同样有很好的效果。实验结果表明，半夏泻心汤对胃黏膜慢性炎症有消退作用，更为重要的是可促使萎缩的腺体再生，因此即便是萎缩性胃炎也不应排斥半夏泻心汤的使用。

2.消化道黏膜病变

包括白塞综合征、复发性口腔溃疡、经行口糜、口腔扁平苔藓、胃及十二指肠溃疡、溃疡性结肠炎等。黏膜破损是这些疾病的共性，《金匮要略》中狐惑病的治疗是我们可以探寻的一条主要线索。

白塞综合征，主要是口腔的黏膜破损，多发性溃疡，外阴部溃疡以及虹膜睫状体炎，所以又称口眼生殖器三联综合征，此与狐惑病非常相似，"狐惑之为病，状如伤寒，默默欲眠，目不得闭，卧起不安，蚀于喉为惑，蚀于阴为狐，不欲饮食，恶闻食臭，其面目乍赤、乍黑、乍白，蚀于上部则声喝，甘草泻心汤主之"。

部分白塞综合征除口、眼、生殖器局部病变外,可见食管下段、胃部的多发性溃疡,表现为上腹部饱胀不适、嗳气、中下腹部胀满隐痛,以致阵发性剧痛,大便不调等,此类症状也与《伤寒论》第 158 条甘草泻心汤证较为吻合,"伤寒中风,医反下之,其人下利日数十行,谷不化,腹中雷鸣,心下痞硬而满,干呕心烦不得安,医见心下痞,谓病不尽,复下之,其痞益甚,此非结热,但以胃中虚,客气上逆,故使硬也,甘草泻心汤主之"。验之临床用甘草泻心汤治疗白塞综合征确有佳效。

甘草泻心汤与半夏泻心汤两方,除了在《伤寒论》的教学中还在强调其不同点外,一般性的书籍文章中已经不作过细的鉴别。甘草泻心汤与半夏泻心汤药味一样,只是前者甘草用量较大。在具体的处方中是否重用,似乎也很难说清。所以现在的许多临床报道,就直接称为半夏泻心汤治疗白塞综合征多少例。

复发性口腔溃疡、经行口糜、口腔扁平苔藓、溃疡性结肠炎与白塞综合征有着相似的病理机制。消化道的溃疡更是白塞综合征的主症之一,现代研究发现,部分口腔溃疡局部检出幽门螺杆菌。复发性口腔溃疡等病症用半夏泻心汤治疗,同样具有很好的效果。

复发性口腔溃疡不同于单纯性口腔溃疡,偶发的单纯性口腔溃疡是可作为"热毒"论治,复发性口腔溃疡,除了热毒以外,还存在正气虚损的一面,寒热虚实夹杂。口腔溃疡之所以反复发作,西医认为与其免疫功能低下或紊乱有关,类似于中医所言的正气亏虚,复发性口腔溃疡患者,多在体力下降时发病,就是因为其正气不足的缘故。医者不识,一见口腔溃疡即用大量苦寒之品治疗,加重了虚损的程度,口腔溃疡更是难以治愈。苦寒药的反复使用,使脾胃的运化功能也受到很大影响,所以许多复发性口腔溃疡患者属中虚寒热错杂证,半夏泻心汤寒温同用,补泻兼施,健脾助运,治疗上述病变,不仅能改变局部的病变,又能改善人体的体质。

胃及十二指肠溃疡虽是自身消化性疾病,但其病变的发生,亦多与幽门螺杆菌相关,Hp 在十二指肠球部黏膜胃化生(DGM)区定植后,释放细胞毒素,并通过白介素 -2、肿瘤坏死因子、氧自由基和一氧化氮的作用,引起活动性炎症,并刺激胃壁细胞分泌胃酸和抑制十二指肠碳酸氢盐的分泌,导致更多的 Hp 在 DGM 区定植,最终形成溃疡。病在中焦,或胀或痛,若寒热虚实夹杂,即可用半夏泻心汤。半夏泻心汤有保护胃黏膜屏障的功能,对多种实验性大鼠胃溃疡有预防和治疗作用。

溃疡性结肠炎,以腹痛、下利黏液甚或脓血为主要表现,用半夏泻心汤治疗的溃疡性结肠炎,除了与治疗急慢性肠炎相同的机制外,可能与其对黏膜的保护作用有关。近年来,有不少研究对半夏泻心汤进行的药理试验,发现半夏泻心汤的确具有治疗溃疡性结肠炎的药理学基础。半夏泻心汤具有明显清除氧自由基的活性,并可阻碍自由基生成系统。能抑制前列腺素样物质等炎症介质生成,其作用与剂量有关。对炎症性腹泻具有抑制作用,能调整胃肠运动功能等,这些作用皆有利于溃疡性结肠炎的治疗。

上述病变的另一共同特点,是与免疫功能低下或紊乱有关。半夏泻心汤治疗上述病症之所以有很好的临床疗效,与其独特的免疫增强及调节作用亦密切相关。

在治疗上述病症时,甘草需要重用,可用 10～50g,若以口腔溃疡为主,可选用生甘草,以下利为主症时选用炙甘草,若两者均有,则生甘草、炙甘草同用。

3. 消化道功能性疾病

包括感冒后消化不良、功能性消化不良、非溃疡性消化不良、贲门失弛缓症、贲门痉挛、胃痉挛、胃扩张、胃扭转、胃黏膜脱垂、胃下垂、胃轻瘫、幽门痉挛症、幽门梗阻、十二指肠壅积症,慢性肝病肠胃功能失调、胃节律紊乱综合征、胃神经官能症、胃肠神经官能症、肠道易激综合征等。这类患者是胃肠功能的减退或紊乱,其本质的病变,在于胃肠道的"升""降"不相协调。除了纳谷减少以外,多表现为胃脘胀满不适。

胃肠的运动功能是维持其消化功能的基本保证,若胃肠道运动功能障碍(主要是动力低下)就会发生上述动力障碍性疾病。胃肠动力障碍是以胃排空延迟和小肠推进减慢为特征的一组病症,其临床症状以上腹部饱胀或疼痛、厌食、恶心、过度嗳气、反流、烧心、呕吐、腹胀、便秘等为主要表现,这些与中医脾胃升降失常,气机阻滞机制完全吻合。升之太过,降之不足,见恶心、呕吐、嗳气、呃逆、食物反流、烧心、便秘,升之不足,降之太过则见眩晕、短气、困倦乏力、内脏下垂、黏膜脱垂及腹泻等。升降不及或太过均可出现脘腹胀满。

胃轻瘫综合征是胃动力低下及胃排空延迟,与胃下垂症状相似,但无胃位置的改变。为迷走神经功能异常与胃动力减弱所致胃窦部收缩减弱,胃排空延迟与近端受纳舒张障碍,属功能性消化不良中动力障碍型。出现早饱、餐后上腹饱胀、恶心、发作性干呕或呕吐、大便异常等临床症状的病症。

对于胃排空延缓的病症,西医多采用胃肠动力药(如吗丁啉)治疗,半夏泻心汤有类似于胃肠动力药的效用,临床可两者合用,加强胃肠蠕动促进排空。半夏泻心汤治疗上述病症,较之胃肠动力药更具优势,不但对蠕动不足有用,对蠕动亢进时,又有抑制作用,对胃肠逆蠕动及痉挛,更是有调整作用。半夏泻心汤升降相应,该方对正常功能下的胃肠运动无明显作用而对偏抑或偏亢功能状态下的胃肠运动所具有"双向调节作用",治疗自主神经功能紊乱性疾病,甚为合拍。半夏泻心汤不仅能治疗胃肠道的自主神经功能紊乱,还可治疗心脏神经官能症,体现半夏泻心汤"和解"作用特点。

4. 癌前病变及癌症

包括慢性胃炎癌前病变、食管癌、胃癌、肠癌及其他系统的恶性肿瘤。

Hp 不仅与胃炎癌前病变有关,而且也是引起胃癌的重要因素。Hp 感染使胃黏膜组织发生炎症反应,肠上皮化生及不典型增生,进而上皮细胞突变,干细胞增生,端粒缩短。端粒酶是一种核糖核蛋白,其功能是以自身 RNA 为模板合成端粒重序列加至新合成的 DNA 末端,以维持染色体端粒长度的稳定,从而使细胞获得无限增殖的能力,端粒酶活性关系到细胞永生化或恶变。人端粒酶 RNA 过度表达及端粒酶的活化,最终导致胃癌的发生。

用半夏泻心汤治疗 Hp 相关性胃炎及癌前病变疗效确切。治疗胃癌、食管癌、肠癌,对改善全身症状、缓解肿瘤引起的梗阻症状以及增进食欲、延长带瘤生存时间等方面有一定的作用。

对于其他系统的恶性肿瘤,半夏泻心汤也是常用的方剂之一。化学治疗(简称化疗)是目前治疗肿瘤的主要方法之一,但许多化疗患者,因化疗药物的毒副作用而中途中止治疗,甚至死亡。化疗的毒副反应主要表现在胃肠道功能紊乱和抑制骨髓造血功能两方面,临床表现为恶心、纳差、脘闷、腹泻、周围血白细胞降低,体质下降等。在化疗开始前或开始时同时服用半夏泻心汤,不仅减少化疗的胃肠道反应,还能提高化疗完成率、缓解骨髓抑制,从而提高化疗的效果。

5. 其他原因引起的胃肠病变

如糖尿病性胃轻瘫、糖尿病性腹泻,肾病综合征、慢性肾功能衰竭呕吐症,妊娠恶阻、妊娠呃逆、妊娠泄泻,退热药、抗生素、抗风湿等药导致的胃炎,胃大部切除后胃轻瘫,胃肠道术后功能紊乱等。这类病症,本非消化系统疾病,但无一例外都有明显的消化道症状。就其痞、呕、利诸症,或寒热虚实错杂的病理机制下,适宜用半夏泻心汤治疗。

肾病综合征或肾功能衰竭,这些病患虽病位在肾,但就临床证候而言,湿浊弥漫,寒热错杂于中,中焦升降失常,常出现心下痞闷,恶心呕吐,口干口苦,大便不调。半夏泻心汤能寒热并调,复其中焦升降,清热化痰,降逆和胃,故可用其加味治之。对湿浊弥漫,呕吐胸闷较甚者,治疗时仿大半夏汤之意,重用半夏;为加强泄浊之力,必要时,配用大黄。

6. 其他

诸如葡萄膜炎、寻常性痤疮、荨麻疹、贫血、剥脱性唇炎、腋汗症、眩晕症、失眠、梅核气、癔病、子烦、子嗽、不孕症、经闭、白带等。上述病变,难以归类,但其用半夏泻心汤治疗,无外乎以下几个原因,一是除了病变本身的症状外,多少还有一些胃肠道的症状,有的甚至出现痞、呕、利等半夏泻心汤证的典型表现。二是病症既寒又热,既虚又实,寒热虚实错杂。三是该病症与中焦气结,升降失司有关。

如癔病,若发病前先见胃脘部胀满疼痛,继即意识模糊,四肢僵直,醒后仍胃脘痞胀,纳少神疲者,用半夏泻心汤治疗必然有效。

带下者虽不一定有痞、呕、利的症状,但其带下本身与脾运失健有关,如若带下量多色黄腥臭者,又是湿热之象,故而可用半夏泻心汤加减治疗。

目前葡萄膜炎的治疗,除针对病因治疗外,主要使用糖皮质激素。临床上长期应用糖皮质激素,大多出现头昏,口干苦,胃脘痞胀,气短,心悸乏力,易汗,大便溏薄等中虚湿热之象。所以在用糖皮质激素治疗葡萄膜炎时,可联合应用半夏泻心汤,以减少药物不良反应,提高治疗作用。

"胃不和则卧不安"所以有许多半夏泻心汤证的患者,除胃脘不适外,常伴有失眠。对于这种患者,其他安神药难以奏效。用半夏泻心汤治疗的失眠,失眠自然是主症,但对治疗用方有决定作用的线索,却是胃脘痞胀不适。气机升降失常,阴阳不能交泰,治疗以调理脾胃入手,辛开苦降,失眠自愈。

冠心病,患者胸骨后满闷疼痛的病症,舌体胖大边有齿痕者,常用瓜蒌薤白半夏汤治疗;若冠心病患者,具有如下三大特点者,则宜用半夏泻心汤加减治疗。一是剑突下亦痞塞胀满;二是多见于老年患者,心气不足,心慌气短,患者满闷疼痛往往在活动后出现或加重;三是见有湿热之象,如舌苔黄腻等。必要时合用小陷胸汤、复方丹参饮,加强宽胸活血通络作用。

眩晕症以眩晕、呕吐为主症,多与水饮内停有关,故而常用苓桂剂治疗取效。适合用半夏泻心汤治疗者,当见寒热虚实夹杂征象。其眩晕即是中虚清气不升的反映,呕吐则是胃气上逆所致。

半夏厚朴汤是治疗梅核气的名方,若梅核气兼有湿热征象者,在应用半夏厚朴汤时需要加用黄连、黄芩清热燥湿,半夏泻心汤加用黄连,黄芩也可看成是半夏泻心汤的加减方。

二、半夏泻心汤加减应用

1. 疏郁泻心汤

方即半夏泻心汤与四逆散合方而成。主治肝气不疏,郁而化热,影响脾胃,中焦寒热失和。症见:心下痞闷,胸胁胀满,时微呕逆,不思饮食,大便失调,脉弦等。本方具有疏肝解郁、调和脾胃之功效,用于治疗各种情志不遂所引起的消化系统疾患,病症相符,常获卓效。

◎案

高某,男,40岁。1989年10月27日初诊。自觉心下痞满不适,伴胸胁胀闷半年余。不思饮食,大便不爽,心烦欲呕,舌淡黄,脉沉略弦。

处方:半夏10g,党参10g,黄芩6g,黄连5g,柴胡10g,炒枳壳10g,杭白芍

10g,干姜4g,甘草6g,厚朴6g,大枣5枚。5剂而愈。

2. 宣肺泻心汤

方即半夏泻心汤加桔梗、浙贝母、百部而成。主治中焦脾胃失和,运化失司,湿聚成痰痰壅气滞,肺失肃降。症见:心下痞满,咳嗽短气,食少痰多,大便不调,苔腻脉滑等。本方具有调和脾胃,宣肺化痰之功效。用于治疗慢性气管炎、支气管哮喘等。

◎案

韩某,男,8岁。1989年8月4日初诊。素日脾胃不和,近两周来咳嗽痰多。伴呕逆,大便不成形,一日二行,舌尖红,苔白,脉细数略滑。

处方:半夏8g,黄连8g,黄芩10g,干姜2g,党参10g,桔梗10g,百部8g,连翘10g,浙贝母10g,茯苓10g,甘草6g。4剂,日1剂,水煎服。

二诊:8月8日,咳嗽减轻,余症缓解。上方加生龙骨、生牡蛎各15g,4剂而愈。

3. 升清泻心汤

方即半夏泻心汤合痛泻要方而成。主治肝脾不和,中焦寒热错杂,脾虚气陷。症见:心下痞满,大便泄泻,肠鸣腹痛,食少呕逆,苔白脉弦等。本方具有疏肝补脾,调和肠胃,升清止泻之功效。用于治疗各种急慢性肠炎具有上述证候者,疗效甚佳。

◎案

何某,男,25岁。1988年7月9日初诊。慢性腹泻3年,近日加重,脘腹胀满,大便不爽,日二三行,且有坠重之感,舌淡红,苔黄白而腻,脉沉弦。

处方:半夏10g,党参12g,黄连8g,黄芩g,大枣7枚,干姜5g,防风10g,炒白术12g,白芍15g,葛根18g,炒薏苡仁15g,鸡内金12g,木香3g,焦山楂、焦麦芽、焦神曲各10g。7剂,日1剂,水煎服。

二诊:7月19日,诸症缓解。继服上方7剂而愈。

4. 开胃泻心汤

方即半夏泻心汤加鸡内金、炒薏苡仁而成。主治饮食不节,食积停滞。

症见:胸脘痞满,嗳腐吞酸,厌食纳呆,肠鸣便溏,脉滑等。本方具有调和脾胃,消滞化积之功。适用于急慢性胃炎及小儿脾胃不和所至的消化不良等疾患,皆有良效。

◎案

王某,男,5岁。1956年12月25日初诊。不欲纳谷,时时欲呕,脘腹不适,大便溏,夜卧不安,舌尖红,苔根部厚,脉数略滑。

处方:清半夏8g,淡干姜3g,黄芩3g,黄连1.5g,党参8,炙甘草2g,大枣3枚,焦山楂、焦神曲、焦麦芽各6g,炒薏苡仁5g,鸡内金6g。3剂,日1剂,水煎服。

二诊:纳谷渐增,大便成形,睡眠转安,上方去党参、炙甘草,加郁金6g、连翘5g,5剂而愈。

5. 宽胸泻心汤

方即半夏泻心汤与小陷胸汤合方而成。主治脾胃不和,痰热内结,中焦气机不畅。症见:胸脘痞闷,按之则痛,吐痰黄稠,厌食,纳呆,肠鸣,便溏,脉浮滑,苔黄腻等。本方具有调和脾胃,清热化痰,宽胸散结之功效。用于治疗慢性胃炎、慢性支气管炎病症相符者,效果显著。

◎案

卞某,女,51岁。1989年12月31日初诊。患慢性胃炎多年,胸脘胀闷,心下痞塞,按之疼痛,大便不爽,自汗,脉细滑略数,舌淡,苔黄白而腻。

处方:法半夏12g,黄芩6g,黄连3g,甘草4g,党参12g,大枣5枚,干姜4g,瓜蒌10g,麦冬15g,五味子4g。5剂,日1剂,水煎服。

二诊:1990年1月6日,诸症皆减,偶有隐痛,上方加神曲10g、乌药10g,7剂而安。

6. 化浊泻心汤

方由半夏泻心汤加藿香、佩兰、厚朴而成。主治外感着湿或脾胃不和所引起的湿浊内阻,气机不利。症见:胸脘满闷,头重身倦,恶心呕逆,肠鸣泄泻,苔腻,脉濡等。本方具有理气和中,芳化湿浊,和胃悦脾之功效。用于治疗胃肠型感冒、急慢性胃肠炎,具有上述证候者疗效满意。

◎案

史某,女,60 岁。1985 年 8 月 2 日初诊。心下痞满,堵闷不舒,时痛牵引两胁,呃逆后减,时欲呕,嘈杂不适,不思饮食,微恶寒,大便恶臭不畅,可见不消化食物,舌苔厚腻根黄,脉沉细略弦。

处方:半夏10g,黄芩10g,黄连粉3g(冲服),干姜6g,藿香根10g,佩兰叶10g,厚朴10g,大枣 5 枚,甘草5g,党参10g。7 剂,日 1 剂,水煎服。

二诊:9 月 1 日,诸症减轻,再进 7 剂而愈,3 年未见复发。

7. 降逆泻心汤

方由半夏泻心汤加旋覆花、紫苏子而成。主治脾胃不和,痰浊上逆,或土虚木乘,肝气犯胃,痰气交阻。症见:心下痞硬,嗳气不除,反胃呕吐,苔白滑,脉弦而虚等。本方具有调和脾胃,疏肝利肺,降逆化痰之功效。适用于神经性反胃,胃肠神经官能症,幽门不完全梗阻等,证候相符者,效果甚佳。

◎案

袁某,男,31 岁。胃脘胀闷呃逆多年,有慢性胃炎、幽门溃疡病史,大便不成形,日三行,苔薄白,脉沉弦。

处方:旋覆花10g(包),紫苏子6g,半夏12g,黄芩6g,黄连3g,甘草4g,党参10g,大枣 7 枚,干姜4g,鸡内金12g。3 剂,日 1 剂,水煎服。

二诊:诸症皆减,大便成形,日一次,苔薄黄,脉沉弦,上方加茯苓10g,6剂而诸症全部消失。

8. 散痛泻心汤

方由半夏泻心汤加延胡索、佛手而成。主治中焦寒热失和,气机阻滞,经脉气血运行不畅而致的痞满疼痛之证。症见:心下痞满而痛,厌食纳呆,嘈杂心烦,大便不调,舌暗淡,脉弦等。本方具有调和脾胃,行气止痛之功效。对于各种胃炎、胃溃疡、十二指肠溃疡等出现的胃脘部疼痛,证属寒热错杂者,均有良效。

◎案

张某,男,22 岁。1985 年 2 月 23 日初诊。脘腹胀满不舒,伴隐隐作痛,畏寒吞酸,大便不成形,舌尖红,苔薄黄而白,脉沉弦。

处方:法半夏 10g,黄芩 10g,黄连 5g,甘草 4g,党参 12g,大枣 5 枚,延胡索 12g,佛手 12g,炒枳壳 3g,杭白芍 15g,川楝子 10g,煅瓦楞子 12g。4 剂而安。

第四节　临证应用调护与预后

一、半夏泻心汤运用所涉禁忌

服药期间,不适当的饮食可能会加重旧病或变生新病,或降低方药疗效或诱发不良反应,因此注意饮食的选择,是确保临床用药有效安全的措施之一。这里讨论的禁忌主要是服药食禁,又称"忌口",是指服药时期要注意饮食禁忌。考察表明,半夏泻心汤原方未涉及服药禁忌,后世对此亦少有提及。虽然唐代《外台秘要》中明确提出了本方的服药禁忌"海藻、菘菜、饧、羊肉、生葱、猪肉、冷水"。明代的《普济方》记载中保留了这一禁忌,但后世则少有提及,其意义有待探讨。但从本方的主治病症和药物组成结构来看,服用本方期间,辛辣、油腻、腥膻、动火及不易消化的食物实当避免。

二、预防调护

患者应节制饮食,勿暴饮暴食,同时饮食宜清淡,忌肥甘厚味、辛辣醇酒以及生冷之品。注意精神调摄,保持乐观开朗,心情舒畅。慎起居,适寒温,防六淫,注意腹部保暖。适当参加体育锻炼,增强体质。

第三章　临床各论

第一节　内科疾病

一、呼吸系统疾病

1.慢性咳嗽

薛丽姣等认为,半夏泻心汤不仅能用于治疗胃食管反流性咳嗽,对包括咳嗽变异性哮喘等原因引起的慢性咳嗽也同样具有很好的疗效。《杂病源流犀烛·咳嗽哮喘源流》曰"肺不伤不咳,脾不伤不久咳,肾不伤火不炽,咳不甚其大较也",说明久咳不愈者,必伤中焦脾土,因此其认为对于慢性咳嗽,无论是否由胃食管反流引起,凡见有脾胃症状者,即可在半夏泻心汤基础上加减应用。

张之文采用半夏泻心汤去甘草、干姜、人参,加枳实、杏仁,治疗胃食管反流性咳嗽,取得较好效果。

黄进等以半夏泻心汤加止咳药物如下。

处方:党参15g,半夏10g,干姜10g,炙甘草10g,黄芩10g,旋覆花10g,紫菀15g,百部10g,桔梗10g,细辛5g,五味子10g,杏仁10g。

该方用于治疗慢性咳嗽93例,治愈42例,显效31例,有效14例,无效6例,总有效率为93.5%,提示半夏泻心汤加减为治疗慢性咳嗽的有效方剂。

2.胸腔积液

胸腔积液为中医学中的"悬饮"。《金匮要略》云:"饮后水流在胁下,咳唾引痛,谓之悬饮。"痰饮为患,均由肺、脾、肾功能失调,三焦不利,气道闭塞,津液聚化而成。若中州不运,既不能散精以归肺,又不能助肾制水,枢机失调、升降失司,清浊相混,则聚为饮,脾胃升降失常为其主要病机。

张建平等在临床上紧紧抓住半夏泻心汤治疗"心下痞"这一主症,并加以变通,以半夏泻心汤为主方,随证加味治疗 36 例胸腔积液患者,每天 1 剂,分 2 次口服,7 天为 1 个疗程,方药如下。

处方:半夏 8 ~ 15g,黄芩 10 ~ 20g,黄连 6 ~ 20g,炙甘草 10 ~ 12g,干姜 5 ~ 12g,人参 3 ~ 10g,大枣 3 ~ 10g。

结果显示,治疗 1 个疗程后显效 16 例,治疗 2 个疗程后显效 9 例,有效 11 例,总有效率达 100%。其中渗出性胸膜炎患者显效 11 例,有效 6 例;脓胸患者显效 3 例,有效 1 例;心脏病胸水患者显效 11 例,有效 2 例;癌性胸水患者有效 2 例。

3. 夜间哮喘
医案精选
◎案

潘某,男,40 岁,干部。1993 年 8 月 10 日初诊。患哮喘已 10 余年,发作不拘时日,每遇劳累或外感而诱发。近 1 个月来因公务繁忙,夜以继日,故而哮喘发作,日间咳嗽尚少,子夜则哮喘发作,不能平卧,痰白而黏。已住院以抗生素加激素治疗 1 周,效果不显。近日由于胃脘痞闷,嗳气泛酸,纳谷不香,心烦咽干而求服中药。症见:患者体态肥胖,面色不华,舌尖红,苔白润,脉细濡。肥人气虚痰湿偏胜,复以西药抗炎攻伐,则中气更虚,升降失司,痰湿中阻,寒热互结。故拟寒热并施,辛开苦降,健脾化痰。方用半夏泻心汤加减。

处方:法半夏 10g,干姜 5g,黄连 3g,炒黄芩 10g,党参 15g,甘草 5g,陈皮 5g,厚朴 10g,炒莱菔子 12g。3 剂,日 1 剂,水煎服。

二诊:服上药 3 剂后,患者欣喜异常,告曰:"服上药后非但胃脘痞闷得除,纳食渐增,且夜间哮喘减轻。"药已对症,效不更方,再服 5 剂而痊愈出院。并嘱其慎起居,适寒温,调饮食,随访 1 年未发。

按 此案治愈实为临证偶得,原拟此方先治其痞证,不料哮喘之证得愈。《素问·咳论》有"五脏六腑皆令人咳,非独肺也……此皆聚于胃,关于肺"之训,其一是指五脏六腑皆有上气喘咳之证,不只是肺。二是指心、肺、肝、肾、脾、胃等脏腑的病变均可导致咳喘,但与肺胃的关系最为密切。该患者由于中气不足,气机升降失司,寒热痰湿互结于中,而致胃气上逆所致。"肺手太阴之脉,起于中焦,下络大肠,还循胃口,上膈属肺"。肺胃同主降,胃气上逆可循经影响肺气上逆,导致哮喘发作。正如《素问·逆调论》所云:"不得卧而息有音者,是阳明之逆也。"又从现代医学角度看,虽然夜间哮喘的发病机制至今未完全阐明,但有明显文献报道,此与胃、食管反流有一定关系。认为夜间迷走神经张力增高,食管下固有括约肌松弛,引起胃、食管反流,酸性胃内容物的刺激,导致支气管平滑肌收缩而产生。而胃、食管反流正是胃气上逆所致。用半夏泻心汤治夜间哮喘,有和胃降逆、化痰平喘之功。此既符合中医学之理论,又与现代医学观点相吻合,故而奏效。

4. 胃食管反流病引起支气管并发症

医案精选

◎案

某,男,58岁。慢性支气管炎病史近8年。近1个月来,咳嗽喘息,胸部闷痛,呼吸不畅,咳痰量少,伴烧心感,胸骨后灼热疼痛,泛酸,嗳气,剑突下常感闷痛。胃镜检查有反流性食管炎病理表现,胸X线片排除肺部或支气管结核、肿瘤等其他器质性病变。中医认为,脾主升,胃主降。脾胃升降失常,胃气上逆,导致胃食管反流,出现烧心、泛酸等症;脾失运化,痰浊内生,上干于肺,壅塞肺气,导致咳喘。手太阴肺经之脉循行胃口,上膈,属肺。肺气、胃气同主乎降,在功能上相互促进,病机上相互关联,而胃气上逆是本病的关键。故治疗以半夏泻心汤加旋覆花、白及。旋覆花能开气结,降痰气,利气下行,与主方合用可改善食管下括约肌压力,加强食管和胃排空等作用。肺胃之气同降则症状大减。

按 半夏泻心汤是《伤寒论》为少阳误治导致虚痞而设,由半夏、黄芩、黄连、干姜、人参、炙甘草、大枣7味药组成,为辛开苦降、调阳和阴、促使脾胃运化正常的方剂。因其配伍精当,效专力宏,故后世广泛应用于各种消化系统疾病的治疗。临证若能辨清寒、热、虚、实4个要点,准确分析病机,应用本方对内科多种疾病如不寐、眩晕、水肿、咳喘等均有意想不到的疗效。

二、循环系统疾病

1. 冠心病

冠状动脉粥样硬化性心脏病简称冠心病,指由于脂质代谢不正常,血液中的脂质沉着在原本光滑的动脉内膜上,在动脉内膜一些类似粥样的脂类物质堆积而成白色斑块,称为动脉粥样硬化病变。这些斑块渐渐增多造成动脉腔狭窄,使血流受阻,导致心脏缺血,产生心绞痛。

冠心病属于中医学"胸痹"范畴。胸痹的病名首见于《金匮要略·胸痹心痛短气病脉证治》篇曰:"胸痹之病,喘息咳唾,胸背痛,短气,寸口脉沉而迟,关上小紧数,瓜蒌薤白白酒汤主之。"又曰:"胸痹不得卧,心痛彻背者,瓜蒌薤白半夏汤主之。""痹"是痞塞不通的意思,不通则痛,故胸痹是以胸闷短气、胸痛为主症。

患者胸骨后满闷疼痛的病症,舌体胖大边有齿痕者,常用瓜蒌薤白半夏汤治疗,若冠心病患者具有如下三大特点者则宜用半夏泻心汤加减治疗:一是剑突下亦痞塞胀满;二是多见于老年患者,心气不足,心慌气短,患者满闷疼痛往往在活动后出现或加重;三是见有湿热之象,如舌苔黄腻等必要时合用小陷胸汤、复方丹参饮,加强宽胸活血通络作用。于卉莉认为现代人多过食肥甘,嗜酒,损伤脾胃;或工作紧张,七情不遂,思则伤脾,怒则伤肝,肝气横逆,犯胃伤脾。总之,脾失健运,水谷不能化生气血,反聚湿生痰,湿浊上蕴胸中,则胸阳不展,胃失降纳则痰浊上逆,阻滞血脉,则痹阻不通而发为胸痹,故痰瘀互结是其主要病因。半夏泻心汤因其辛开苦降、疏导气机之功,故可应用于胸痹的治疗中。其在临床中常应用半夏泻心汤加味(半夏10g,干姜10g,黄连10g,黄芩10g,人参10g,炙甘草10g,大枣5枚,枳实10g,瓜蒌15g,薤白10g,陈皮15g)治疗胸痹之证,取得满意疗效。

病案精选

◎案

廖某,男,65岁。2006年5月8日初诊。以"反复阵发性胸部憋闷疼痛伴短气12年,复发加重1天"为主诉来诊。既往有冠心病史10余年。现胸痛憋闷,时隐刺痛,形体肥胖,痰多气短,倦怠乏力,脘痞纳呆,口微苦而黏,咯痰稍稠,舌质暗淡,苔腻微黄,脉细缓。中医诊断为胸痹。辨证为痰凝气虚挟瘀,寒热虚实错杂。治以祛痰益气化瘀、寒热虚实并调。方用半夏泻心汤合瓜蒌薤白半夏汤加减。

处方:半夏9g,薤白9g,黄芩3g,干姜6g,瓜蒌9g,人参6g,川芎9g,炙甘草6g,黄连2g,大枣3枚。5剂,日1剂,水煎分3次温服,忌生冷油腻。

二诊:2006年5月13日,胸部偶尔闷痛,精神转佳,脘腹畅快,纳食增进,舌淡苔白微腻,脉缓。原方再服5剂,诸症悉除。后嘱每晨用鲜薤白30g煮粥食月余以巩固之,1年后随访未见复发。

按 患者胸痹病机为痰瘀互结、寒热并见。半夏、薤白、瓜蒌祛痰宽胸开结,人参、炙甘草、大枣益气健脾,川芎行气和血,干姜温阳并防黄芩、黄连太过苦寒冰伏其邪。黄芩、黄连防温性之药燥伤阴血。全方可使痰瘀得化,寒热得调而获效。

◎案

某,男,50岁。患冠心病1年余,间断心前区疼痛,胸闷气短,近2天来加重。心电图示:下壁心肌梗死。症见:心前区疼痛,胸闷气短,心下痞,乏力,舌暗红,苔黄稍腻,脉沉滑。据其舌、脉、症,辨证为脾虚生痰、阻遏胸阳。治以辛开苦降、健脾通阳。方用半夏泻心汤加减。

处方:姜半夏10g,黄芩10g,黄连6g,干姜3g,党参10g,竹茹10g,枳壳10g,薤白15g,瓜蒌12g,大枣5枚,炙甘草5g。7剂,日1剂,水煎服。

二诊:药后,心前区疼痛基本消失,诸症减轻,嘱其守上方,继服10剂。半年后随访,未诉不适。

按 脾虚生痰,上犯心胸,使胸阳不展,气机不运而病胸痹。正如《医门法律》说:"胸中阳气,如离照当空,旷然无外。设地气一上,则窒塞有加。故知胸痹者,阳气不用,阴气上逆之候也。"病起于中焦,仍以治中焦为宜。半夏泻心汤辛开苦降,健脾通阳,病症相应,故取效显著。

2. 眩晕

眩晕症以眩晕呕吐为主证,多与水饮内停有关,故而常用苓桂剂治疗取效,适合用半夏泻心汤治疗者,当见寒热虚实夹杂征象,其眩晕即是中虚清气不升的反映,呕吐则是胃气上逆所致。

◎案

胡某,男,52 岁。2009 年 10 月 5 日初诊。以"反复头晕目眩 3 年,复发伴恶心 1 天"为主诉来诊。症见:头晕重如裹,目眩少寐,纳呆脘闷,口苦不渴,恶心欲呕,舌苔腻而微黄,脉滑。辨证为寒热错杂、痰浊阻滞。治以平调寒热、祛痰化浊。方用半夏泻心汤加减。

处方:半夏 9g,黄芩 3g,干姜 6g,制天南星 9g,人参 6g,炙甘草 3g,黄连 2g,大枣 3 枚。3 剂,日 1 剂,水煎分 3 次温服。忌肥甘甜腻。

二诊:10 月 8 日,眩晕减半,睡眠安稳,纳食好转,舌苔已无前次厚腻但仍微黄,脉滑。原方再服 2 剂痊愈。

按 患者眩晕为寒热痰浊错杂而致。头重如裹、目眩少寐、纳呆脘闷、苔腻脉滑,属痰浊之征,既当用半夏、干姜、制天南星温性之药化痰开结除其痞闷,又要用黄芩、黄连性凉之品以防其温燥劫阴伤正。脾为生痰之源,故用人参、炙甘草、大枣益脾气、助脾运以杜痰生。诸药合用,寒热得调、痰浊得祛而收良效。

◎案

某,女,36 岁。发作性眩晕 4 年,目不开,开则加重,伴耳鸣,恶心呕吐,持续数十分钟或数小时,甚至数天后减轻。西医诊断为梅尼埃病。多次服西药治疗,能暂时控制病情,但易复发。近日因游泳劳累而发,眩晕,动则加剧,目不能开,伴呕吐,神疲乏力,纳减便溏,四肢酸重,舌红,苔黄腻,脉弦。辨证为脾虚痰热互结。治以辛开苦降、清利湿热。方用半夏泻心汤加减。

处方:半夏泻心汤原方加天麻 9g,白术 9g,茯苓 15g,陈皮 6g。服 2 剂眩晕止,继服 20 余剂巩固疗效,随访 3 年未发。

◎案

李某,女,53 岁,有颈椎病史。患者常反复头晕,重时不得行走转侧,恶心呕吐。平日项强手麻、头昏多梦、腹胀便秘、舌质暗胖、舌苔白黄厚腻、脉沉弦滑等。辨证为脾胃失运、清阳不升、浊阴不降、上扰清宫。治以运脾和胃、升清降浊。方用半夏泻心汤加减。

处方:半夏 10g,党参 15g,干姜 6g,黄芩 10g,黄连 10g,天麻 10g,葛根 15g,桑枝 15g,生麦芽 15g,熟大黄 10g,甘草 6g,升麻 6g。7 剂,日 1 剂,水煎服。

二诊:头项较前清爽,手麻减轻,大便通畅。继服 2 个月未发眩晕,改制蜜丸服用。

[按] 周鹰强调舌苔白、黄、厚、腻是运用半夏泻心汤的重要指征。因为舌苔直接反映的是胃肠功能,舌苔白黄厚腻反映了脾胃失运、浊阻蕴热的本质,用半夏泻心汤辛开苦降、运脾和胃、升清降浊,可治诸多病症。

三、消化系统疾病

1. 肠易激综合征

肠易激综合征(IBS)是一种以腹痛、腹胀、排便习惯和大便性状异常为主要临床表现的胃肠道功能紊乱性疾病。在人群中的患病率为 10% ~ 20%,以中青年居多,女性多见。

依据临床表现,本病可归属于中医学"泄泻""腹痛""便秘"等范畴。其病因病机多责之于情志失常、感受外邪或饮食不节致脾胃受损,运化失健,气机失调,日久脾虚,运化无力,可生寒湿、湿热或寒郁久化热,寒热夹杂,其症见或脘痞,或胀痛,或肠鸣,或下利。症合半夏泻心汤本义,证机亦合,原方随症加减,寒祛热清、升降复常,诸症得除。

医案精选
◎案

刘某,男,30 岁。1994 年 3 月 2 日初诊。左中下腹胀痛迁延 10 余年,常发生阵发性痉挛性疼痛,有时痛窜至上腹部,伴腹胀,矢气频频,大便时干时稀或泄泻,泄泻时无里急后重感,且泻则痛减。曾做多种检查未发现明显病理性变化,最终被诊为结肠过敏,亦即肠易激综合征。症见:发育中等,面容呈贫血貌。唇淡红,舌质淡紫,苔黄,脉沉弦。触诊腹平软,脐周及左下腹有轻度压痛,无反跳痛;上腹部压痛(-)。实验室粪便检查及培养未找到致病菌。血红蛋白 110g/L。自诉腹痛每因情绪变化、饮食不节而加重,天气寒热变化也会影响发作。问诊知其母素有腹痛泄泻史。中医辨证为寒热夹杂、肝脾不调。治以调和寒热、疏肝健脾。方用半夏泻心汤加减。

处方：法半夏、黄连、黄芩、干姜、乌梅各6g，党参、白术、茯苓、麦芽、白芍各12g，柴胡、佛手各10g，甘草3g，大枣3枚。5剂，日1剂，水煎服。

二诊：腹痛与胀气减轻，矢气减少，大便日行一次，能成形。察舌见黄苔渐化，示寒热臻平。效不更方，仍以原法治疗，连续服药30天，诸症若失，肠易激综合征治愈，血红蛋白也增至130g/L。

按　本案因肠易激性改变出现肠胃功能紊乱，而此种改变的发生又和精神及自主神经功能紊乱有关，故出现错综复杂的病症。本案因寒热夹杂，残伤阳明而出现腹痛、大便时干时溏；因脾虚失生化之功而出现纳差及气血不足；因肝郁引起疏泄失权、气机不畅出现腹胀及矢气频频。半夏泻心汤平调寒热兼健脾胃，故选用之，加白术、白茯苓以增强健脾之功；加柴胡、白芍、佛手、麦芽疏肝解郁；加乌梅取其酸入肝之意并涩肠，且有抗过敏的作用。药证相符，病亦告愈。本案病症发作每和天气寒热有关，正因为患者体内寒热交阻，此天人合一之效应也，故治疗除增强机体的免疫力外，必须调和寒热，半夏泻心汤正合此旨，故奏效。

2. 胆汁反流性胃炎

胆汁反流性胃炎又叫作碱性反流性胃炎，是指正常存在于十二指肠的内容物反流进入胃部，胃黏膜受到侵蚀而发生病变。胆汁反流性胃炎是由于胆汁常反流入胃，反复损伤胃黏膜，可造成胃黏膜炎症持续不愈。

本病属中医学"呕吐""痞证"范畴。中医早在《黄帝内经》中就有"邪在肝，逆在胃，胆液泄则苦，胃气逆则呕苦"之说，其认识与胆汁反流性胃炎相类。中医常表现为肝胃不和证。除肝胃不和证型外，胆汁反流性胃炎还可以表现为其他许多证型，但其病机关键总在于中焦气机升降失常，无论何型都务必以理气、降逆、和胃为其根本大法。临床多以半夏泻心汤、小柴胡汤、旋覆代赭石汤等进行加减治疗。

医案精选

◎案

邱某，男，41岁。1991年7月8日初诊。2年前因胃溃疡行手术切除，溃疡病渐复原,但术后常觉食后上腹部疼痛并烧灼感,有时觉胸骨后疼痛,呕吐频繁,常吐出胃内容物及苦胆汁,时而带血。大便不实,易泄泻。平日精神萎靡,四肢乏力,纳谷不香,日见消瘦。自病始,未中断中西药治疗,但效不如愿,后经胃镜检查证实为胆汁反流性胃炎。症见:面色萎黄,双目乏神,唇紫暗,舌质淡红苔黄腻,脉寸尺沉濡缓,双关弦。上腹部触诊有压痛,墨菲征(-),肝脾未触及。B超检查肝、胆、脾未见异常,实验室报告示肝功能及 SGPT 均在正常范围内。中医辨证为寒热交阻、胆胃不和。治以调和寒热、利胆和胃。方用半夏泻心汤加减。

处方:法半夏、干姜、黄连、黄芩各10g,茵陈、党参、白术、茯苓各12g,焦栀子、泽泻各10g,吴茱萸6g,甘草3g。5 剂,日 1 剂,水煎服,投石问路,以观动静。

二诊:腹部疼痛如旧,但烧灼感变轻;呕吐减轻,入夜卧床后呕吐胆汁现象从服药第三天后减少;小便明显增多,大便转实。舌苔薄黄,脉濡缓,关脉弦。久患胃疾,脾气已虚,手术之后,阴血不足,胃喜濡润,不宜辛热。以上方去吴茱萸,加白芍12g,麦芽30g 以柔肝止痛、消食和胃,继服7 剂。

三诊:上腹部、胸骨后疼痛大减,灼烧感消除,呕吐基本停止,尚有干呕嗳气而已。胃纳增加,大小便已正常。触诊上腹部压痛(-),舌苔正常,脉缓略弦。自诉诸症虽除,但尚觉精力不足,脾胃虚弱,不宜峻补,以免增加胃的负担。患者脉仍有弦意,提示肝的疏泄功能尚未完全恢复,思之再三,选柴芍六君子汤加味投之。

处方:柴胡、紫苏梗、清半夏各6g,党参、白术、茯苓、鸡内金各12g,白芍、陈皮各10g,甘草3g。此方加减服至同年 9 月 3 日,诸症消失,面色转红,精神好转,遂停药,以食疗善后。

〔按〕 本案患者的治愈也是全赖辨病辨证相结合,在疾病定位后确定"证"的定势,然后即以证选方用药,并在治疗过程中不断根据证的改变而改变方药,做到药证同步,从而达到治愈目的。从上述验案可以看出张仲景的经方对于现代人的各种疾病仍显示其可靠的疗效,而且体现经方可以根据现代的病因病理在运用过程中予以加减,使之更适合疾病错综复杂的临床表现及扩大其治疗范围。本案是胃手术后遗症,治甚棘手,医者以证统病,判为寒湿交阻、胆胃不和,选用半夏泻心汤予调寒热、健脾和胃,并加茵陈、焦栀子利胆;加白术、茯苓、泽泻健脾利水,使水液下行;加吴茱萸配黄连以止吐。二诊去吴茱萸加白芍、麦芽以加强柔润肝胆之功,术后用药亦一直顾及肝、胆、胃、脾,标本兼治,遂而使顽疾告痊。上述三种消化系疾病因其主症均属寒热夹杂、胃肠失调,症状也类似或相近,遵循中医学辨证施治的归纳方法均可把诸症聚集到同一类证下治疗,在确认平调寒热为治疗法则后,便相应选择了半夏泻心汤,做到药证相符,从而使病症的诊断和疗效达到和谐统一。

◎案

曾某,女,45 岁。胃脘部胀闷不适伴恶心嗳气反复发作 5 年,曾做胃镜检查示胆汁反流性胃炎。经西医治疗,效果欠佳。2 天前外出就餐后,又出现胃脘部胀满不适,频繁嗳气,恶心呕吐,呕吐物为胃内容物甚至吐出黄绿色苦水,纳差,口干,便溏,舌淡红,苔黄,白腻,脉弦细。辨证为肝胃不和、胃失和降。治以调和肝胃、降逆消痞。方用半夏泻心汤加减。

处方:半夏 10g,干姜 9g,黄连 6g,黄芩 15g,党参 15g,大枣 5 枚,茯苓 15g,白术 15g,砂仁 6g(后下),郁金 15g,木香 9g,生姜 3 片,炙甘草 5g。3 剂,日 1 剂,水煎服。

二诊:3 剂后胃脘部胀满减轻,呕吐消失,以上方加炒麦芽 30g,继服 12 剂获愈,后随访半年未复发。

3. 反流性食管炎

反流性食管炎是指存在于胃的内容物,反流入食管从而引起食管黏膜糜烂、溃疡等炎症病变。临床主要表现为泛酸、烧心、嗳气、咽下困难。高鼓峰在《医家心法·吞酸》中指出:"盖寒则阳气不舒,气不舒则郁而为热,热则酸矣。"本病常因外邪犯胃、饮食不节或情志不畅,致中焦气机失常,气逆犯胃,胃失和降,使清气无所归而不升,浊气无所纳而不降,邪气留恋,寒热互结,而出现嗳气吞酸、泛酸、灼热等症。故治疗以和胃降逆、平调寒热为本。半夏泻心汤随症加减,可使寒散热清,胃气安和,通降功能正常,诸症悉平。

本病属中医学"噎膈""胸痹""泛酸"等范畴。现代药理研究表明半夏泻心汤能促进胃肠蠕动,防止反流,保护胃黏膜,增强机体免疫力,提高机体耐缺氧能力。

医案精选

◎案

彭某,女,38岁。1992年10月19日初诊。心窝部胀痛和烧灼感多年,至1991年春加重,每于进食时和食后发作,且向颈项部及背部放射。易泛酸,温温欲吐,常觉吞咽困难伴胸骨后不适,胸膺部似有阻塞感。患者害怕为恶病质,遂到某医院做X线钡剂检查,确诊为反流性食管炎。此前西医曾以西咪替丁、猴菇菌片等治疗,疗效不著;中医多诊断为心气痛、胃气痛,用药多行气止痛,芳香走窜,效亦平平。症见:脸瘦色黄,眼圈微黑,唇暗,舌质淡,苔腻而薄黄,脉濡缓。胸窝部压痛(+)、反跳痛(-)、胸骨压痛(-)。自诉心下痞满,泛恶,卧床后时有苦水流入口腔,小便黄、大便干结。综参上述脉证,辨证为寒热中阻、湿热困脾。治以和胃降逆、消痞开结。方以半夏泻心汤治疗。

处方:法半夏、黄连、黄芩、干姜、柿蒂、党参各10g,茯苓、薏苡仁各12g,檀香、砂仁、熟大黄各6g,甘草3g。5剂,日1剂,水煎服。

二诊:心窝部疼痛锐减,嗳气和泛酸减少,进食较自然,阻塞感消失,大便已通,小便转清。上方去大黄,加陈皮10g,增强行气和中之功,7剂。

三诊:诸痛消失,进食和吞咽正常,即以香砂六君子汤加石斛、白芍、鸡内金调治善后而毕全功。

按 本案的病因病机是寒、热、湿交阻为患。因寒热互结,致胃气不和,心下痞满,温温欲吐;因湿热困脾,致水湿上泛,嗳气泛酸,舌苔黄腻,小便黄,大便干结,故治疗以半夏泻心汤辛开苦降、平调寒热,并佐利水祛湿药而收功。方中黄连、黄芩苦降泄热;半夏、干姜辛开散痞;党参、茯苓、薏苡仁、甘草健脾利湿行水,使脾得健运。恢复其生生化化之功能;柿蒂、檀香、砂仁行气降逆止痛;大黄清热泻火通便,使邪热外出。诸药合用,寒热调和,水湿外达,脾胃运化正常,气机升降平衡,心下痞硬胀痛诸症便自然消失。

◎案

某,男,23岁。2006年5月20日初诊。自诉上腹部胀痛近10年,自中学开始胃痛至今,一直未正规治疗,因近期疼痛加重,发作频繁,空腹为甚,故来就诊。2005 年 10 月 7 日曾于江苏省某医院做胃镜检查显示:慢性浅表性胃炎,十二指肠球部溃疡,反流性食管炎,食管裂孔疝。症见:胃中泛酸,时恶心,咽喉红肿,舌红,苔黄微腻,脉细弦,睡眠尚可,便溏。方用半夏泻心汤加减。

处方:姜半夏 12g,黄连 3g,黄芩 6g,茯苓 12g,党参 12g,肉桂 6g,炙甘草 5g,干姜 6g,大枣 6g。7 剂,日 1 剂,水煎服。

二诊:2006 年 6 月 3 日,症状明显好转,疼痛减轻,原方继服 14 剂并嘱其注意饮食宜忌。

按 《伤寒论》载:"满而不痛者,此为痞,柴胡不中与之,宜半夏泻心汤。"《金匮要略》又载:"呕而肠鸣,心下痞者,半夏泻心汤主之。"故而心下痞即胃脘部的嘈杂不适感为本方运用的重要指征,慢性胃炎患者多见此症。黄煌教授将典型的半夏泻心汤证概括为:上呕、中痞、下肠鸣。患者常见上腹部满闷不适,有轻度胀痛,但按之无抵抗感,可伴有恶心、呕吐、腹泻或烦热感,多梦失眠等症状。黄煌教授认为半夏泻心汤证多为炎症性胃肠功能紊乱。这些炎症可以是外来的细菌感染,如 Hp,也可以是饮食及辛辣食物等刺激造成的黏膜损伤。其特点为中虚热痞,寒热互结,使用半夏泻心汤能和胃降逆,开结除痞。

◎案

董某,女,63 岁。2010 年 12 月 22 日初诊。主诉:泛酸 20 余天。患者饮食不慎后出现泛酸,胸骨后烧灼感,胃中嘈杂不适,下午以及夜间甚,偶有胃脘隐痛,恶心欲吐,口干,咽部黏腻不爽,纳可,眠可,二便调。舌淡苔白厚,脉弦。胃镜示:反流性食管炎。治以清热泻火养阴、理气和胃降逆。方用半夏泻心汤加减。

处方:太子参 30g,半夏 9g,黄连 9g,黄芩 9g,吴茱萸 3g,蒲公英 30g,丹参 20g,知母 20g,黄柏 9g,栀子 9g,佛手 12g,鸡内金 12g。7 剂,日 1 剂,水煎服。

二诊:服药 7 剂后泛酸有所减轻,余症皆有好转。前方加煅瓦楞子 30g,继服 7 剂后症状消失。

按 反流性食管炎可归属中医学"泛酸""嘈杂""胃痛"等范畴,病位在食管,《难经集注》称食管为"胃之系",故本病的发生与脾胃功能失调密切相关。本案患者脾胃素虚，又过食肥甘辛辣香燥之品，导致胃肠积热，日久伤阴，脾胃升降失常，胃气上逆发为本病。本方以半夏泻心汤为基础，易人参为太子参并加知母、黄柏、栀子加强养阴清热之功，配用左金丸、蒲公英制酸止痛，佛手、鸡内金、丹参理气通络和胃。全方标本兼治，使脾胃条达，诸症自愈。

小结：消化系统疾病中的慢性胃炎、溃疡病、非溃疡性消化不良等，具有病史长、病情缠绵难愈、反复发作的特点，多由长期饮食不节，饥饱无度，损及脾胃，或忧思恼怒，情志抑郁，肝气郁结，横逆乘土，或由脾土虚弱诸因致中气虚惫，腐熟运化不及，腑降无由，脏升失序，于是水反为湿，谷反成滞；一旦湿郁、食积内生，则气机壅塞，血运受阻，郁热蕴伏将接踵而至。据此组方选药务必治标顾本，虚实兼理，寒温并用，升降相协，始终以益气健脾、和胃降逆、行瘀泄热为原则。因此近年来许多学者使用半夏泻心汤来研究和治疗消化系统疾病，而临床验证具有促进消化，解痉止痛，调节胃液分泌及胃液酸度，降低胃酶活力，增强胃肠蠕动和收缩，迅速消除黏膜充血、水肿、糜烂、溃疡，加强病损组织修复，促进上皮细胞增生等多方面作用，亦对 Hp 具有明显的抑灭作用。本方通降胃腑，导滞下行，使胃肠宽舒，气机下达，降下和顺。现代药理研究证实：本方有利于消除胃动力障碍，促进排空，不仅可迅速缓解脘痛、腹胀、嗳气、呃逆、呕恶、饥嘈、便滞等临床表现，且有助于改善胃炎出现的黏膜充血、水肿、出血、渗出和胆汁反流等病理状态，进而加速组织修复。同时还可避免因胃潴留造成的胃泌素分泌增加，从而达到防治溃疡病的效应。

4. 功能性消化不良

功能性消化不良（FD）是临床上一种常见的胃肠功能异常性疾病，常表现为反复发作性或持续性上腹部疼痛、餐后上腹饱胀不适和早饱感的复杂综合征，可伴或不伴腹胀、嗳气、食欲减退、恶心、呕吐等症状，通过各种检查手段排除器质性病变。同时，功能性消化不良与社会精神心理因素密切相关，随着社会的飞速发展和进步，人们的生活压力不断增加，致使功能性消化不良的发病率逐年上升趋势。近年来，中医药治疗 FD 的疗效逐渐被认可。

本病属于中医学"胃脘痛""嘈杂""痞满"等范畴,《黄帝内经》首先提出该病,《素问·异法方宜论》曰"脏寒生满痛",认为痞满的发生与饮食不当,脏腑气机不利有关;《伤寒论·辨太阳病脉证并治》中明确了痞的基本概念"但满而不痛者,此为痞"。FD 的基本病机为中焦气机阻滞,升降失常;病位在脾胃,与肝胆关系密切;主要病因是由于外邪入里,饮食失调,情志不遂,劳逸过度,或脾胃虚弱等所致脾胃功能失常,气机升降不利、中焦运化失司。其病性有虚实之分,病程日久者,一般多见虚实夹杂,寒热并见。《丹溪心法》云"饮食痰积,不能施化为痞者;有湿热太甚为痞者",指出了其病因多样,导致病机不同而致病。《类证治裁·痞满》:"伤寒之痞,从外之内,故宜苦泄;杂病之痞,从内之外,故宜辛散……痞虽虚邪,然表气入里,热郁于心胸之分,必用苦寒为泄,辛甘为散。"故治疗上应采用辛开苦降、补泻并用之大法。

张仲景的《伤寒杂病论》中,半夏泻心汤是辛开苦降法的代表方,是历代公认的治疗脾胃病的有效方剂之一;半夏泻心汤主要由辛开之半夏、干姜,苦降之黄芩、黄连,甘调之党参、炙甘草、大枣,三组药物组成。半夏散结除痞,和胃降逆止呕,干姜温中散寒,助半夏散机体之寒邪,两药合用,辛温开结以散其寒;黄芩、黄连泄热开痞散结,苦寒降泄以清其热;两组相和以达辛开苦降,调畅气机之功;人参、大枣,一者补益中气,以助脾升胃降,散结消痞;二者顾护本虚,使正盛邪去;炙甘草益气补脾,调和诸药;三药相和,甘温调补以和脾胃,补中气,有助于气机正常升降。诸药共奏寒热平调,消痞散结之功。在临床治疗中,取得较好疗效。

医案精选

◎案

李某,男,49 岁。因与家人生气后出现心下痞满不舒 5 年,伴泛酸、烧心、呃逆,嗳气频频,始用西药吗丁啉、莫沙必利等促胃动力药物以及奥美拉唑、埃索美拉唑治疗,效果均不明显,病情时好时坏,迁延至 5 年有余,其间曾多次系统检查,胃镜、结肠镜、CT 及相关实验室检查均未见异常,亦曾服用中药汤剂及气滞胃痛颗粒、胃苏颗粒等中成药,效果亦欠佳,仔细观其药方不外疏肝和胃之剂,故详查其症,发现该患者随上腹胀满,伴有烧心,但胃脘喜暖,诸症常于受寒或进食寒凉之后发作或加重,仔细斟酌此证当属胃痞,病症日久,脾胃既虚,寒热错杂,遂投之以半夏泻心汤加味,辛开苦降,调整气机。

处方:法半夏9g,黄芩10g,干姜5g,黄连3g,党参10g,炙甘草6g,木香10g,乌药10g,枳壳10g,厚朴15g,生麦芽30g,炒神曲20g。

按 该患者以上腹胀满5年为主要临床表现,胃镜、结肠镜、CT及相关实验室检查均未见异常,符合功能性消化不良诊断标准。功能性消化不良以上腹饱胀为主要临床表现,属于中医学"胃痞"等范畴。《金匮要略》半夏泻心汤治疗痞满效果良好,对于病程日久,反复发作,虽经服用多种中西药物没有明显作用的难治性消化不良的顽固病症,辨证属于脾胃虚弱、寒热错杂者,亦能取得满意效果。药理实验发现,辛味药行气作用主要表现在对消化道功能的双向调节方面。如枳实、枳壳、木香、乌药等,含有挥发油成分,既能抑制胃肠道运动,又能兴奋胃肠道运动。枳实、橘皮、佛手、厚朴、木香、香附、乌药、沉香等,所含挥发油的化学成分不一,但其行气化滞的作用则相同。另有研究表明半夏泻心汤可能通过提高患者血浆MTL水平而促进胃的运动增强。《金匮要略》指出"呕而肠鸣,心下痞者,半夏泻心汤主之"。半夏泻心汤原治小柴胡汤证误用下剂,损伤中阳,外邪趁机而入,寒热互结,形成心下痞。半夏泻心汤即小柴胡汤去柴胡、生姜,加黄连、干姜,始见于《伤寒论》小柴胡汤误下成痞者,《金匮要略》用治"呕而肠鸣,心下痞者"。后世师其法,凡脾胃虚弱,寒热错杂,升降失调所致肠胃不和,脘腹胀痛,呕吐泄泻均可用之。本案方中用半夏泻心汤寒热并用,辛开苦降,木香、乌药、枳壳、厚朴理气和胃,生麦芽、炒神曲消食和胃,诸药合用共奏调畅气机、消除痞满之功。

5.急性胃肠炎

肠炎是细菌、病毒、真菌和寄生虫等引起的小肠炎和结肠炎。临床主要表现为腹痛、腹泻、稀水便或黏液脓血便等症状。

本病属中医学"呕吐""腹痛""泄泻""霍乱"等范畴,多因外邪犯胃或饮食不节致脾胃功能失常,脾主升清,胃主降浊,脾胃运化失常,气机不畅,郁久生热,寒热胶滞使邪内蕴,以致阴阳乖张,清浊混淆,升降失常。清气当升而不升、浊气当降而不降,遂致本病。予半夏泻心汤加味平调寒热、调畅气机、升清降浊,则呕利自愈。

医案精选

◎案

刘某,男,46 岁。1982 年 7 月 6 日初诊。因夏日多食生冷,致脘腹胀满,发热,呕吐、吐后稍舒,肠鸣腹痛,泻水样便日 4~5 次,纳减,小便赤,舌苔黄腻,脉弦数。西医诊断为急性肠胃炎。中医诊断为霍乱。辨证为饮食不节、脾胃受伤、寒湿内侵、郁而发热、湿热蕴于中焦。治以清热利湿、健脾和胃。方用半夏泻心汤治疗,黄连加至 6g。2 剂后,病大愈。继进 2 剂,以固疗效。

按 本案病症乃饮食不节、肠胃受伤致胃失和降,肠胃传导失职而发为上吐下泻。今用黄芩、黄连清热燥湿,半夏和胃止呕,干姜温中祛寒,人参、甘草、大枣益气升阳,药中病所,故 2 剂痊愈。

6. 溃疡性结肠炎

溃疡性结肠炎是一种慢性非特异性直肠和结肠炎性疾病,在临床发病率呈明显增长趋势,以腹痛、腹泻、黏液脓血便、里急后重为主要临床表现。

本病属于中医学"痢疾""泄泻"等范畴,与饮食不节、过度饮酒、过食肥甘厚味、饮食偏嗜等因素相关,病程长,且迁延难愈,临床表现为虚实夹杂、寒热交错之证。

医案精选

◎案

贾某,女,43 岁。1991 年 6 月初诊。患者因 2 年前食用不洁食物,突然发生腹泻,腹痛,大便脓血,里急后重,恶心欲吐,曾到某门诊就诊,化验大便常规:红细胞、白细胞满视野。诊断为急性细菌性痢疾。经肌内注射庆大霉素,口服普鲁苯辛、黄连素等好转。以后经常左下腹疼痛,肛门下坠,大便日 2 次,黏液便,经做纤维结肠镜诊断为慢性溃疡性结肠炎而来就诊。症见:慢性病容,形体消瘦,左下腹疼痛,喜暖,肠鸣,腹泻日 2 次,呈黎明泻,泻后痛减,脉沉细,苔薄黄。辨证为寒热蕴结下焦。治以寒热并用、缓急止痛。方用半夏泻心汤加减。

处方:半夏 12g,黄连 10g,黄芩 9g,干姜 6g,党参 15g,草豆蔻 9g,白芍 15g,甘草 9g,木香 9g,砂仁 6g,小茴香 9g,乌药 6g。5 剂,日 1 剂,水煎服。

二诊:服上药 5 剂后腹痛明显减轻,腹泻减少每日 1 次,仍有黏液,脉沉细,舌淡红,上方去小茴香加茯苓 15g、苍术 9g。

三诊:服上药 7 剂后,腹泻止,上方又服用 10 剂而愈,2 年未复发。

7. 慢性胆囊炎

慢性胆囊炎的主要临床症状为上腹部疼痛,同时有部分患者伴有恶心、呕吐、嗳气、泛酸、厌油腻等,本病主要责之肝胆,肝胆疏泄失职,木不疏土,致脾胃运化腐熟功能受阻,浊邪壅塞,气机升降失常,则可见以上诸症。

医案精选

◎案

某,男,34 岁。2005 年 10 月 8 日初诊。患者自诉饮酒后,出现脘腹胀痛,纳食不佳,右胁部疼痛,口苦,四肢困倦,舌质红,苔白腻微黄,脉弦数,经 B 超检查示为慢性胆囊炎。辨证为肝胆蕴热、横逆犯胃。方用半夏泻心汤加减。

处方:半夏 12g,党参 10g,黄芩 8g,黄连 8g,干姜 9g,大枣 5 枚,黄芪 15g,川楝子 10g,蒲公英 15g,甘草 6g。5 剂,日 1 剂,水煎服。

二诊:服上药 5 剂后,上述症状明显好转,继服 3 剂而愈。

按 本案病机关键是胆失疏泄,胃失通降,导致大肠传导失司。因脾胃是人体气机升降出入之枢纽,故以半夏泻心汤调和胃肠,使腹胀、胁痛、便结等症随之消除。

◎案

张某,女,28 岁。患者 2 年前因右上腹疼痛伴黄疸、发热就诊于当地医院,经 B 超、胆囊造影等检查确诊为胆囊炎,经治疗症状缓解后出院。但 2 年来右上腹疼痛常反复发作。2 年前患者因不慎进食过多油腻食物后出现右上腹疼痛,经西医消炎止痛等药物治疗后症状缓解,但右上腹仍胀痛不适,恶心,纳呆,口干,倦息,大便干。体格检查:墨菲征(＋),舌质淡,苔薄黄腻,脉弦细数。辨证为邪热内陷、脾胃不和。治以和胃降逆消痞。方用半夏泻心汤加减。

处方:半夏 12g,黄连 6g,黄芩 12g,生姜 6g,党参 15g,大枣 5 枚,厚朴 12g,枳实 15g,茵陈 30g,延胡索 12g,柴胡 10g,鸡内金 15g,炙甘草 5g。并嘱其慎饮食。共服 14 剂后症状消失,后随访半年未复发。

按 慢性胆囊炎,常见的临床表现有右上腹隐痛,有恶心、嗳气、泛酸、腹胀等消化道症状,并可有放射痛。中医认为胆的升清降浊与脾胃的升降密切相关,胆气的疏泄宣发有利于脾胃的升清降浊,脾胃升降纳化正常,胆腑才能疏泄有度。以半夏泻心汤为基本方,配伍利胆消食、行气止痛药如茵陈、延胡索、柴胡、鸡内金等治疗,常取得较好效果。

8. 慢性浅表性胃炎

慢性浅表性胃炎(CSG)是由多种致病因素引起的胃黏膜的慢性炎症性病,临床以腹部疼痛、胀满、食欲不振、恶心、呕吐等为主要表现,具有病程长、易反复等特点。

本病属中医学"胃脘痛""痞满"等范畴。现代中医多认为本病发生主要与饮食、情志因素、感受邪气、禀赋不足等有关。饮食不洁(节)是导致本病的主要原因,湿邪、热邪随口入,侵犯脾胃,运化失职,纳降受碍,气机不畅,胃失和降致痞满、疼痛、呕吐等症。脾胃禀赋不足,或长期饮食不节,或年老体衰,脾胃虚弱,运化失司,无以运转气机、水湿,致气滞、湿阻、血瘀,胃失和降,故作痞满、疼痛。本病位在胃,与肝、脾两脏关系密切。《素问·阴阳应象大论》云:"其在天为湿,在地为土,在体为肉,在脏为脾。"《素问·病能论》云:"人病胃脘痛者……则热聚于胃口而不行,故胃脘为痈也。"《兰室秘藏》云:"亦有膏粱之人,湿热郁于内而成胀满者。"叶天士曰:"外邪入里,里湿为合,在阳旺之躯,胃湿恒多;在阴盛之体,脾湿亦不少,然其化热则一。"并指出湿热侵犯人体的病变重心在中焦脾胃,如"湿伤脾胃""湿郁脾胃之阳"等。可见湿邪、热邪与脾、胃密切相关。CSG 脾胃湿热证是一个常见证型,在消化系统中占有重要的地位,有研究显示占 CSG 临床常见证型的 55%,当然可能不同地域其所占比例不同。

某些地区气候多湿、多热,居民喜食辛辣之品,且随着生活水平的提高,烟、酒、饮料的消费量不断增加,因此易内生水湿,气候、地理及饮食的因素导致了本地区脾胃湿热证居多。在治疗上《素问·至真要大论》指出"湿淫所胜,平以苦热,佐以酸辛,以苦燥之,以淡泄之"。对胃脘痛的治疗,朱丹溪也云"若中焦湿热久而痛,乃热势甚盛,亦黄连用姜汁炒"。温病名家薛生白则指出"分解湿热,不使相合"为原则。可见对于脾胃湿热证清热、化湿、理气为本病的基本治法。连朴饮具有清热化湿,理气和中,出自王士雄《霍乱论》,本为湿热蕴脾之霍乱,上吐下泻而设,原方重用芦根,取其味甘性寒,生津、清热、止呕除烦。现代医家多司其法,从湿热并重,郁阻中焦这一基本病机出发,将该方加减广泛应用于多种杂病。半夏泻心汤具有辛开苦降、和胃消痞之功效,为《伤寒论》用治伤寒误下寒热错杂之痞证名方,其症"心下痞,但满而不痛,或呕吐,肠鸣下利,舌苔腻而微黄",与 CSG 极其相似。

医案精选

◎案

某,男,32 岁。2005 年 9 月 15 日初诊。患者于 1 年前因饮食失节而致胃痛,屡经中西药治疗,病情反复难愈。近月又复发频剧,遂做胃镜检查,诊断为浅表性胃炎(胃体)。症见:胃胀痛,饥饿尤甚,时伴针刺样疼痛,且口苦口干欲饮水,纳差,肠鸣,大便时干时稀,困乏无力。舌苔黄腻,脉濡。询病史患者素食热食,厌凉物。辨证为脾胃虚弱、湿热蕴阻、寒热错杂。治以益气补中、清化湿热,佐以活血化瘀、甘温益中之品。方用半夏泻心汤加减。

处方:半夏 10g,黄芩 10g,黄连 10g,栀子 10g,丹参 10g,焦神曲、焦麦芽、焦山楂各 10g,炙甘草 10g,干姜 15g,大枣 5 枚。10 剂,日 1 剂,水煎服。

二诊:服上药 10 剂后,胃脘痛已除,口苦、口干、肠鸣减轻,唯胃稍胀,纳物不香。上方去黄连、栀子,加枳壳、木香各 10g,继服 10 剂而愈。

按 本病因饮食不节,嗜食肥甘,饥饱劳役,寒热不适终致脾胃虚弱,运化失司,内湿由生,郁久化热而成湿热中阻,升降失权;或兼中阳不足,寒热错杂等证,故用此方调其寒热,复其阴阳。

◎案

刘某,女,50 岁。1974 年 3 月初诊。患者于 1 年前因受风寒侵袭,出现脘腹疼痛,嗳气泛酸,当地保健室给服用颠茄片、普鲁苯辛、胃舒平等药物后,时发时止,经天津市某医院做胃镜检查,确诊为慢性浅表性胃炎,转入医院中医科治疗。症见:形体消瘦,大便溏薄,脘腹疼痛,遇寒则甚,少腹冷痛,胸闷呕恶,食后更甚,伴有嗳气泛酸,脉沉而迟,舌苔黄。辨证为寒热交阻中州,兼痰食停蓄。治以和胃降逆、寒热并用,兼以化痰祛湿。方用半夏泻心汤加减。

处方:半夏12g,党参15g,黄芩9g,陈皮9g,干姜3g,厚朴12g,草豆蔻9g,荜茇9g,煅瓦楞子12g,甘草3g,茯苓15g。7剂,日1剂,水煎服。

二诊:服用上方7剂后,脘腹疼痛、胀满完全消失,仍有纳呆食少,上方加炒麦芽30g、玫瑰花9g,连服15剂而愈,至今未复发。

按 半夏泻心汤是汉代张仲景为少阳病误治形成以痞、满、利、呕为特征的痞证而设,如《伤寒论》第149条:"伤寒五六日,呕而发热者,柴胡汤证具,而以他药下之……但满而不痛者,此为痞,柴胡不中与之,宜半夏泻心汤。"张文灿教授根据这一理论,并把它引申到整个消化系统,只要出现呕、满、利、痛,且由寒热交错病机引起的,就可以应用半夏泻心汤,临床效果明显。在寒热错杂的诊断上,张文灿教授注重二点:一是遇寒加重,或冷痛;二是舌苔黄腻,这样在客观上容易掌握,也是必备的条件。在随症加减上要灵活辨证,不能死板硬套,师古法而不泥于古方。上案有腹痛,而半夏泻心汤证为"但满而不痛"的痞证,实践证明有腹痛仍可用半夏泻心汤,并可加用草豆蔻、荜茇、小茴香、乌药、香附等温中散寒理气止痛的药物,也可佐黄连之苦寒。

◎案

高某,女,48岁。胃镜检查示:慢性浅表性糜烂性胃炎。患者反复胃痛10余年,就诊时诉胃脘部灼热感,伴有胃胀,泛酸,嗳气,纳可,大便日行1~2次,不成形,苔薄白,脉缓。辨证为寒热错杂、胃失和降。治以辛开苦降、调理气机。方用半夏泻心汤加减。

处方:法半夏10g,干姜10g,黄芩10g,黄连10g,枳实25g,吴茱萸6g,海螵蛸15g,延胡索15g,当归10g,川芎10g,郁金10g,炒川楝子10g,姜黄10g。7剂,日1剂,水煎服。

服上药7剂后胃痛消失,胃胀明显减轻,大便成形。

[按] 本案病机属寒热错杂于中焦,胃失和降,治以辛开苦降之法。寒热错杂于中焦,气机升降失调,塞而不通,不通则痛,则见胃痛、胃胀、嗳气等;患者慢性胃炎10余年,病程较长,脾胃受损,土虚木乘,肝胃不和,则见胃脘灼热感、泛酸;脾主运化水谷精微,布散精气,脾胃受损,水谷精微敷布失常,水液代谢障碍,则见大便不成形。本方去人参、甘草、大枣,改用当归、川芎,是防温补药滋腻易生湿恋邪,而当归、川芎为血中之气药,调和气血阴阳,补而不滞;重用枳实加强开痞散结之力;吴茱萸、黄连相配有左金丸之意,更用海螵蛸加强制酸止痛之功;郁金、炒川楝子、姜黄疏肝行气解郁,调和肝脾,理气和胃。

◎案

任某,女,52岁。2013年5月初诊。主诉:上腹部胀满不适半年余。现病史:患者于5个月前因饥饿后食凉物后感觉脘腹胀满,痞塞不适,伴有打嗝,泛酸,食欲减退。遂去当地医院门诊求治。间断口服吗丁啉治疗无效。发病半年来上述症状反复发作,始终未能好转。症见:胃脘胀痛,伴呃逆,嗳气,泛酸,食欲减退。大便日1行,小便尚可。查体可见胃脘部压之不适,舌质红,苔薄白,脉沉弦细。胃镜检查示:慢性浅表性胃炎。中医诊断为胃痛。辨证为中焦不枢,寒热错杂互结于胸中,而致胃脘满闷不舒,胃失和降。治以寒热平调、辛开苦降、和胃降逆。方用半夏泻心汤加减。

处方:半夏15g,黄芩10g,黄连10g,干姜15g,党参20g,竹茹15g,砂仁15g,薏苡仁30g,茯苓15g,炒白术15g,陈皮20g,枳壳15g,川芎15g,姜黄15g,甘草15g。7剂,日1剂,水煎服。

二诊:服上方7剂后,胃脘胀满症状明显好转,嗳气减少,泛酸症状也明显改善,效不更方,给予原方继续服用1个月。随诊,上述症状均消失,食欲恢复,3个月后随访,再未复发,患者痊愈。

[按] 本证运用半夏泻心汤原方中干姜、半夏,黄芩、黄连两组药对相配,一组以祛寒,一组以清热,达到寒热平调之功效,方中用党参替换人参,因党参性味甘平,意在补中益气,调和脾胃,健运中气。方中佐以砂仁、薏苡仁、茯苓、陈皮、竹茹等药,意在健脾利湿,降逆止呕,又加入枳壳、厚朴、川芎意

在理气宽胸,使除中焦之胀满效加倍,加入甘草调和诸药。纵观此方,寒热并用,攻补兼施,辛开苦降,故使胀满得除,气机得复,痞满症状得以消除,呕利则愈。

脾胃疾病,致病因素多以饮食所伤,情志不舒或表邪入里,复感外邪,而致使脾胃功能虚弱,导致脾胃升降失和,气机失调而致病。在治疗脾胃病的临床工作中,半夏泻心汤有着不可替代的地位。张仲景运用半夏泻心汤治疗心下但满而不痛,中焦枢机不利,气机壅滞者。故治疗病症为气机壅滞,除外痰饮、食积、水湿、瘀血之类有形之邪致病的胀满,并且疼痛症状不明显者,均可应用本方。在与现代医学相结合的今天,本方可广泛应用于急慢性胃炎,慢性结肠炎,消化性溃疡,消化不良,胃肠功能紊乱,胃神经官能症,胃食管反流病,慢性肝炎,痢疾,口腔溃疡等多种病症。凡见心下痞满,但满而不痛,时时呕逆,大便溏,肠鸣不适,舌苔薄白或淡黄,脉沉弦者,皆可用本方为基本方,加减治之。

◎案

姜某,女,50岁。胃脘灼热,口臭口苦,泛酸,无呃逆,曾行胃镜检查示慢性浅表性胃炎,烦躁易怒,睡眠浅,梦多,食纳尚可,大便正常。舌质紫暗,有瘀斑,苔稍黄腻,脉沉微滑。辨证为寒热错杂、气滞血瘀。治以寒热平调、理气化痰,佐以安神。方用半夏泻心汤合半夏厚朴汤加减。

处方:半夏 12g,黄芩 10g,黄连 6g,甘草 6g,生姜 3 片,厚朴 15g,茯苓 20g,川芎 10g,夏枯草 10g,蒲公英 20g,石菖蒲 12g,远志 10g。7 剂,日 1 剂,水煎分 3 次温服。

二诊:服完上药后,自诉已无胃脘灼热,口臭口苦明显好转,睡眠可,仍泛酸,情绪仍欠佳,食纳尚可,大便正常。舌质紫暗,有瘀斑,苔稍黄腻,脉滑。效不更方,并增加活血化瘀功效。

处方:半夏 12g,黄芩 10g,黄连 6g,甘草 6g,生姜 3 片,厚朴 15g,茯苓 20g,川芎 10g,夏枯草 10g,石菖蒲 12g,远志 10g,枳实 10g,泽泻 12g,丹参 15g。7 剂,日 1 剂,水煎分 3 次温服。

其后随访,未再复发。

◎案

林某,男,41 岁。2003 年 1 月 13 日初诊。胃脘胀痛不适 1 年余,以午夜为甚,乏力,口微苦、肠鸣、小腹畏寒。查胃镜示:十二指肠球炎、浅表性胃炎(糜烂性),病理为中度异型增生、肠化。察舌淡红,苔根腻,脉缓。西医诊断为十二指肠球炎、浅表糜烂性胃炎。中医诊断为胃脘痛。辨证为脾虚气滞。治以健脾和胃止痛。方用胡氏养胃汤加减。

处方:党参 15g,黄连 6g,败酱草 15g,姜半夏、厚朴各 10g,海螵蛸 15g,干姜 4g,炒白术 10g,白芍 12g,陈皮 9g,八月札 10g,生薏苡仁 30g,芙蓉叶 10g,茯苓 15g,甘草 6g。7 剂,日 1 剂,水煎服。

二诊:1 月 20 日,自诉服上药后脘痛、肠鸣症除,微口苦,脘胀,乏力仍存,舌淡红,苔根微腻,脉缓,以原方加绿萼梅 10g。7 剂。

三诊:1 月 27 日,自诉近几天工作繁忙,熬夜后觉胃脘部不适,以午夜明显,乏力,舌脉如前,以原方加仙鹤草 30g,易败酱草为莪术 10g。共 7 剂。

按 患者为个体企业负责人,饮食常无节制,加之工作繁忙,思想压力较大,日久损伤脾胃,导致升降失常、运化失司。胡斌教授在治疗时选用辛开苦降之法,《素问·阴阳应象大论》:"辛甘发散为阳,酸苦涌泄为阴。"苦辛配伍之意即以苦能降能泄而和阳,辛能通能开而和阴。两者合用,阴阳相和,流通气机,而恢复中焦升降之功能。结合胃镜结果加用芙蓉叶,根据病理加用败酱草、莪术;仙鹤草又名"脱力草",具有益气健脾之效,对于因劳累而发病者常用。厚朴与海螵蛸是胡斌教授用于抑制胃酸的经验对药。胡斌教授治疗脾胃病临床上既注重辨证,亦关注病理,二者结合用药,并同时强调饮食、情志调理,收益甚佳。"胡氏养胃汤"(曾用名:健脾和胃汤)是胡斌教授用于治疗各型胃、十二指肠球部炎症或溃疡、胃神经官能症等所致的胃脘痛、痞满症的临床验方。该方由党参 10g,白术、茯苓各 12g,炙甘草、姜半夏、陈皮、干姜(高良姜)各 6g,黄连 5g,杭白芍 15g,八月札 10g 组成,全方由四君子汤、半夏泻心汤合芍药甘草汤而成。党参、白术、茯苓、甘草健脾益气;黄连清热燥湿,与姜半夏、干姜合用,辛开苦降,消痞满;陈皮、八月札理气和胃止痛;杭白芍柔肝止痛,合甘草酸甘化阴,缓急止痛;全方共奏健脾益气和胃止痛之效。

临证加减：①按症状：泛酸者，加海螵蛸、吴茱萸；呕吐者，加姜竹茹；嗳气者，加刀豆子、荜茇；胃脘痛者，加制香附、高良姜；痛引胁肋者，加延胡索、娑罗子、佛手；痛引肩背者，加枳实、薤白、白僵蚕；胃中灼热者，加蒲公英、百合、石斛。②据辨证：中气不足者，加黄芪、升麻、枳壳；久痛入络者，加失笑散；伤食积滞者，加砂仁、厚朴、鸡内金；便秘者，加火麻仁、瓜蒌、大黄；苔腻者，加白豆蔻、佩兰、草果、藿香。③按病理：糜烂性胃炎者，加芙蓉叶、蒲公英；萎缩性胃炎者，加麦冬、枸杞子、无花果、丹参、赤芍；肠化生及异型增生者，加紫花地丁、败酱草、三叶青、猫爪草、白花蛇舌草、生薏苡仁。

9. 慢性萎缩性胃炎

慢性萎缩性胃炎（CAG）近年来发病率呈逐年上升趋势，其主要病理变化是胃腺体萎缩、胃黏膜萎缩变薄、胃酸及胃蛋白酶的分泌水平、胃壁的张力及蠕动能力减弱，继发胃黏膜不典型增生和肠上皮化生。临床主要表现为胃脘部胀痛、饱胀、隐痛、不适，嗳气、泛酸或因胃酸反流引起的胸闷、心悸或食管一过性痉挛引起的"进食阻塞感"等。

中医学认为，CAG 应属于"胃痞""嘈杂""胃脘痛"等范畴。与寒热湿邪侵胃致胃脘气机阻滞，饮食不节或喜食肥甘厚腻致胃失和降，情志不畅致肝失疏泄、脾失健运性胃失和降，素体脾虚致阴阳受损、气滞血瘀等相关。因此，总结本病的病机为脾胃失和，气滞血瘀，体现为本虚标实、虚实夹杂。半夏泻心汤为当前治疗寒热错杂型 CAG 的代表方，《伤寒论》中记载，对于寒热错杂型 CAG 多采用半夏泻心汤治疗，而此法也得到了大量医学学者的认可支持。半夏泻心汤方中，半夏为君，有止咳降逆，散结除痞之效；干姜、黄芩及黄连为臣，有温中散寒，泄热开痞之效；大枣、甘草、党参为佐，有升补清阳，益气健脾之效，诸药相配，共奏平调寒热、补气和中，辛开苦降之功效。半夏泻心汤可调节胃酸分泌，增强肠胃功能，保护胃黏膜，并抑制幽门螺杆菌的形成。

医案精选

◎案

林某，女，52 岁。2004 年 9 月 29 日初诊。自诉胃脘胀痛 10 年余。近期胃脘胀痛，泛酸，口干口苦，纳差，大便日行 2～3 次，不成形，舌红，苔薄白，脉弦缓。胃镜提示:慢性萎缩性胃炎,Hp(+)。中医诊断为胃脘痛。辨证为寒热错杂、气机阻滞。治以辛开苦降、疏肝理气、和胃止痛。方用半夏泻心汤合左金丸、金铃子散加减。

处方:法半夏10g,干姜10g,黄连10g,黄芩10g,吴茱萸6g,海螵蛸15g,枳实25g,延胡索15g,郁金10g,炒川楝子10g,片姜黄10g,当归10g,川芎10g。7剂,日1剂,水煎分3次温服。

二诊:10月5日,胃脘不痛不胀,纳差,二便调,无泛酸,舌红,苔薄白,脉缓。守上方加广木香10g、砂仁10g,继服7剂。

三诊:10月12日,胃脘轻度胀痛,纳可,二便调,无泛酸,舌质红,苔腻,脉数。治以清热化痰、理气活血、散结止痛。方用小陷胸汤合左金丸、金铃子散加味。

处方:法半夏10g,全瓜蒌10g,黄连10g,枳实25g,吴茱萸5g,海螵蛸15g,炒川楝子10g,延胡索15g,郁金10g,片姜黄10g,当归10g,川芎10g,厚朴25g。7剂。

四诊:10月19日,胃脘胀痛消失,不泛酸,大便日行1~2次,舌红而胖,苔薄白,脉缓。守10月12日方,加乌药10g。7剂,日1剂,水煎服,以巩固疗效。

按 患者胃脘胀痛,口干口苦,舌红,泛酸,纳差,大便日行2~3次,不成形,此为上热下寒之象,可用辛开苦降、疏肝理气、和胃止痛之法治疗。本案方中干姜辛热,温中散寒;半夏苦辛温燥,和胃降逆;黄连、黄芩苦寒清降,寒温并用,辛开苦降;吴茱萸、海螵蛸制酸止痛,循"久病入络"之意;厚朴消痰下气除满。而后患者症状减轻,又在此方基础上加用行气止痛之品,加广木香、砂仁等。三诊时,患者胃脘轻度胀痛,无泛酸,舌质红,苔腻,脉数,证有痰热之象,乃脾虚生湿,湿郁化热酿痰所致,遂改用小陷胸汤配合左金丸、金铃子散加味以清热化痰、理气活血、散结止痛。四诊时,患者胃脘胀痛消失,不泛酸,大便日行1~2次,排便不爽,脉缓,故酌加乌药行气止痛,调畅肠腑。继服1周,诸症消失,少有复发。

10.慢性糜烂性胃窦炎

慢性糜烂性胃炎,又称疣状胃炎或痘疹状胃炎。一般仅见饭后饱胀、泛酸、嗳气、无规律性腹痛等消化不良症状。慢性糜烂性胃炎是介乎慢性浅表性胃炎和消化性溃疡之间的一种临床常见的消化系统疾病,在临床上具有很高的发病率。该病的发病部位在胃窦部时,称为慢性糜烂性胃窦炎。

医案精选

◎案

陈某,女,45 岁。既往有糜烂性胃窦炎病史,自觉空腹时胃脘嘈杂,伴有头晕,无明显胃痛、泛酸、嗳气等症,纳可,二便调,苔薄白,脉缓。诊断为痞证。辨证为寒热互结、气机失调。治以辛开苦降、调节气机。方用半夏泻心汤加减。

处方:法半夏 10g,干姜 10g,黄芩 10g,黄连 10g,枳实 25g,吴茱萸 6g,海螵蛸 15g,延胡索 15g,当归 10g,川芎 10g,郁金 10g,炒川楝子 10g,姜黄 10g。服用 7 剂后,胃脘嘈杂、头晕之感明显减轻。

按 该患者就诊时,仅诉空腹时胃脘嘈杂、头晕,无明显胃痛、胃胀。这类"嘈杂"之感为患者自觉症状,似痛非痛,似辣非辣,似饥非饥,莫可名状。然万变不离其宗,一旦寒热互结于中焦,影响脾胃升降,脾不升清,胃不降浊,则易出现胃脘部嘈杂不适;而头为一身之元首,清窍所在,若清阳不升,清窍被扰,则见头晕。因此,该患者虽有头晕之症,处方上依旧用半夏泻心汤加减,并未用治眩晕的诸如天麻、钩藤一类。

11. 上消化道溃疡

消化性溃疡是指胃与十二指肠慢性溃疡,多由胃液及胃蛋白酶对胃黏膜的消化作用所致,幽门梗阻、胃出血及穿孔为其常见并发症。

慢性消化性溃疡属于中医学"胃脘痛"范畴,症见:胃脘部疼痛、痞闷、厌食、嗳气、恶心、呕吐、嘈杂、乏力、便秘或便溏,舌苔白腻或黄,舌质红或淡红,或边有瘀点,脉弱、沉迟或弦滑、弦数等。该病的关键病机为阴阳两虚、寒热夹杂、瘀食互结。现代药理学研究表明,半夏泻心汤可直接抑制幽门螺杆菌。

医案精选

◎案

阴某,男,33 岁。2010 年 1 月 30 日初诊。主诉:胃脘隐痛伴黑便 3 天。

现患者饥饿时胃脘隐痛不适,泛酸,无灼热及恶心呕吐,乏力,纳少,眠可,大便2日1行,色黑,质可,小便调。舌淡红,苔白略厚,脉沉。胃镜示:胃溃疡(A1期),十二指肠球炎,十二指肠憩室。治以健脾理气、化瘀止血。方用半夏泻心汤加减。

处方:党参24g,半夏9g,黄连9g,炮姜5g,蒲公英30g,焦白术15g,白及20g,三七粉3g,儿茶9g,海螵蛸30g,浙贝母12g,佛手12g,砂仁10g,炒莱菔子15g。14剂,日1剂,水煎服。

二诊:服药14剂后胃脘隐痛减轻,未见黑便,嘱原方续服7剂。

三诊:7剂后患者已无明显不适,大便日2行,质可,舌淡红、苔白,脉弦滑。原方去炒莱菔子,加山药30g。2周后胃镜复查,见溃疡愈合,被再生上皮覆盖,白苔消失,诊断为胃溃疡(S1期)。随访半年病情未复发。

按 胃溃疡好发于青壮年男性,多由于恣食肥甘厚腻,酒食不节,脾胃蕴热或者情绪不畅,肝失疏泄,横逆犯胃,郁久化热,热伤胃络,迫血妄行而出现胃痛、出血、黑便等症状。本方以半夏泻心汤为基础,加蒲公英清热解毒消痈,经现代药理研究其对幽门螺杆菌还有一定的抑制作用。白及、三七粉、儿茶化瘀止血,促进溃疡面愈合;海螵蛸、浙贝母制酸止痛;佛手、砂仁、炒莱菔子理气和胃;用党参、焦白术健脾益气,扶正固本。全方祛邪而不伤正,止血而不留瘀。

半夏泻心汤原是张仲景为"伤寒五六日,呕而发热者……而以他药下之……此为痞"而设,是病邪由太阳传入少阳误下后损伤脾胃,以致脾胃升降失职,寒热错杂之邪侵于中焦,而出现心下痞满等症。方中半夏辛温散结除痞,又可降逆止呕,干姜辛热以温中散寒,两种辛味药配伍分阴而行阳,更增除痞消满之功。黄连、黄芩苦寒,以泄热开痞,降阳而升阴,正如《临证指南医案》中"治痞以苦为泄"之论。《伤寒明理论》曰:"阴阳不交曰痞,上下不通为满,欲通上下,交阴阳,必和其中。"中即脾胃,脾不足者以甘补之,因此用人参、大枣、炙甘草甘温益气,补脾和中,同时又可兼制方中辛苦之品,使泄不伤正,补不滞中。综观全方,寒温并用,清补兼施,则痞消脾健,阴阳得调。在具体临床应用中,应根据患者的寒热虚实对其进行加减化裁,例如对脾胃虚弱,年老体衰病情日久者则用党参健脾益气,若患者有胃虚津伤或者化热征象时,则应易党参为太子参,并且对干姜、黄连、黄芩的用量进行调整。另外,在应用时多配伍枳实、砂仁、炒莱菔子等理气药给邪以出路,以使半夏泻心汤发挥更好的作用,因此临床上应根据患者症状加适当配伍化痰、活血、祛湿、消食、理气之品,使之广泛应用于消化系统疾病。

◎案

王某,男,45 岁。胃脘胀满隐痛反复发作 1 年余。患者 1 年前出现胃脘部胀满隐痛不适,做胃镜检查诊断为胃溃疡,自服雷贝拉唑好转,但停药后症又现。现在自觉胃脘胀满不适、闷胀感,时有隐痛,胃脘嘈杂。进食辛辣及冷食后诸症加重,舌边尖红,苔薄腻偏黄,脉沉滑。西医诊断为慢性胃溃疡。中医诊断为痞证、胃痛。辨证为寒热错杂、气机不畅,兼以热重于湿。治以调节气机、辛开苦降。方用半夏泻心汤加减。

处方:制半夏 10g,黄连 6g,干姜 6g,黄芩 10g,党参 12g,炙甘草 10g,大枣 5 枚。前后共 12 剂,患者无明显症状,叮嘱饮食规律、忌生冷硬辣。

按 以上症状属寒热错杂,气机不畅,且热重于湿,并兼气血不足,故用半夏泻心汤。

12. 胃食管反流病

胃食管反流病是由于十二指肠或胃内容物反流入食管后引起的食管黏膜炎症,导致食管下端的括约肌功能失调,引起上胃肠道动力障碍,患者表现为泛酸、胸骨后疼痛、反胃、烧心等临床症状。随着人们生活节奏的加快以及饮食习惯的变化,胃食管反流病发病率明显上升,临床采用常规西药治疗,但效果较差,易复发,并有发展成食管癌的风险。

从中医理论角度来看,胃食管反流病属中医学"呕吐""气噎""郁证"等范畴,与暴饮暴食、饮食不节等有密切关系。饮食不节会对脾阳造成损伤,导致运动无力,痰浊内生。忧思恼怒会使肝气不疏,致使脾胃升降失调。胃食管反流病位主要在食管,胃受纳腐熟功能失常后会导致胃失和降,气机失调。治疗胃食管反流病应以辛开苦降,调理脾胃为主。

医案精选

◎案

某,男,58 岁。慢性支气管炎病史近 8 年。近 1 个月来,咳嗽喘息,胸部闷痛,呼吸不畅,咳痰量少,伴烧灼感,胸骨后灼热疼痛,泛酸,嗳气,剑突下常感闷痛。胃镜检查有反流性食管炎病理表现,胸X线片排除肺部或支气管结核、肿瘤等其他器质性病变。中医认为,脾主升,胃主降。脾胃升降失常,胃气上逆,导致胃食管反流,出现烧心、泛酸等症;脾失运化,痰浊内生,上干于肺,壅塞肺气,导致咳喘。手太阴肺经之脉循行胃口,上膈,属肺。肺气、胃气同主乎降,在功能上相互促进,病机上相互关联,而胃气上逆是本病的关键。故治疗以半夏泻心汤加旋覆花、白及。旋覆花能开气结,降痰气,利气下行,与主方合用可改善食管下括约肌压力,加强食管和胃排空等作用。肺胃之气同降则症状大减。

按 半夏泻心汤始载于东汉著名医家张仲景的《伤寒论》,是主治脾胃虚弱、寒热错杂之心下痞的代表方剂。化裁基本方中,清半夏散结除痞、和胃降逆止呕,为君药;黄芩、黄连清泻里热以开痞;干姜温中散寒、降逆止呕,与半夏配伍能鼓动胃阳,增强开痞散结之力,三药均为臣药;浙贝母、蒲公英清热散结,制酸止痛;檀香行气止痛,散寒调中;全瓜蒌利气宽胸散结,共为佐药;炙甘草和脾补气,为使药。诸药合用,共奏疏肝解郁、调畅胃气、开痞散结之功。

◎案

张某,男,43岁。2012年7月29日初诊。纳后胃脘胀痛、晨起泛酸,烧心3个月,加重两周。症见:大便不成形。脉弦滑,舌淡点刺,苔微黄。患者平素饮食无节,劳逸不均,常饮酒过度致脾胃受损升降失和。病久寒热错杂虚实兼见。中医诊断为胃痞。辨证为寒热错杂。治以辛开苦降、理气和胃。方用半夏泻心汤加减。

处方:法半夏9g,黄连6g,黄芩9g,干姜5g,大枣20g,炙甘草6g,党参15g,枳壳10g,香附9g,海螵蛸30g,煅瓦楞子15g。7剂,日1剂,水煎服。

二诊:诸症均减,应酬后复见胃胀,晨起烧心,大便不成形,食寒胃胀痛。察舌淡红,苔薄黄,微腻,脉弦滑。胃镜示:慢性浅表性胃炎伴轻度糜烂,食管反流。C14呼气实验阴性。前方加藿香10g,茯苓15g,厚朴12g,继服7剂。辅促动力剂、抑酸剂和黏膜保护剂。

三诊:诸症好转,食多胃胀、烧心、泛酸。大便成形,舌淡红,苔薄黄。前方减藿香,加木蝴蝶 10g、旋覆花 10g、茜草 10g,守法治疗。1 个月后复诊,诸症消失,嘱调情志,慎酒食。

按 《灵枢·四时气》指出"邪在胆,逆在胃,胆液泄则口苦,胃气逆则呕苦故曰呕胆",《诸病源候论》载"噫醋者,由上焦有停痰,脾胃有宿冷,故不能消谷,谷不消则胀满而气逆,所以好噫而吞酸,气息醋臭"。该患者饮食不慎,酒食不节,工作紧张而致肝胆郁热,脾胃运化失常,气机上逆,损伤胃食管黏膜。病机属胃失和降、寒热错杂、虚实夹杂。治以辛开苦降、和胃降逆为法,辅以制酸止痛、疏肝理气降浊。现代药理表明,半夏泻心汤有调节免疫,保护胃黏膜,抑制幽门螺杆菌等作用,还有抗炎、抗黏膜损伤和促进食管黏膜再生修复功能。

13. 消化道肿瘤

肿瘤是全身性疾病,患者多为中后期,正气大伤,邪气较剧,加之药毒所侵,又可见呕吐、脘腹痞满、舌苔厚腻等症。花宝金采用半夏泻心汤加减治疗消化道肿瘤,有效改善了患者术后生活质量。

胃癌在中医学中属于"食痹""反胃""噎膈""癥瘕积聚"的范畴,其发病机制多为饮食不节、寒温不适致脾胃虚弱,运化失调,中焦升降失司,使寒、湿、痰阻滞中焦,郁久化热,致痰湿内阻,痰毒热盛,阻碍气机而成,病机总属本虚标实,其本虚为脾胃气血双亏,标实为寒热错杂、痰湿凝滞、瘀毒内阻。寒热错杂阻滞中焦,致脾胃升降失调是其病机关键。而半夏泻心汤寒热并用,辛开苦降,补泻兼施是主治寒热互结之痞证的代表方,被广泛用于治疗消化系统的各种疾病。

医案精选
◎案

方某,男,42 岁。2005 年 5 月 13 日初诊。患者 3 年前于某医院行食管癌切除术。1 个月前中上腹不适或撑胀作痛,伴有嗳气、头晕,食欲渐减,稍食则腹胀,大便正常。B 超(肝、胆、胰、脾)检查未示异常;胃镜检查提示慢性胃炎;胃窦及食管黏膜活检:炎症(+ +),Hp(-)。服用莫沙比利、复方消化酶、奥美拉唑以及中药治疗,未明显好转。症见:胸膈痞闷,时撑胀疼痛,纳差,食入胀甚,乏力,口干,盗汗。舌红,苔薄黄腻,脉沉紧。辨证为气阴两虚、升降失调。治以益气滋阴化湿、调节升降。方用半夏泻心汤加减。

处方：半夏15g，黄芩12g，黄连6g，干姜6g，太子参15g，炙甘草6g，石斛6g，麦冬9g，旋覆花15g（包煎），半枝莲30g。7剂，日1剂，水煎服。

二诊：服上药7剂后，胀满感减，稍能进食；前方减石斛、麦冬用量，加木香9g、砂仁6g，继服14剂。

三诊：服上药14剂后，无腹胀痛不适，食欲正常。再服药14剂。

四诊：服上药后，嗳气、头晕亦减。继服2个月后诸症皆消，随访至今未发。

按 术后气阴两伤，气虚运化无权，加之饮食不节，湿浊内生，阻碍气机升降；阴虚耗伤津液，中焦腐熟失之濡润，进一步妨碍气机，迁延日久则为痞结。方以半夏泻心汤为主，益气阴、祛湿邪，调理升降，佐以石斛、麦冬之品益气和胃，又以木香、砂仁行气消痞，调节胃肠功能，提高整体疗效。

◎案

侯某，女，84岁。2006年5月6日初诊。患者心下痞满饱胀伴体重减轻1年余。平素时呕恶，不思饮食，乏力，急躁焦虑，体重1年内下降10kg。某医院胃镜检查示胃癌伴胆汁反流（病理不详）。患者及其家属拒绝手术及放疗、化疗，辗转多方寻求中医诊治，收效甚微。症见：心下痞满，平素多有胸胁胀闷，嗳气，纳差，时恶心，遇情绪焦虑或紧张时加重，甚则腹泻；舌淡红，苔薄黄腻，脉弦细。辨证为肝郁脾虚、寒热错杂。治以健脾和中、疏肝降逆、虚实兼顾、寒热并调。方用半夏泻心汤加减。

处方：半夏15g，黄芩12g，黄连6g，干姜6g，党参15g，大枣9g，甘草6g，柴胡12g，木香15g，砂仁6g。7剂，日1剂，水煎服。

二诊：患者服药7剂后，痞满减，食量增，体力渐复；原方加三七9g、莪术15g。

前后守方共服30余剂，症状消失。胃镜复查：癌肿无增大、出血，胃内无胆汁潴留，呈慢性炎性改变。更以前方15余剂巩固疗效。停药后无复发，纳食正常，体重增加，随访至今良好。

按 该患者虽为癌肿未切除之痞证，但其病机与术后之痞证相似，所区别在于患者肝郁（如平素多有胸胁胀闷，嗳气，遇情绪焦虑或紧张时加重，甚则腹泻，脉弦细）之象明显，加之积聚日久，不可不除。故在半夏泻心汤基础之上酌加柴胡、木香、砂仁以行气疏肝,后加入三七、莪术以活血化瘀。

◎案

蒋某,女,54岁。2007年11月12日初诊。患者2006年7月发现结肠癌,同年8月于某医院行结肠癌切除术,术后病理示:腺癌。术后泄泻不止,水样便,每日7~8次,服用培菲康、得舒特等皆未收效,遂来医院求治。症见:形体瘦弱,口渴喜饮,食少神疲,肠鸣腹痛,心烦少寐。舌红,苔腻微黄,脉滑。辨证为胃热肠寒。治以清胃热、补脾涩肠、寒热并调。方用半夏泻心汤加减。

处方:半夏15g,黄芩12g,黄连6g,干姜6g,党参15g,藿香10g,山楂15g,茯苓10g。

二诊:患者服药7剂后,症状明显减轻;再进14剂后一如常人,至今未复发。

按 手术之后,中气受损,阴阳失调,气机升降失常而发生泄泻,用半夏泻心汤调和肠胃,多能取效。稍佐健脾化湿之品,如藿香、山楂、茯苓等,可收较好疗效。半夏泻心汤为治疗消化道疾病的良方,具有开结散痞、并调寒热、清热化湿、调节升降、温中止泻等功效,心下痞、干呕、下利、肠鸣等,但见一症亦可用之。肿瘤是一种全身性疾病,临床上其病理改变以虚、瘀、痰、毒最为多见。正气虚导致邪实,邪实日久又致使正气进一步虚衰。虚证、实证交错,寒证、热证夹杂,进一步使肿瘤证型复杂化。消化道肿瘤的中医病机无外乎本虚标实、虚实夹杂,临床表现一般属于中医学"胃痛""胃痞""噎膈""呕吐""泄泻"等范畴。在治疗该类疾病时虽可按图索骥,但医者临证需要分清标本、明辨寒热、推敲攻补,故不可谓不难。加之肿瘤术后气阴两亏,或日久瘀血内生,或肝郁气滞,或脾虚胃热等,更使病情错综复杂。此时若应用攻补兼施、寒热并调的半夏泻心汤,可以使复杂问题简单化。若在此基础上再明辨细微,酌情加减,必能收到事半功倍的良效。

四、泌尿系统疾病

肾盂肾炎

肾盂肾炎是指肾脏盂的炎症,大都由细菌感染引起,一般伴下泌尿道炎症,临床上不易严格区分,根据临床病程及疾病,肾盂肾炎可分为急性及慢性两期,慢性肾盂肾炎是导致慢性肾功能不全的重要原因。

该病属于中医学"水肿"范畴。

医案精选

◎案

某,女,42 岁。2001 年 11 月 14 日初诊。慢性肾盂肾炎病史 6 年,发热伴有颜面、双下肢水肿 9 天。现恶寒发热,T 38.8℃,腰痛伴腹痛,尿频量少,尿痛,有灼热感,色黄,口渴欲饮,但饮不多,舌质淡,苔黄白腻,脉弦滑。尿常规:白细胞(-),尿蛋白(+),红细胞少许。平素经常恶心,呃逆,进冷食则胃脘疼痛,纳差,疲乏懒言。西医诊断为慢性肾盂肾炎急性发作。中医诊断为水肿。辨证为中焦虚寒、湿热蕴结。治以温中健脾、清热利湿。方用半夏泻心汤加减。

处方:半夏泻心汤加紫苏叶 10g,竹叶 15g,土茯苓 15g,薏苡仁 30g,车前子 15g。每日 1 剂,水煎服。

药后唯感纳差,精神欠佳,复查尿常规在正常范围。后以补益脾肾之药调理善后。

◎案

某,女,34 岁。慢性肾盂肾炎病史 3 年,恶寒、发热伴颜面、双下肢水肿 10 天。症见:腰痛伴腹痛,尿痛,尿频量少,色黄,排尿有烧灼感,口渴欲饮,但饮不多,恶心时作,纳差,疲乏懒言,舌质淡,苔黄白而腻,脉滑略弦。体格检查:T 38.4℃,心肺无明显异常。尿常规:白细胞(+++),蛋白(+),红细胞少量。西医诊断为慢性肾盂肾炎急性发作。中医诊断为水肿。中医辨证为湿热蕴结中焦,又复感外邪。治以和胃降逆、清热利湿、疏散外邪。方用半夏泻心汤加减。

处方:半夏泻心汤加紫苏叶 12g,荆芥 10g,土茯苓 15g,薏苡仁 30g,车前子 15g。5 剂,日 1 剂,水煎服。

二诊:服上药 5 剂后仍精神欠佳,纳差,他症消失,复查尿常规正常。继之以补益脾肾调理善后。

　　按 本案水肿与半夏泻心汤所治之证虽异,然病邪郁滞,气机闭阻,升降失调,清浊不分之病机相同,辛开苦降法通常达变可治多种病症。故用半夏泻心汤以通闭泄结,调畅气机,降浊升清,使气机畅、清浊别、泛逆之水平息。

五、内分泌系统疾病

汗证

　　汗证,是汗液外泄失常的病症。主要为人体阴阳失调,营卫不和,毛孔开合不利所致。汗证属临床常见证候,可单独出现,也可作为其他疾病的症状之一而出现。汗证可分为自汗、盗汗、绝汗(或脱汗)、黄汗、战汗。时时汗出,动则更甚,为自汗;睡中汗出,醒来即止,为盗汗;大汗淋漓,或汗出如油,肢冷,呼吸微弱,为绝汗;汗色黄而染衣,为黄汗;急性外感热病中,突然恶寒战栗而后汗出,为战汗。

医案精选
◎案

　　某,男,65岁。以"多关节肿痛间作21年,加重1个月"为主诉初诊。患者既往有胃溃疡病史及肝硬化病史,曾在医院明确诊断为类风湿性关节炎。症见:双膝关节、双手指关节肿胀、疼痛、晨僵、关节活动受限,手指屈伸不利,行走困难,无腰骶部疼痛,右胁偶有疼痛,无发热,纳可,寐安,小便可,大便成形,日行1次。体格检查:一般情况可,心肺腹(-),脊柱无畸形,双下肢无浮肿。生理反射存在,病理反射未引出。专科检查:双膝关节肿胀1度,压痛阳性,双膝活动骨擦音阳性。双手指关节肿胀1度,握力减弱。舌红,苔薄,脉弦数。辨证为湿热痹阻,予中药免煎剂。

　　处方:桑枝、豨莶草各15g,石膏20g,甘草、桂枝各6g、知母、独活、防己、白术、当归各10g。6剂,日1剂,水冲服。

　　二诊:治疗后病情无明显缓解。在治疗过程中,因患者时诉汗出明显,晨起则枕头可因汗浸湿,内衣为汗所湿透,且汗后肌肤发凉不适。白日亦见汗出较多。最初辨证为内热迫汗液外出,故予清热药物组方,予中药免煎剂。

处方:桂枝 6g,牡丹皮、地骨皮、生地黄、佩兰、白芍、泽兰各 10g,甘草 3g。5 剂,日 1 剂,水冲服。

三诊:服上药后,效果不明显。再次检查见舌红苔黄腻,脉弦滑数。辨证为湿热阻胃。方用半夏泻心汤加减,予中药免煎剂。

处方:牡丹皮、地骨皮、白芍、延胡索、川楝子、郁金、炒麦芽、法半夏、干姜各 10g,桂枝、枳实各 6g,黄连 3g。

前后共进 10 余剂,患者出汗症状明显缓解。

按 半夏泻心汤原治小柴胡汤证因误下而成的痞证。痞证为误用下药伤及中气,升降失常,寒热互结,遂成其证。该方以半夏为君,辛开散结,苦降止呕,除痞满呕逆;干姜辛温祛寒,芩连苦寒泄热,泻心消痞为臣;参枣补益中气,甘草调中,为佐使之药。诸药合用,有和胃降逆、开结除痞之功。后人根据其病机特点临床多有扩大其应用范围,如应用于泄泻、呕吐及胁痛、失眠等病症。病机总不离寒热错杂,或脾胃虚弱、湿热中阻等所致的气机升降失调。本案病属汗证,先以清热养阴和营无效,再诊查见舌红苔黄腻,脉弦滑,故知湿热阻滞胃肠,内热迫津液由汗府出而成此证,故以半夏泻心汤安胃除湿热,因病机确切,故胃安而湿热除,汗液随之收敛。

六、风湿性疾病

1.关节痛

关节痛属于中医学"痹症"范畴,是指人体机表、经络因感受风、寒、湿、热等引起的以肢体关节及肌肉酸痛、麻木、重着、屈伸不利,甚或关节肿大灼热等为主症的一类病症。临床上有渐进性或反复发作性的特点。主要病机是气血痹阻不通,筋脉关节失于濡养所致。

医案精选

◎案

某,女,64 岁。以"周身关节游走性疼痛伴怕风怕冷、汗出明显 26 年,加重 2 个月"为主诉初诊。患者曾多年服用中药,自觉无明显疗效。经检查排除类风湿性关节炎、骨关节炎及其他结缔组织病。确诊为风湿寒性关节痛。

症见:四肢多关节游走性疼痛,无肿胀及活动受限。伴明显怕风怕冷,炎热夏季也需穿毛衣毛裤。睡眠尚可,饮食欠佳,二便畅。体格检查:一般情况可,心肺腹(-),双下肢无浮肿。生理反射存在,病理反射未引出。专科检查:双手第3近指关节轻度压痛,无肿胀及活动受限。余关节无异常。舌淡暗红、质嫩,苔浊腻,脉洪迟略紧,右尺及左寸略浮。中医诊断为痹症。辨证为寒湿瘀血痹阻于经络。予中药免煎剂。

处方:桂枝、黄柏、生姜各6g,赤芍、白芍、大枣、知母、当归、白术、防风各10g,甘草3g,黄芪20g。5剂,水冲服,日1剂。

二诊:服上药后,疗效欠佳。在此方基础上加用免煎剂羌活、独活各10g,炮附子6g,以祛风寒湿邪。

三诊:服上药后,亦无显效。在治疗过程中,发现患者时诉胃纳不适,腹胀,有时胃脘部灼热不适。因见舌苔浊腻,舍脉取舌象,辨证为湿热阻胃证,故以半夏泻心汤加减,予中药免煎剂。

处方:党参、干姜、黄芩、川楝子、白术各10g,黄连、甘草、法半夏各3g,麦芽12g。前后共12剂,水冲服,日1剂。

患者不但胃痛、胃胀明显好转,而且周身怕风怕冷等不适感均明显好转。

按 半夏泻心汤原治小柴胡汤证因误下而成的痞证。痞证为误用下药伤及中气,升降失常,寒热互结,遂成其证。该方以半夏为君,辛开散结,苦降止呕,除痞满呕逆;干姜辛温祛寒,芩连苦寒泄热,泻心消痞为臣;参枣补益中气,甘草调中,为佐使之药。诸药合用,有和胃降逆、开结除痞之功。后人根据其病机特点临床多有扩大其应用范围,如应用于泄泻、呕吐及胁痛、失眠等病症。病机总不离寒热错杂,或脾胃虚弱、湿热中阻等所致的气机升降失调。诊为"风湿寒性关节痛",见有关节疼痛,先以祛风寒湿而通络止痛,收效不显;因有纳呆腹胀泛酸,遂改用半夏泻心汤而收功,不唯胃气得安,且其关节痛亦解,是知中气一畅,诸经振奋,阳运邪却,疼痛自除。

2. 类风湿性关节炎

类风湿性关节炎的病因至今并不十分明了,目前大多认为其是人体自身免疫性疾病,亦可视为一种慢性的综合征,表现为外周关节的非特异性炎症。此时患病关节及其周围组织呈现进行性破坏,并致使受损关节发生功能障碍。中医将类风湿性关节炎统属于"痹症"范畴,"痹"即闭阻不通之意。

医案精选

◎案

某,女,67岁。以"确诊类风湿性关节炎10年,复发伴发热、咳嗽半月"为主诉初诊。患者曾在医院明确诊断为类风湿性关节炎。症见:四肢关节疼痛肿胀剧烈,难以忍受,无法活动,伴发热,咳嗽咯白黏痰,纳食差,睡眠欠佳。大便干,小便多。查体:一般情况可,心肺腹(-),脊柱无畸形,双下肢无浮肿。生理反射存在,病理反射未引出。专科检查:双手指关节鹅颈样畸形,双腕关节畸形肿大,压痛阳性。双肘、双肩、双膝、双足趾关节均有轻度压痛,活动受限。舌红,苔黄厚腻,脉弦滑数有力。予激素及慢作用剂治疗后关节疼痛症状缓解,但因胃纳欠佳,无法坚持风湿药物相关治疗,予奥美拉唑后胃部胀满不适略有缓解。据其舌脉,辨证为湿热阻胃。治以半夏泻心汤加减,予中药免煎剂。

处方:半夏、紫苏梗、麦芽、黄芩、干姜各10g,黄连3g,枳实、陈皮各6g。7剂,日1剂,水煎服。

7剂后,胃部胀满疼痛缓解。继后予甲氨蝶呤片、来氟米特等治疗缓解类风湿性关节炎,以好转出院。

按 该患者表现为纳食欠佳,胃部胀满不适,影响脾胃气机升降。诊断为"类风湿性关节炎",但多年服用中西药物损伤胃气,察其舌红,苔黄厚腻,脉弦滑数有力示湿热阻胃之证。脾胃者,谷道也,亦为诸药运为之道,道不畅则药无力以运为,故假道以祛邪,不治湿热痹症而治湿热阻胃以取效。目前多认为根据半夏泻心汤组成,其证型应多为中阳虚弱,寒热可结证,但由文献和实例而知,半夏泻心汤证可不拘泥于该证候,中阳虚弱,湿热阻胃也是其重要证候。薛生白等研究显示本方历代治证不断变化,明清时期涉证最多,并趋向于湿热及痰热证。半夏泻心汤治疗湿热阻胃证的病机可能因为中阳虚弱,脾不为胃行津液,胃本身喜燥恶湿,而湿留于胃脘肠道为邪,日久则湿邪化热而成湿热。故半夏泻心汤在用参、枣、草、干姜护脾阳治本的基础上以半夏开结、黄芩、黄连泄热降浊治标,亦切合湿热内阻肠胃病机。

均非以胃痞为主病,但在治疗过程中出现湿热阻胃证候,故转以半夏泻心汤治湿热证候,缓解了全身症状,揭示了调畅胃气可调畅周身气机。也说明医者临证以中医整体观念为主,谨守病机,辨证施治是疗效的保证。

第二节　妇科疾病

1. 妊娠恶阻

妊娠恶阻是妇科常见疾病,现代医学称之为"妊娠剧吐",临床表现为妊娠早期出现恶心呕吐、头晕倦怠症状,甚至食入即吐。中医认为其主要由痰湿中阻、胃失和降、冲脉之气上逆所致,故治疗以祛湿化痰、健脾和胃、降逆止呕为主,兼顾安胎。然而部分患者病情较为顽固,多方治疗不愈,痛苦殊甚。

临床研究

◎案

理萍采用半夏泻心汤治疗妊娠恶阻患者,方药如下。

处方:制半夏9g,茯苓15g,党参15g,黄芩12g,白术10g,黄连9g,砂仁9g,干姜6g,炙甘草6g,大枣7枚。3剂,日1剂,水煎服。嘱患者少量频服,戒房事。

二诊:患者呕吐已止,精神好转,唯胃纳不振,舌质淡红,苔白,脉滑稍缓,病势已退,继服上方2剂后痊愈。

◎案

阎吉文使用半夏泻心汤治疗13例妊娠恶阻患者,基础方如下。

处方:半夏10g,黄芩8g,党参25g,甘草5g,黄连5g,大枣4枚。

呕吐黄水、头晕、心烦、苔黄腻者加竹茹15g,每日1剂。服药期间要求患者饮食宜清淡,少食多餐,忌肥甘厚味之品。

结果表明:服药 4 剂后,痊愈 6 例;服药 6 剂后,痊愈 7 例。

◎案

姚秀琴用半夏泻心汤加砂仁 9g,陈皮 6g,续断、炒杜仲各 15g,柿蒂 7 个治疗重证恶阻。日 1 剂,寒重者减黄芩、黄连同量,加吴茱萸、生姜;热重者去干姜加生姜 2g;呕吐痰涎者加茯苓。36 例患者,服药 3 剂治愈 12 例,服药 6 剂治愈 15 例,服药 7 剂治愈 9 例,总有效率达 100%。

医案精选

◎案

李某,女,20 岁。1988 年 3 月 26 日初诊。以"停经 50 天,恶心呕吐 5 天"为主诉初诊。伴有全身乏力,嗜睡,厌食,口干苦,欲饮水,但水入即欲吐出。曾服用维生素 B_6、鲁米那(苯巴比妥)等药不效。症见:形体消瘦,精神疲倦,时呕欲吐,舌红苔白,脉滑数。方用半夏泻心汤加减。

处方:半夏、黄芩、紫苏叶、生姜、竹茹各 10g,党参 15g,黄连 6g,甘草 3g。2 剂,日 1 剂,水煎服。

二诊:呕恶减轻,食欲增。上方加白术 10g,继服 3 剂,诸症明显好转。又以香砂六君子汤调服 5 天而痊愈。

◎案

邓某,女,26 岁。2009 年 10 月 13 日以"怀孕 1 月余,恶心、呕吐 1 周"为主诉初诊。现妊娠早期呕恶不食,甚则吐酸苦水,脘腹痞满,嗳气叹息,全身乏力,精神抑郁,头晕思睡,胁痛口苦,舌淡红苔黄,脉弦滑。辨证为肝郁乘脾、郁而化热、胃失和降、冲气上逆。治以疏肝和胃、清解郁热、降逆平冲。方用半夏泻心汤合左金丸加减。

处方:半夏 9g,吴茱萸 1g,黄芩 9g,生姜 6g,太子参 20g,炙甘草 9g,黄连 6g,大枣 4 枚。3 剂,日 1 剂,水煎分 3 次温服,嘱清淡流质富营养饮食。3 剂服完,病愈。

[按] 患者因肝郁化热、胃失和降、冲气上逆而致呕吐。黄连、吴茱萸疏肝泄热、降逆止呕,黄芩助黄连清热并能安胎,太子参、炙甘草、大枣益脾气、助运化并防黄芩、黄连太过苦寒伤脾胃,半夏、吴茱萸、生姜均能降逆和胃、平

冲止呕。诸药相配,则肝郁得疏、脾运热泄、胃气和降、冲气可平而病瘳。

第三节 儿科疾病

1. 便秘

儿童便秘是一种常见病症,其原因很多,概括起来可以分为两大类,一类属功能性便秘经过调理可以痊愈;一类为先天性肠道畸形导致,一般的调理是不能痊愈的;消化不良也是婴幼儿便秘的常见原因之一,一般通过饮食调理可以改善。中医认为,儿童便秘的原因在于其体质燥热。

医案精选

◎案

李某,男,10岁。大便干结,3~4日1行,常食冷饮快餐,矢气频繁,容易急躁,舌胖大边有齿痕,舌苔厚腻白黄,脉滑略弦。辨证为脾寒胃热、枢机不利、肠失传导。治以温脾清胃、顺气导滞。方用半夏泻心汤加减。

处方:半夏10g,党参10g,干姜6g,黄芩10g,黄连6g,熟大黄6g,枳壳10g,升麻6g,甘草6g。7剂,日1剂,水煎服。

二诊:其母代诉,患儿服药1剂,大便即通,继服。每日大便1次,排便畅通。取前药7剂,嘱每日服1次,禁食生冷快餐。

按 周鹰认为,脾胃虚弱、气机升降失调,除可以导致脾之清阳不升而下行的泄泻及胃之浊阴不降而上逆的心下痞硬、干呕、心烦之症外,亦可引起饮食物久留胃肠、滞塞中焦,导致枢机不利、传导迟缓而出现大便燥结之症。可用半夏泻心汤中的党参、甘草益气补中,半夏、干姜辛开散结,黄芩、黄连苦寒降逆,酌加枳壳降气、升麻提气,如此脾胃得益,升降有序,传化复常,大便得通。

2.肠系膜淋巴结炎

Brenneman 综合征,又名咽喉病毒感染伴肠系膜及腹膜后淋巴结炎,肠系膜淋巴结炎。是指由于上呼吸道感染引起的回肠、大肠区急性肠系膜淋巴结炎。常见于 15 岁以下的儿童,在上呼吸道感染后,有咽痛,倦怠不适,继之腹痛,恶心,呕吐,发热,腹痛以脐周及右下腹多见,呈阵发性发作,有压痛和反跳痛,但不如阑尾炎严重,痛点亦不固定。

肠系膜淋巴结炎,属中医学"腹痛"范畴。其病位以肝、肾、大小肠、膀胱为主。多因饮食失宜、寒邪外袭、气滞、虫积、痰饮、瘀血等引起。

◎案

曹某,男,9 岁。7 天前因发热(体温最高 39.5℃),恶心、腹痛,诊断为肠系膜淋巴结炎,给予头孢替硝唑注射液 1.0g 加入 0.9% 氯化钠注射液 100ml 静脉滴注,治疗 7 天,效果欠佳来诊。症见:低热,T 37.2℃,恶心消失,腹痛明显,隐痛呈发作性,纳食可,无呕吐,无汗,二便正常,舌苔厚腻,脉略滑。辨证为湿邪中阻、肠寒于下。治以燥湿散寒、缓急止痛。方用半夏泻心汤加减。

处方:半夏 6g,黄连 3g,黄芩 6g,炒白芍 9g,干姜 6g,太子参 6g,炙甘草 3g。3 剂,日 1 剂,水煎服。

服上药 3 剂后,诸症消失。

按 本病因邪气入里,湿阻中焦,湿易伤阳,肠间寒生,升降失司,气机郁滞而致。半夏泻心汤,半夏、干姜辛温合用,燥湿散寒,和胃降逆;黄芩、黄连苦能燥湿,寒能清热;白芍除腹中邪气,配甘草,酸甘化阴,缓急止痛;太子参、甘草补脾益气而调和诸药。诸药配伍,辛开苦降,寒热并用,补泻兼施,疗效满意。

3.顿咳

顿咳,中医病名。小儿时期感受时行邪毒引起的肺系时行疾病,临床以阵发性痉挛咳嗽,咳后有特殊的鸡啼样吸气性吼声为特征。本病因其咳嗽特征又名"顿呛""顿嗽""鹭鸶咳";因其具有传染性,故又称"天哮呛""疫咳"。顿咳好发于冬春季节,以 5 岁以下小儿最易发病,年龄愈小,则病情大多愈重,10 岁以上则较少罹患。病程愈长,对小儿身体健康影响愈大,若不及时治疗,可持续 2 ~ 3 个月及以上。典型的顿咳与西医学百日咳相符。

医案精选

◎案

张某,男,4 岁半。1996 年 11 月 23 日初诊。患儿素体较弱,1 个月前感冒咳嗽、发热,曾间断用西药,发热退,咳嗽仍作,呈阵发性,昼轻夜重,每次咳的时间为 2 ~ 3 分钟。伴胸闷不适,纳呆,干哕呕吐(呕吐物为白色黏液),大便偏干。症见:体温正常,舌质淡嫩,苔薄腻而润,脉沉弦。辨证为风寒束肺,中焦痰湿阻遏,气机上逆。治以益气宣肺、散痞除满。方用半夏泻心汤加减。

处方:炙麻黄 2g,陈皮 6g,白术 6g,黄芪 8g,茯苓 6g,百部 6g,半夏 6g,干姜 6g,黄连 3g,木香 4g,砂仁 6g,炙桑叶 6g。3 剂,日 1 剂,水煎服。

二诊:连服 3 剂,呕吐渐止,饮食增加,咳嗽轻。再用上方加减调治旬日而愈。

按 呼吸之机司于肺,然欲使呼吸匀畅,与之肺、脾、肾相互协调为用不无相关。《黄帝内经》曰:"聚于胃,关于肺。"本案患儿素体虚弱,复感外邪,携中焦痰湿上迫于肺,故以温肺散寒治上焦,辛开苦降调中焦,取本方之意,寒温并用,意在调和胃肠为先,更免伤津耗液之弊,以防虚虚实实。

4.功能性消化不良

功能性消化不良是指具有上腹痛或上腹烧灼感、上腹胀等症状,经检查排除了引起这些症状的胃肠道、肝胆道及胰腺等器质性疾病的一组临床综合征,症状可持续或反复发作,症状发作时间每年超过 1 个月。临床症见早饱、嗳气、食欲不振,恶心、呕吐、上腹不适等。

该病属于中医学"痞满""纳呆"范畴。该病主要涉及肝、脾、胃三脏,可虚实兼见、寒热错杂,故治疗上采用辛开苦降为主,攻补兼施。

医案精选

◎案

杨某,女,5 岁。于 2 年前因吃香肠过多而呕吐,腹泻腹胀,曾经多医治疗,吐泻暂止,常因起居不慎,饮食不节而反复发作,继而出现偏食、厌食、消瘦等症状,多次至上级医院检查,以消化不良、慢性肠胃炎而给予西药治疗,效果不佳,为求中医系统治疗来诊。辨证为积滞内停、损伤肠胃、虚实夹杂、功能失调。治以攻补兼施、调和肠胃。方用半夏泻心汤加减。

处方:半夏、干姜、黄芩各6g,黄连、大枣、甘草各5g,党参6g,焦麦芽、焦神曲、焦山楂各9g,砂仁3g。2剂,日1剂,水煎服。

二诊:连服2剂症状减半,食饮增加。仍守原方,每日3次。3剂而愈,随访至今未发,身体健康。

按 半夏泻心汤原为治疗小柴胡汤证误下,损伤中阳,外邪入侵,寒热互结于心下而痞,所治主症与功能性消化不良相似,具有和阴阳、顺升降、调虚实之效。方中半夏、干姜燥湿化痰,降逆消痞,温中散寒;黄连、黄芩苦寒燥湿,清热泻火,四药配伍,辛苦合用,能和胃降逆、开结散痞,以除寒热湿互结之邪气,邪去则脾升胃降,运化自如。党参、甘草、大枣健脾补中和胃,寒热一除,中焦气机恢复,诸症自除。全方辛开苦降,寒温并用,补泻兼施,随症加减,便能集温、清、消、补、和、下诸法于一体,使脾气得升,胃气得降,气机通畅,升降之枢得复,从而使胃肠运化功能恢复其正常的生理状态。

5. 咳嗽

咳嗽是一种呼吸道常见的突发性症状,咳嗽由气管、支气管黏膜或胸膜受炎症、异物、物理或化学性刺激引起,咳嗽时先是声门关闭,呼吸肌收缩,肺内压升高,然后声门张开,肺内空气喷射而出(通常伴随着声音)。咳嗽具有清除呼吸道异物和分泌物的保护性作用。

中医学认为咳嗽的病因是肺气不清,失于宣肃,上逆作声。

医案精选

◎案

刘某,男,14岁。咳嗽2月有余,经多方治疗无效。咳嗽每于午后加重,咳甚则吐,咳有痰声,咯痰不爽,肚腹胀满,不思饮食,大便干结如球,舌质白,苔黄厚腻,脉象弦滑,沉取略感无力。辨证为脾胃失调、腑气不通、肺失清肃。治以辛开苦降、宣畅气机。方用半夏泻心汤加减。

处方:半夏10g,干姜6g,党参10g,甘草6g,黄连6g,黄芩10g,焦麦芽、焦神曲、焦山楂各 30g，熟大黄 10g，大枣 4 枚。服 3 剂药后咳愈便通。

按 周鹰治病十分重视脾胃的调理。每遇顽固性咳嗽时，常提及《素问·咳论》所云咳嗽："皆聚于胃，关于肺。"认为咳嗽源于胃、发于肺，脾胃失运，气机升降失调，致使腑气不通，继则肺失清肃，是导致咳嗽顽固不愈的重要原因。用半夏泻心汤调理中焦，使气机升降有序、腑气得通、肺气得清，而中治咳之的。治咳不治肺而调中，实为治病从本。

6. 黄疸

黄疸是常见症状与体征，其发生是由于胆红素代谢障碍而引起血清内胆红素浓度升高所致。临床上表现为巩膜、黏膜、皮肤及其他组织被染成黄色。

中医学认为黄疸是以目黄、身黄、小便黄为主要临床表现，其中以目睛黄染为本病特征。形成黄疸的病理因素，主要是湿。《金匮要略》记载："黄家所得，从湿得之。"由于湿阻中焦，脾胃功能失常，影响肝胆的疏泄，以致胆汁不循常道，溢于肌肤，而发生黄疸。而对于黄疸的辨证，以阴阳为纲，分为阳黄和阴黄，阳黄以湿热为主，阴黄以寒湿为主。治疗时多选化湿邪、利小便之法。

医案精选

◎案

乔某，女，9 岁。1993 年 6 月 10 日初诊。诉由外感致发热乏力厌油 3 天。时经当地诊所按"上呼吸道感染"给予"青霉素"等治疗罔效。体格检查：T 38℃，巩膜发黄，腹部按之满硬，右胁下压痛，肝剑下 2cm，小便色黄如浓茶，大便不爽，黄疸指数 14，谷丙转氨酶（ALT）96U/L，舌质淡红，苔腻微黄，脉滑数。中医诊断为黄疸。辨证为外感不彻入里化热，中焦湿阻。方用半夏泻心汤加减。

处方：半夏 6g，茯苓 10g，黄芩 4g，黄连 3g，党参 6g，甘草 6g，炒白芍 10g，干姜 3g，白豆蔻 6g，砂仁 6g，茵陈 10g，大枣 2 枚。5 剂，日 1 剂，水煎服。

二诊：服上药 5 剂后，精神饮食明显好转，小便量多，体温正常，苔薄腻，脉滑。因急于上学嘱其以茵陈、大枣、山楂适量煎水代茶饮，半月后痊愈。

按 小儿脏腑娇嫩,易寒易热,此患儿感受外邪,则寒从热化,斯时虑其单用苦寒之品虽能清热又能退黄,但更有碍伤及脾胃。故遵张仲景"见肝之病,知肝传脾,当先实脾"之训,故取半夏降逆止呕,黄芩、黄连清热泄痞以和中;党参、甘草、大枣、干姜以健中益气;配砂仁、白豆蔻、茯苓以醒脾开胃化湿;白芍、茵陈兼以养肝清热为之佐。合而投之,果如桴鼓之效。

7. 泄泻

泄泻亦称"腹泻",是指排便次数增多,粪便稀薄,或泻出如水样。古人将大便溏薄者称为"泄",大便如水注者称为"泻"。本病一年四季均可发生,但以夏秋两季多见。本证可见于多种疾病,临床可概分为急性泄泻和慢性泄泻两类。小儿夏季腹泻,中医辨证属于胃热肠寒者,用半夏泻心汤治之,多能取效。

医案精选

◎案

某,平素瘦弱,夏天因夜间腹部受凉突然出现泄泻,水样便,日七八次。症见:口渴喜饮,舌红,苔黄腻,脉数。中医诊断为泄泻。辨证为胃热肠寒。方用半夏泻心汤加藿香10g、山楂15g、茯苓10g。2剂而愈。

◎案

某,女,52岁。因肠道良性肿瘤术后泄泻5月余,日五六次,食少神疲,肠鸣腹痛,心烦少寐,舌红,苔腻微黄,脉滑。中医诊断为泄泻。辨证为脾气亏虚、寒热错杂。方用半夏泻心汤加藿香10g、茯苓15g。服3剂大便转为正常,继服本方30余剂告安。

◎案

黄某,女,3岁。1996年5月18日初诊。其母代诉:1周前因食生冷,腹泻日五六次,延医诊治,予中成药参苓白术散,服药4日因疗效不明显而就诊。症见:面黄形瘦,纳差,时干呕欲吐,腹痛肠鸣,大便水样夹不消化物,舌质嫩红,苔腻微黄,脉弦滑无力。辨证为胃失和降、寒热互结。治以调中消痞、化湿和胃。方用半夏泻心汤加减。

处方:党参5g,半夏5g,黄芩3g,黄连3g,干姜3g,茯苓5g,山楂5g,山药

8g,大枣2枚。翌日渐感安和,精神饮食好转,呕止泻轻,续服5剂告瘥。

按 本案思前服参苓白术散疗效不显,四诊合参,因食生冷,胃肠运化失常,寒热互结使然。脾不在健而在运,小儿消化之疾,诚以审其虚实寒热为大法。

◎案

王某,男,14岁,学生。患慢性腹泻6年余。大便日二三次,腹痛喜温喜按,肠鸣,泻下痛减,心痞满,食冷则腹泻加重,食欲不振,伴身困乏力嗳气,小便短黄,舌质红,苔腻微黄,脉濡数。间断用中西药治疗,疗效欠佳。中医诊断为腹泻。因其腹泻多年,中阳必虚,故辨证为脾胃升降失常,浊气中阻,虚热内生,寒热互结,枢机逆乱,寒热虚实并见。治以平调虚实、和解寒热。方用半夏泻心汤加减。

处方:半夏6g,党参6g,干姜6g,黄芩6g,黄连6g,白芍9g,炒白术9g,炙甘草3g,生姜、大枣为引。7剂,日1剂,水煎服。

二诊:患者自诉肛门热、心下痞满、胃中热症状消失,但仍食欲不振,身困乏力,嗳气,大便每日2次,苔腻,脉濡数。药证相投,继服上方7剂。

三诊:服上药7剂后,大便正常,每日1次,诸症悉除。半年后随访无复发。

按 慢性腹泻为腹泻反复发作,病程长久,迁延不愈,以大便次数增多、水样便为主,伴或不伴有腹痛、肠鸣、赤白黏冻、小腹下坠、腹胀、嗳气等。多见于西医之慢性肠炎、肠易激综合征、肠功能紊乱等疾病中,临床较为常见,但治疗却难收速效。本病当属中医学"泄泻"之"久泻"范畴,其病位主要在胃、肠,涉及脾、胃、肾。病机以脾肾不足为主,因为脾胃虚弱,运化不健,湿从内生,积于肠道,致使肠运失司,不能泌别清浊,泄泻发作;或肾阳衰微,温煦乏力,三焦气化失司,水液不循常道,留于肠间,发为泄泻。病程日久,正虚邪恋,多见本虚标实、寒热错杂之证。本案患者脾虚胃弱,脾虚则肠寒,胃弱则湿停,久而蕴热,寒热错杂,交于中焦,升降失司,不得升清,水湿下趋而为泄泻,肠寒则腹痛隐隐,气机壅滞则肠鸣,治疗当以辛开、苦降、补虚为主,兼以祛湿、和中。干姜辛温,和胃散寒;黄芩、黄连苦能燥湿,寒能清热;白芍除腹中邪气;炒白术、甘草补益脾气而调和诸药,使寒热得调,胃气得和,升降复常,标本兼顾,缓急得宜,疗效满意。

8.乳蛾

以咽喉两侧喉核(即腭扁桃体)红肿疼痛,形似乳头,状如蚕蛾为主要症状的喉病。发生于一侧的称单乳蛾,双侧的称双乳蛾。乳蛾多由外感风热,侵袭于肺,上逆搏结于喉核;或平素过食辛辣炙煿之品,脾胃蕴热,热毒上攻喉核;或温热病后余邪未清,脏腑虚损,虚火上炎等引起。

医案精选

◎案

刘某,男,5岁。1995年11月3日初诊。患儿数日过食香燥食物后,渐感咽痛声嘶,咽食困难2天,伴脘闷纳呆、大便偏稀臭浊,日1~2次,手足心热,测体温正常,咽充血,双侧扁桃体Ⅱ°肿大,舌质红,苔腻微黄,脉滑数。辨证为胃失和降、湿聚于下、积热在上。方用半夏泻心汤加减。

处方:半夏3g,鸡内金6g,山楂3g,黄芩3g,黄连3g,甘草5g,党参3g,蒲公英3g,桔梗5g,山豆根3g。

2剂药后大便调和,咽痛轻,饮食增加。继予上方5剂,余症皆除。

按 足阳明胃经其支脉上循喉咙,下膈络脾。患儿过食香燥则肠胃伤,胃失和降,燥火易动,积热于上,湿聚于下,以此方加减,标本兼顾,适中病机。

9.小儿厌食

厌食是指小儿较长时期见食不贪,食欲不振,甚则拒食的一种常见的病症。辨证应辨病在脾或在胃。在胃者,以胃阴不足为主,症见厌食而口干多饮,大便干结,舌红少津。在脾者,以脾运失健为主,症见:厌食,面色少华,腹胀便溏,舌淡苔白。总的治疗原则为健运脾气、养阴益胃。

医案精选

◎案

于某,男,5岁,食欲不振3个月。表现为进食后易饱胀,甚至恶心呕吐,大便溏薄,每日二三次,舌淡,边尖红,苔薄腻,脉弦。辨证为脾胃虚弱、运化失常、升降失常。治以补益脾胃、和中降逆。方用半夏泻心汤加减。

处方:半夏6g,黄连3g,干姜6g,党参6g,茯苓6g,焦神曲、焦麦芽、焦山楂各9g,大枣15g,陈皮6g,炙甘草3g。3剂,日1剂,水煎服。

二诊:服上药3剂后,进食增加,无恶心呕吐,大便正常,再服3剂进食量接近同龄儿童,继服3剂以巩固疗效。

按 厌食是以长期食欲不振、厌恶进食为特征的小儿常见脾胃病症。小儿脏腑娇嫩,形气未充,脾常不足,其运化功能相对薄弱,一旦病邪侵袭肠胃,不但易于饮食停滞不化而见脘腹胀痛,而且常影响肠胃功能,气机升降失调,既可见胃气上逆之呕吐,又可见大肠传导失职之泄泻。其主要病机为脾胃运化失健,升降失调,同时兼有寒热错杂,虚实夹杂,所以治疗要消食导滞,调和肠胃。半夏泻心汤具有调理中焦、补虚泻实的功能,治疗小儿厌食有很好的疗效。方中姜夏之辛,黄连之苦,苦辛通降,气机调和,升降复常,吐泻自止。其二是调和寒热。小儿寒暖不知自调,饮食不知自节,往往脾胃常因饮食之寒热所伤,致寒热夹杂,消化不良,呕逆吐泻等,故用黄连之寒以清肠热,姜夏之温以散胃寒,寒热并用,清热散寒,胃肠自和,饮食自消。其三是攻补兼施。研究报道,半夏泻心汤具有促进胃排空、促进血浆胃动素释放的作用。

第四节 皮肤科疾病

1. 斑秃

瘢痕性脱发,现代医学称为斑秃,是突然发生于身体任何长毛部位的局限性脱发,指各种原因引起的毛囊破坏形成瘢痕,从而产生永久性秃发。本病中医称"鬼剃头""油风"。如《诸病源候论》记载:"有人风邪在于头,有偏虚处,则发秃落,肌肉枯死,或如钱大,或如指大。发不生,亦不痒,故谓之鬼舐头。"《外科大成》记载:"油风则毛发成片脱落,皮肤光秃,痒如虫行者是也,由风热乘虚攻注,血不能养荣所致。"

医案精选

◎案

某,女,30 岁,因脱发 1 年,反复治疗效果不佳前来就诊。症见:头顶有两处斑片状脱发,直径 1cm 左右,周边基本无毛发生长,伴纳呆,食凉则胃脘不适,大便溏,纳多则嘈杂呕吐,时有热感,双手发凉,苔薄白,脉沉滑。审其舌、脉、症,辨证为中焦阳虚、痰湿中阻、运化失职、毛发失润。治以温中和胃、佐以清热。方用半夏泻心汤加减。

处方:半夏 12g,黄连 8g,黄芩 6g,干姜 9g,党参 12g,炙甘草 5g,牡丹皮10g,代赭石 18g,吴茱萸 9g。7 剂,日 1 剂,水煎服。

二诊:服上药 7 剂后,脱发较前减少,胃脘症状较前有所减轻,饮食较前增加,其他症状如上,舌脉如前。继以上方加减。

处方:半夏 12g,黄连 8g,黄芩 6g,干姜 9g,党参 12g,炙甘草 5g,代赭石15g,吴茱萸 10g,当归 15g,怀牛膝 25g,生黄芪 15g。7 剂,日 1 剂,水煎服。

三诊:服上药 7 剂后,脱发继续好转,毛发生长较前多而色黑,纳可,食多泛恶基本消失,胃嘈杂已无,手足较前温,舌脉如前。效不更方,仍以上方加减。

处方:半夏 12g,黄连 8g,黄芩 6g,干姜 9g,党参 12g,炙甘草 5g,吴茱萸10g,当归 15g,怀牛膝 25g,生黄芪 15g,制何首乌 15g。7 剂,煎服法守前。

后自行服三诊药 1 月余,脱发止,斑秃消失,胃脘已无不适,自行停药,至今未复发。

按 患者纳呆,食凉则胃脘不适,便溏皆为中焦虚寒所致,纳多则嘈杂呕吐,时有热感提示体内有郁热,双手发凉(斡旋失职,阳气不达),辨为寒热错杂,方选半夏泻心汤加减,实为据其病机,遣方用药。临证应用时,不必诸症悉具,但凡病机相契,即可获效。

2. 脂溢性皮炎

脂溢性皮炎是指皮脂腺分泌功能亢进。表现为头皮多脂、油腻发亮、脱屑较多,在皮脂发达部位较易发生,是发生在皮脂溢出基础上的一种慢性炎症,损害为鲜红或黄红色斑片,表面附有油腻性鳞屑或痂皮,常伴有不同程度瘙痒,成年人多见,亦可见于新生儿。

该病属于中医学"白屑风""面游风"和"纽扣风"等范畴。《医宗金鉴》中白屑风为:"此证初生发内,延及面目,耳项燥痒,日久飞起白屑,脱去又生。"而面游风为:"此证生于面上,初发面目浮肿,痒若虫行,肌肤干燥,时起白屑。"中医学认为其病因为肌热当风,风邪入侵毛孔,郁久血燥,致肌肤失养而成;或因过食辛辣厚味及油腻,湿热内蕴,外受风侵,以致阳明胃经湿热挟风而成。若发生在头部称为白屑风;在面部,则为面游风。

医案精选

◎案

某,女,61 岁。2010 年 2 月 1 日初诊。主诉:印堂至鼻旁沟、颏部油性红斑及密集丘疹,瘙痒 2 月余。2 个月前始于鼻旁沟出油性红斑,瘙痒,皮损渐扩大,累及颏及印堂。曾服中药出现腹泻、胃痛。现印堂至鼻旁、颏部形成条带状油性红斑及细小丘疹,瘙痒,纳差,食后胃中不适,少寐多梦,耳鸣,平素脾气急,易怒,大便干,2 日 1 次;舌淡,苔淡黄而腻,脉右沉稍弦,左稍弦。西医诊断为脂溢性皮炎。中医诊断为面游风。辨证为上热下寒、肝气不调。治以清上温下、疏肝健脾。方用半夏泻心汤加减。

处方:黄芩 15g,黄连 7g,干姜 9g,茯苓 20g,清半夏 12g,陈皮 9g,柴胡 10g,薄荷 5g(后下),地肤子 20g,甘草 6g,党参 12g。7 剂,日 1 剂,水煎服。

二诊:服上药 7 剂后,丘疹消退,红斑减轻变淡,舌淡,苔黄,脉沉,胃中较前舒适。原方加生桑白皮 12g,15 剂,水煎服。

三诊:印堂部红斑基本消退,颏部明显变淡,余处亦缩小,痒止,舌同前,脉右弱,左沉。仍用原方加减,共治疗 2 月余,皮损完全消退而愈,随访至今未复发。

按 脂溢性皮炎中医称之为面游风,新世纪全国高等中医药院校规划教材(简称"七版教材")《中医外科学》将其分为风热血燥型和肠胃湿热型,该患者皮疹出于鼻旁、口周部,乃足阳明胃经循行部位,局部皮损红,如果仅看皮损很容易将此患者辨为肠胃湿热型,但仔细询问病史及用药史得知其脾胃素虚,在他处服寒凉药已久,且服药后腹泻,再观其舌淡,苔淡黄而腻,辨证为寒热错杂证。用半夏泻心汤辛开苦降,健脾和胃,柴胡、薄荷调其肝气。虚寒得温而复,湿热得苦而除,肝气得疏而畅,脾、胃、肝的病态解除,功能恢复,皮损自然消退而愈。

3.痤疮

痤疮,俗称"青春痘""粉刺""暗疮"。是一种以颜面、胸、背等处丘疹如刺,可挤出白色碎米样粉汁为主要临床表现的皮肤病。

该病属中医学"面疮""酒刺""肺风粉刺"等范畴。中医将其分为肺经风热、肠胃湿热、痰湿瘀滞三种类型。

医案精选

◎案

某,女,32 岁。2008 年 10 月 30 日初诊。主诉:额部及面颊部出现密集丘疹及粉刺 3 年,曾多处治疗效不佳。纳欠佳,时恶心,胃中不适,多梦形疲;舌淡白,边有齿痕,苔薄白,脉细弱。诊断为痤疮。辨证为上热下寒。治以辛开苦降。方用半夏泻心汤加减。

处方:黄芩 15g,黄连 5g,党参 15g,干姜 9g,陈皮 9g,姜半夏 10g,桔梗 10g,赤芍 12g,炒酸枣仁 20g,连翘 18g,蒲公英 30g,炙甘草 9g。10 剂,日 1 剂,水煎服。

二诊:服上药 7 剂后,皮疹大部消退,舌淡红,苔薄白,脉右弱,左平。上方干姜减为 6g,去桔梗,加蜈蚣 2 条。继服 9 剂。

三诊:丘疹全部消退,仅剩少许粉刺,舌淡胖,苔薄白,脉右弱。继以上方加减。

处方:黄芩 12g,黄连 5g,党参 15g,干姜 6g,当归 12g,砂仁 9g,茯苓 18g,山药 15g,蒲公英 30g,连翘 18g,甘草 6g。10 剂,日 1 剂,水煎服。

按 痤疮,中医称之为粉刺,七版教材《中医外科学》将其分为肺经风热、肠胃湿热、痰湿瘀滞三型。但在临证中其临床证候复杂,以上三型不能满足临床辨证需要,又增加了脾湿肺热、肝经郁热、阴虚火旺、上热下寒、毒热壅面五型,并以此指导临床,每获良效。本案面部出红丘疹及粉刺,是肺经蕴热,而舌淡苔白,纳食不佳,恶心,则又系脾胃虚寒,即上热下寒。此时若单纯苦寒清热,必致脾胃更寒,甚或腹泻,选择寒热并用的半夏泻心汤加减治疗上热下寒型痤疮,清上温下,别出心裁,屡收奇效。痤疮上热下寒型的证候特点为:素体不健,五脏不调,肺有蕴热,而脾胃虚寒。临床主要表现为形体瘦弱,自幼多病,面部丘疹,粉刺,或有脓疱,饮冷则胃痛不适,或大便溏泄,畏寒肢冷;舌淡白或淡红,边有齿印,苔白腻或淡黄腻,脉细弱。本案患者用半夏泻心汤之黄芩、黄连清上焦热,党参、干姜、姜半夏、陈皮、炙甘草温中健脾,和胃止呕,加连翘、蒲公英解毒散结,桔梗宣肺,炒酸枣仁养心安神。药证相合,用药精当,故收效迅速。

4.糖皮质激素依赖性皮炎

糖皮质激素依赖性皮炎是因长期反复不当的外用激素引起的皮炎。表现为外用糖皮质激素后原发皮损消失,但停用后又出现炎性损害,需反复使用糖皮质激素以控制症状并逐渐加重的一种皮炎。常见的临床表现为皮肤潮红、丘疹、皮肤萎缩、毛细血管扩张、痤疮样及酒渣鼻样皮疹等,伴烧灼感、疼痛、瘙痒、干燥、紧绷感,停止外用糖皮质激素后则皮肤病复发,出现反跳现象。

该病属于中医学"面游风""药毒""粉花疮""风毒""黧黑斑"等范畴。

医案精选

◎案

某,女,41岁。2010年5月1日初诊。主诉:面部可见红色丘疹,红斑,伴脱屑20余年,痒甚。20余年前无明显原因面部出现红色丘疹,红斑,伴脱屑,常用糖皮质激素药膏外搽,有效,停用则加重,曾在多家医院诊断为激素依赖性皮炎,中西医结合治疗,疗效不佳,迁延至今。症见:面部淡红斑,脱屑,瘙痒,皮损边界不清,大便溏,每日二三次,月经量少;舌质偏淡,苔腻淡黄,脉弱。中医辨证上热下寒。治以清上温下。方用半夏泻心汤合玉屏风散加减。

处方:黄芩15g,黄连6g,干姜9g,清半夏10g,黄芪20g,防风12g,炒白术10g,荆芥9g,白鲜皮20g,炙甘草6g。15剂,日1剂,水煎服。

二诊:面部丘疹、红斑均消退,尚有少许脱屑,舌尖红,苔淡黄腻,脉同前。脾胃虚寒已除,上方去干姜、白鲜皮,加牡丹皮12g,继服15剂。

三诊:皮疹完全消退,舌暗稍红,苔薄黄腻,脉弱。

处方:黄连7g,清半夏10g,生黄芪20g,防风12g,茯苓20g,栀子12g,牡丹皮12g,通草6g,桑叶9g。15剂,日1剂,水煎服,以巩固疗效。

按 糖皮质激素依赖性皮炎是一种较难治的皮肤病,有关其中医证候的研究很少,目前治疗多采用凉血清热、祛风止痒之剂。本病证候复杂,绝非单纯苦寒清热之剂所能通治,必须认真辨证。本案患者面部淡红斑,脱屑,瘙痒,按皮损辨证属心肺蕴热,但舌淡,脉弱,便溏,皆是脾胃虚寒之象,形成上热下寒之证。经用半夏泻心汤加玉屏风散加减治疗,20余年之顽疾,短短半月,皮损基本消退,再服半月,皮损完全消退。

5. 黄褐斑

黄褐斑俗称"蝴蝶斑""肝斑"或者"妊娠斑"。主要发生在面部,以颧部、颊部、鼻、前额、颏部为主。为边界不清楚的褐色或黑色的斑片,多为对称性,是一种常见的发生于面部的后天性色素沉着过度性皮肤病,发生于日晒部位,并于日晒后加重。中青年女性多见,病程慢性,无明显自觉症状。

该病属于中医学"黧黑斑"范畴,其主要病机是肝郁、脾虚、肾阴虚、肾阳虚、气滞血瘀等,《中国医学大辞典》中说:"此症由忧思抑郁,血弱不华,火燥精滞而成,多生于面上。"

医案精选

◎案

某,女,31岁,2009年8月18日初诊。主诉:面部出现淡褐色斑片5年。患者5年前无明显诱因而面部出现淡褐斑,伴胃中不适,口苦;舌淡红而胖,苔黄腻,脉弱。西医诊断黄褐斑。中医诊断为黧黑斑。辨证为寒热错杂、气血瘀滞。治以清上温下、活血化瘀。方用半夏泻心汤加减。

处方:姜半夏10g,黄连8g,干姜7g,党参12g,陈皮9g,生薏苡仁20g,当归15g,丹参20g,玫瑰花9g,炙甘草9g。7剂,日1剂,水煎服。

二诊:服上药后,色斑减轻,舌淡红,黄腻苔退去大半,脉同前。守上方加减连服60剂,色斑基本消退。因月经量少,腰痛,改用他方。

处方:当归15g,白芍18g,熟地黄20g,炒续断12g,怀牛膝15g,川芎12g,茯苓30g,厚朴9g,黄芪20g,生薏苡仁20g,黄连6g,首乌藤15g。水煎服,每日2次。又服1个月,色斑完全消退,随访至今未发。

按 本病中医称为"黧黑斑",多与肝、脾、肾三脏病变有关,常虚实夹杂,而气血瘀滞是其色斑产生之直接原因。本案是黄褐斑的较少见证型。患者系寒热错杂于中焦,而气血瘀滞于面部,寒热错杂则气机不利,血行不畅,面生淡褐斑。治疗用半夏泻心汤寒温并用,适当添加活血行瘀之品,脾胃功能恢复,气血通畅,则色斑自然消退。

第五节 耳鼻喉科疾病

梅尼埃病

梅尼埃病,又称美尼尔综合征,是膜迷路积水的一种内耳疾病,本病以突发性眩晕、耳鸣、耳聋或眼球震颤为主要临床表现,眩晕有明显的发作期和间歇期。

该病属于中医学"耳眩晕"范畴。本病病因较复杂,有因肾虚精髓不足,髓海空虚,耳窍失养所致;或因心脾虚弱,气血亏少,兼升清降浊功能失职,清气不能上奉头部,上部气血供养不足所致;或因肾阳虚衰,不能温化水液,水湿停聚,上泛清窍所致;或因肝气郁结,化火生风,风火上扰清窍所致;或因脾失运化,聚湿生痰,阻遏阳气,清阳不升,浊阴不降,蒙蔽清窍所致。

医案精选

◎案

张某,女,40岁。自诉眩晕症6年,发作时天旋地转,眼黑,耳鸣。西医诊为梅尼埃病,用西药治疗,症状可缓解,易反复。初诊症见:头晕,天旋地转,眼黑,耳鸣,伴有呕吐,倦怠懒言,少气乏力,不思饮食,便溏,舌红,苔薄黄腻,脉弦。详询病史,审症察脉,辨证为湿热痞阻中焦。治以辛开苦降、健脾祛湿。方用半夏泻心汤加减。

处方:姜半夏 10g,黄芩 10g,黄连 6g,干姜 3g,党参 10g,竹茹 10g,枳壳 10g,炙甘草 5g,天麻 12g,白术 15g,大枣 5 枚,焦神曲、焦麦芽、焦山楂各 15g。7 剂,日 1 剂,水煎服。

二诊:服上药后,诸症悉减,嘱其继服 7 剂,以巩固疗效。随访至今,未见复发。

按 脾主运化,中焦运化失职,痰湿内生,湿郁化热,湿热蒙蔽清窍,气血不能上荣,故见头晕,眼黑;湿热壅塞中焦,气机不畅,故见不思饮食,便溏等;此病获效明显,皆因病机把握准确,故临证应用,重在把握其病机。

◎案

某,女,28 岁。诉患眩晕近 4 年,发作时自觉天旋地转,张目则呕吐,喜卧静睡。西医诊断为梅尼埃病,对症治疗能暂时控制病情,但易反复。近日因劳累复发,就诊时眩晕频作,动则加剧,目不能开,伴有呕吐,倦怠懒言,纳少便溏,喜卧睡,不思饮食,口气臭秽,舌红,苔黄腻略厚,脉弦。辨证为湿热痞阻中焦。治以辛开苦降、祛湿通络止眩。方用半夏泻心汤加减。

处方:半夏泻心汤原方加天麻 15g,白术 15g,茯苓 15g,藿香 12g,陈皮 6g。2 剂,日 1 剂,水煎服。

二诊:服上药 2 剂后,眩晕止,再服则食纳转佳。继服半月余巩固疗效,随访半年未复发。

按 半夏泻心汤是《伤寒论》为少阳误治导致虚痞而设,由半夏、黄芩、黄连、干姜、人参、炙甘草、大枣 7 味药组成,为辛开苦降、调阳和阴、促使脾胃运化正常的方剂。因其配伍精当,效专力宏,故后世广泛应用于各种消化系统疾病的治疗。临证若能辨清寒、热、虚、实 4 个要点,准确分析病机,应用本方对内科多种疾病如不寐、眩晕、水肿、咳喘等均有意想不到的疗效。

第六节 口腔科疾病

1. 牙龈肿痛

牙龈肿痛,即牙齿根部痛,而且其周围齿肉肿胀,故称牙龈肿痛,也叫牙肉肿痛。牙龈肿痛主要是牙龈有炎症,牙龈下的炎症通过牙缝,牙结石,口腔死角进行多方位的传播,导致牙龈附着牙菌斑而导致牙龈肿痛。引起牙龈肿痛的原因主要包括牙龈脓肿、牙周脓肿、智齿冠周炎或根尖周炎等,最为常见是牙周脓肿引起的病症,年轻人多见智齿冠周炎。

中医认为手阳明大肠经入下齿中,足阳明胃经入上齿中,又肾主骨,齿为骨之余,牙龈的病变一般都归之于胃、肾、大肠。如果牙龈无肿痛而出血的,是肾阴虚而虚火上炎,治以滋肾水;牙龈肿痛而出血的,是胃中实火上冲,治当清胃热。

医案精选

◎案

叶某,女,70岁。1993年9月23日初诊。患者为全口义齿,10日前曾患"感冒",治愈后面牙龈肿痛渐起,不能再戴义齿,故而影响咀嚼,至牙科诊为"牙龈炎",而以"螺旋霉素""灭滴灵"口服治之。然服药5天,未见好转,遂求治于中医。症见:前上齿龈红肿,未见脓点,形神疲惫,腹胀恶心,饮食无味,舌尖红,苔白微腻,脉细。脉症合参,辨证为脾胃虚弱、阴火上犯。治以寒热兼施、清补并进。方用半夏泻心汤加减。

处方:黄连3g,炒黄芩10g,党参15g,法半夏10g,干姜5g,炙甘草5g,细辛3g。3剂,日1剂,水煎服。

二诊:自诉服上药1剂,则肿痛减轻,3剂尽,牙龈肿痛痊愈,饮食渐增,精神转佳。至今未发。

按 李东垣云:"火与元气不两立,一胜则一负,脾胃虚弱,则下流于肾,阴火得以乘土位。"患者年高体弱,复感外邪,更伤元气,故虚火乘土而升,方用半夏泻心汤温中泻火,升清降浊;细辛能治口齿之疾,且归肾经,加之益增其效。使阴阳平调,阴火得消,牙龈肿痛乃除。

2. 口腔溃疡

口腔溃疡又称为口疮,表现为口腔黏膜上的表浅溃疡,大小不等,常呈圆形或椭圆形,溃疡面凹陷,周围充血,并伴有灼痛感。该病虽具自限性,1~2周便可自愈,但亦有呈周期性反复发作者,给患者说话、进食带来痛苦。

口腔溃疡属中医学"口疮""口糜"范畴。现代医学认为其发病机制与机体免疫功能失调有关。中医认为其病机主要有脾胃积热、阴虚火旺与中气不足,然与心火上炎有关。《圣济总录》言:"口疮者,由心脾有热,气冲上焦,熏发口舌,故作疮也。"《口齿类要》:"口疮上焦实热,中焦虚寒。"《古今医鉴》口舌条云:"服口疮服凉药不愈者,乃中气虚。"《杂病源流犀烛》说:"心热亦口糜,口疮多赤……或服凉药不效,阴亏火泛,亦口糜。"

医案精选

◎案

康某,男,28岁。1985年4月26日初诊。患慢性口腔溃疡3年,每遇春夏之季而发,病发时疼痛不堪,言语困难,食物难进,久医不效。今春以来,病又复发,至今20天余,口舌疼痛,不能食物,口干口苦,唾液多,便干溲赤。曾服用维生素之类及中药清热利湿之剂,仍不能缓解。且胃脘痞满不舒,时作隐痛。症见:口舌溃烂,呈散在多发的点状溃疡,中间呈白色荚膜,周围红色而突起,触之痛甚。舌尖、边红,苔薄黄,脉数。方用半夏泻心汤加减。

处方:半夏、黄连、牛膝、黄芩各10g,党参15g,甘草、干姜各6g,吴茱萸2g,大黄5g。2剂,日1剂,水煎服。

二诊:服上药2剂后,口舌疼痛大减,能进食面条之类。口舌溃疡减半。继上方加玄参15g,继服上药3剂。

三诊:服上药3剂后,口腔溃疡消失,进食物无痛苦。上方去黄连、大黄,加白术10g,继服10余剂而愈。

◎案

何某,女,41 岁,教师。1991 年 8 月 30 日初诊。口腔溃疡反复发作已 3 ~ 4 年,每遇劳累或寐差而诱发。此次发作历时 2 个月,曾住某医院内科病房,以抗生素及维生素类药物治疗疗效不佳;后又服中药清热降火之剂数十剂,并以西洋参代茶饮用,仍收效甚微。症见:舌边四五个溃疡点,大者如黄豆,边红中白,疼痛难忍而咀嚼尤加,故饥而不欲食,神疲肢软,腹胀便溏,舌淡红,苔薄白,脉细。中医辨证为寒热错杂、虚实交织,故一味清热泄火未能奏效。方用半夏泻心汤加减。

处方:法半夏 10g,干姜 6g,黄连 5g,炒黄芩 10g,党参 12g,炙甘草 5g,山药 20g,大枣 5 枚。3 剂,日 1 剂,水煎服。

二诊:口腔溃疡缩小,疼痛减轻,已能进食,但仍腹胀,原方加厚朴 10g,继服 5 剂,诸症均瘥。

按 本案患者用半夏泻心汤加减,以半夏、干姜温中散寒,辛开苦降;黄芩、黄连苦寒泄热;党参、大枣、甘草以补脾胃之虚、复其升降之职。诸药相配,寒热并用,辛苦并进,补泻同施,使中气足,阴阳和,升降自顺,虚实调而诸症愈。

◎案

王某,男,36 岁。口腔溃疡反复发作 10 余年,常因饮食不慎、情绪波动而诱发,近 2 日舌底、颊膜处复发 2 处,疮面直径 0.5mm 左右,表面覆盖有黄白色伪膜,周围充血明显,伴较剧烈的烧灼样疼痛,持续 2 个月未愈。口干喜饮水,纳可,怕食生冷,油腻,大便干,一日一行。舌质红暗,苔白,脉弦滑。辨证为脾虚湿困、郁久化热、寒热错杂。治以健脾祛湿、寒热平调。方用半夏泻心汤加减。

处方:清半夏 10g,黄连 6g,黄芩 6g,干姜 10g,党参 10g,玄参 15g,升麻 6g,牡丹皮 30g,当归 10g,甘草 6g。7 剂,日 1 剂,水煎服。

二诊:服上药后口腔溃疡减轻,纳食不佳,大便时干时稀,日 1 次,小便调。上方去玄参 15g、升麻 6g、当归 10g,加肉桂 3g、生地黄 15g、川牛膝 15g。继服 7 剂。

三诊：服上药 7 剂后，口腔溃疡基本痊愈，守上方加减继续调理。

按 复发性口腔溃疡，是临床常见的口腔黏膜疾病。具有周期性，多发性等特点。本案辨证属脾虚湿困，湿浊郁久化热，寒热错杂，灼伤口舌，终成溃疡。清半夏、干姜散湿，黄芩、黄连燥湿清热，是湿随热去。寒热互用以和阴阳，苦辛并用以调其升降。当归、玄参、牡丹皮清热凉血养阴。升麻善清解阳明热毒以治疗口舌生疮，助黄芩清解胃热。党参补气扶正。甘草清热泻火，调和诸药。服药后，溃疡减轻，二诊原方去玄参、升麻、当归加生地黄、川牛膝、肉桂，引浮游之火下行，滋阴清热共同起到消炎止痛，减少组织渗出，促进上皮组织修复之效果，加速溃疡愈合。

◎案

张某，女，37 岁。2014 年 4 月 14 日初诊。主诉：口腔溃疡反复发作 3 年。近 3 年来口腔溃疡反复发作，缠绵难愈，曾口服各种中西药物治疗，效果均不显著。症见：口腔黏膜多发溃疡，局部红白相间，进食时痛甚，伴心烦急躁，大便不成形，纳可，夜寐欠安，舌质红，苔白腻，脉滑略数。西医诊断为复发性口腔溃疡。中医诊断为口疮。辨证为湿热内蕴、中气不足。治以清热利湿、益气托毒。方用半夏泻心汤合升陷汤加减。

处方：黄芩 10g，清半夏 10g，黄连 6g，炮姜 6g，黄芪 30g，党参 10g，柴胡 6g，桔梗 10g，升麻 6g，茵陈 24g，连翘 24g，桑白皮 30g，龙骨 30g，牡蛎 30g，茯神 30g。7 剂，日 1 剂，水煎服。

二诊：4 月 21 日，溃疡面疼痛减轻，仍大便不成形，纳可，夜寐安，舌红，苔白腻，脉弦滑。原方加僵蚕、竹叶各 10g。14 剂，日 1 剂，水煎服。

三诊：5 月 5 日，口腔溃疡基本痊愈，进食已不受影响，大便较前成形，纳可，小便调，夜寐安。舌质转淡红，苔薄白略腻，脉弦滑。效不更方，继服 14 剂以巩固疗效。

按 复发性口腔溃疡是一种反复发作的难治性疾病。本病多由脏腑功能失调，湿热内蕴，或外感湿热之毒，循经环络上攻所致。由于本病反复发作，病程迁延日久，缠绵难愈，湿热之邪耗气伤阴，导致气血亏虚，则多呈现出虚实夹杂、寒热错杂之象。本案患者病程已有 3 年余，在清热化湿祛热毒的同时，更应顾护正气，以扶正为本，攻补兼施。正如《黄帝内经》云："邪之所凑,其气必虚。"用半夏泻心汤,寒热并用以和其阴阳,补泻兼施以调其虚实。同时加用张锡纯之升陷汤补胸中大气,提高免疫力,抗邪外出。两方合用,共达调和阴阳、补虚泻实、顾护正气之功。同时应统筹兼顾,配伍茯神、龙骨、牡蛎以重镇安神。竹叶清热利湿,白芷解毒散结消肿止痛。诸药共奏清热利湿解毒,益气托毒外出之效。

◎案

王某,女,28岁。口腔溃疡5月余,多方求医问药,效不明显。经人介绍,前来求诊。症见:口腔多发溃疡,自觉胃脘痞满,便溏,纳差,时呕吐,口苦,舌红,苔白腻,脉滑数。观前医所用方药,多为清热泻火之剂,获效不佳。详询病史,审症查因,辨证为脾胃不调、寒热错杂。治以健脾和胃、寒热并调。方用半夏泻心汤加减。

处方:半夏12g,干姜6g,黄芩10g,黄连10g,党参12g,白术10g,茯苓15g,陈皮10g,山药15g,炙甘草6g。7剂,日1剂,水煎服。

二诊:服上药7剂后,口腔溃疡已痊愈,脾胃诸症随之减轻,嘱其服山药薏苡仁粥调养脾胃,不再服药。1个月后,随访,诉诸症已愈,无不适症状。

按 薛己《口齿类要》指出:"口疮,上焦实热,中焦虚寒,下焦阴火,各经传变所致。"今观患者舌、脉、症,本病属脾胃气虚,心胃浮火,病属寒热错杂,单清其火或只温其寒,皆不能愈。唯寒热并调,使中焦健运,气机升降相因,方能使痞开结散,津布而火降,口糜自除。

第七节 眼科疾病

葡萄膜炎

葡萄膜炎是一种发病急、损害视力严重、易复发的眼病。有前葡萄膜炎和后葡萄膜炎之分,主要临床表现为患眼红赤、畏光流泪、疼痛、视物模糊。

眼部检查可见患眼睫状体充血或混合充血,房水混浊,角膜后有沉积物,虹膜纹理不清,瞳孔缩小,玻璃体混浊,视网膜水肿等。其发病原因及机制复杂,免疫或自身免疫因素被认为是发生的关键因素。

本病属中医学"瞳神紧小""瞳神干缺""云雾移睛""视瞻昏渺"等范畴。

医案精选

◎案

刘某,女,32 岁。2015 年 2 月初诊。左眼视物不清反复发作 1 年,加重伴眼前黑点、轻度畏光流泪 7 天。查视力右眼 1.5、左眼 0.1,不能矫正。左眼球结膜睫状充血,角膜后 KP(+)、房闪(+)。瞳孔约 2.5mm,对光反射存在。玻璃体点状混浊。视盘边界模糊,色稍红,视网膜水肿,黄斑区中反不清。右眼眼前节及眼底无明显异常。口干,口苦,乏力,纳呆,脘痞不舒。舌质淡,苔薄腻,边有齿痕,脉细濡。西医诊断为左眼葡萄膜炎。予头孢唑啉钠、地塞米松等静脉滴注 7 天,普罗碘铵注射液肌内注射 7 天,局部给予硫酸阿托品眼用凝胶滴左眼,每次 0.02g,每日 2 次。泼尼松片 30mg,晨服 1 次,1 周后减至 20mg,以后每周依次递减 5mg,5mg 维持量 1 个月。中医辨证为寒热错杂、湿热内蕴。治以清上温下、清利湿热。方用半夏泻心汤加减。

处方:半夏 10g,黄连 6g,黄芩 9g,干姜 12g,炙甘草 6g,党参 12g,白花蛇舌草 15g,败酱草 12g,炒薏苡仁 12g,炒白芍 10g,附子 10g,桂枝 10g。

二诊:服上药 25 剂后,查视力右眼 1.5、左眼 1.0,不能矫正。左眼球结膜无充血,角膜后 KP(-)、房闪(-)。瞳孔约 5mm,对光反射存在。玻璃体点状混浊。视盘边界欠清、色稍红,视网膜水肿减轻,黄斑中心仅光可见。右眼眼前节及眼底无明显异常。头昏,乏力,易汗出,原方去败酱草加黄芪 30g、白术 15g、土茯苓 10g,继续服用 1 个月以巩固疗效。随防 5 个月无复发。

按 瞳神紧小多因外感六淫、内伤七情、外伤与饮食劳倦等所致。病机主要为肝胆、脾胃、心肾功能失调,湿热内蕴、肝肾不足是基本病机。早中期多为火强搏水,血热瘀滞,乃邪气实、阴不虚之实证;后期多为虚实夹杂或阴虚火旺,气血瘀滞之证。而湿热内蕴、肝肾不足是本病的潜在传变之势,是基本病因病机。治疗重点在于清热、化湿、祛瘀、补虚,炎症期以清热化湿为主兼以祛瘀，反复发作及炎症后期则以滋补肝肾、利窍明目为主。常以半夏泻心汤为基础方（半夏、黄芩、干姜、人参、甘草、大枣）随症加减。

第八节　其他

1. 失眠

失眠是心神失养或不安引起经常不能获得正常睡眠的一类病症，表现为睡眠时间、深度的不足，轻者入睡困难，或寐而不酣，时寐时醒，或醒后不能再寐，重则彻夜不寐。我国约有 3 亿成年人患失眠和睡眠过多等睡眠障碍，失眠已成为继头痛之后神经科门诊第二大疾病，严重影响人们的身心健康及生活质量。

该病属于中医学"不寐"范畴，最早见于马王堆汉墓出土的帛书《足臂十一脉灸经》和《阴阳十一脉灸经》，被称为"不卧""不得卧"和"不能卧"。

医案精选

◎案

某，男，35 岁。2005 年 6 月 25 日初诊。胃脘痞胀 2 年余，经胃镜检诊断为"慢性胃窦炎"。经中西药治疗，症状明显改善。近 3 个月来，因其父罹患肿瘤恶疾，兼他事繁冗，思愁过多，渐至失眠，彻夜不寐。或虽小睡，则幻梦纷扰，移时即醒，醒后则毫无睡意，白天疲乏晕沉，影响工作生活，脘腹痞满不舒，饮食稍有不慎则泻利。舌尖稍红，苔厚，脉弦浮大。中医辨证为气郁脾虚、阴阳违和。治以解郁滞、健脾胃、调寒热、交阴阳。方用半夏泻心汤加味。

处方：半夏 10g，柴胡 6g，黄芩 10g，黄连 3g，干姜 6g，党参 20g，龙骨、牡蛎各 30g，麦芽 30g，白芍 10g，大枣 3 枚，炙甘草 5g。5 剂，日 1 剂，水煎服。

二诊：服上药 5 剂后，夜里能安睡 3～4 小时，幻梦明显减少，脘腹痞满也减轻。上方加减调理 1 月余,诸症悉除,随访半年,未再复发。

【按】失眠一证,病因繁多,证情不一,但总属脏腑失和,阴阳不交。故治疗当以"和"字为总则。本案患者素患痞证(胃炎),"胃不和则卧不安";脾虚于前,复忧思肝郁,横逆犯胃,肝胃失和;五志过极,肝失条达,郁而化火,致寒热错杂,阴阳失交。数因叠加,致心神不宁,所以失眠,且证情笃甚,彻夜难寐。故方用半夏泻心汤调寒热和阴阳,柴胡、白芍疏肝解郁以调和肝脾;龙骨、牡蛎、麦芽镇心安神,与大枣、甘草合用,即甘麦大枣汤,有养心安神作用。诸药合方,补虚泻实,调脏腑,和阴阳,宁心神,故能取效。此方用于治疗此类失眠证,屡试不爽,为治疗失眠另辟一途。

◎案

某,女,45 岁。2002 年 10 月 3 日初诊。该患者不能入寐 1 月余,经治无效,且日渐加重,遂来门诊求治。症见:头晕不寐,胸脘痞闷,烦躁不安,不欲饮食,大便数日不行,舌苔黄厚腻,脉濡缓。中医辨证为寒热内蕴于中焦,胃气不和,上扰心神。治以开结除痞、和胃安神。方用半夏泻心汤加味。

处方:半夏 10g,党参 15g,黄芩 4g,黄连 10g,干姜 9g,枳实 10g,远志 15g,炒酸枣仁 20g,大枣 4 枚。20 剂,日 1 剂,水煎服。

服上药 20 剂后,患者自诉,夜能眠,食谷得纳,大便行而病愈。

【按】不寐似与半夏泻心汤证相去甚远,细思之,胃之络上通于心,胃气虚,寒热错杂于中焦,扰及神明而致心烦不寐。《素问·逆调论》云"胃不和则卧不安",正此之谓也,故投半夏泻心汤,配以安神定志之品,寒温并用,开结除痞,使胃气和降,自然神安矣。

◎案

王某,女,70 岁。2015 年 8 月 18 日初诊。既往甲状腺功能亢进症(甲亢)病史 1 年,规律服用甲巯咪唑片 15mg,每天 1 次,近期甲状腺功能:促甲状腺激素(TSH)<11U/L;血清游离三碘甲腺原氨酸(FT$_3$)14.27pmol/L;血清游离甲状腺素(FT$_4$)31.44pmol/L。主诉:怕热、汗多 1 年,眠差 1 月余。患者近 1 个月反复失眠,难以入睡,每天只能睡 3 小时。追问病史,患者平素易腹胀泛酸,偶有胃部灼热感,胸骨后常有闷痛,常有心慌心悸,汗出较多,胃纳尚可,饮水正常,二便调,无发热恶寒,无头晕头痛,舌淡暗,苔白厚腻,

边有齿痕,脉沉涩。该患者为原发病甲状腺功能亢进症导致的继发性失眠,而从中医辨证角度来看,此患者胃中嘈杂、舌苔厚腻,乃湿浊之邪困阻中焦所致,邪阻中焦,升降失常,阳气郁遏于上,故见失眠;阴阳失调,脉气不畅,故心慌心悸、脉沉涩。治以辛开苦降、调和脾胃,兼以活血安神。方用半夏泻心汤加减。

处方:法半夏、干姜各15g,黄芩、黄连、炙甘草、大枣、桂枝、白芍各10g,丹参、柏子仁各30g。7剂,日1剂,水煎睡前温服,并嘱患者抗甲亢药物仍按原方案服用。

二诊:服上药7剂后,患者自诉睡眠明显改善,可入睡6小时,腹胀胸闷等伴随症状亦衰减大半,效不更方,再予原方7剂,患者失眠症状基本消失,甲状腺功能水平控制平稳。

按 甲状腺功能亢进症是内分泌系统常见疾病,患者多以怕热、汗多、心悸、失眠等高代谢综合征为特征性表现。本案患者有甲状腺功能亢进症病史1年,现既有失眠症状,也有心悸、多汗、腹胀等交感神经兴奋表现,西医诊断可考虑甲状腺功能亢进致继发性失眠。《素问·逆调论》有云:"阳明者,胃脉也。胃者,六腑之海,其气亦下行。阳明逆,不得从其道,故不得卧也……胃不和则卧不安,此之谓也。"患者为湿浊之邪所困,胃失和降,阳不入阴,而至阴阳失调,故拟方以半夏泻心汤为主方加减,方中法半夏降逆泄浊,为方中要药;黄连、黄芩清热燥湿,配合法半夏共奏泄浊之功;白芍、柏子仁敛阴安神,合治失眠之标;丹参、桂枝、大枣活血通脉,再合干姜守中温阳,从中调和阴阳,固护心神。诸药共奏脾胃同调、养心安神、活血通络之效,方证相应,因而疗效确切。

◎案

刘某,女,41岁。2015年1月22日初诊。既往有松果体瘤病史,自诉为良性肿瘤,予手术切除。主诉:眠差3月余。患者反复失眠3月余,难以入睡,眠时易醒,睡眠1小时左右,醒后难复睡,白天精神较差,平素容易食后腹胀,纳可,大便溏,每天1次,小便正常,汗出饮水正常,无发热恶寒,无头晕头痛,无胸闷心慌,近半年月经不规律,末次月经2014年12月15日,经期2~3天,周期15~35天,量少,色红,无血块,无痛经,舌淡红,苔白厚腻,脉弦滑。

该患者为松果体瘤导致的继发性失眠，中医诊断为不寐，寒热错杂证。《伤寒论》曰"但满而不痛者，此为痞，柴胡不中与之，宜半夏泻心汤"，此患者除失眠外，还有食后腹胀一症，参其舌苔厚腻，脉弦滑，乃湿浊困阻中焦之象，中气不运，气血不行，故月经量少。治以辛开苦降、调和脾胃，兼以温经活血。方用半夏泻心汤加减。

处方：法半夏、大枣、炙甘草、合欢花、炮姜、当归、桑白皮、远志各15g，黄芩10g，黄连5g，党参、首乌藤各30g。7剂，日1剂，水煎睡前温服。

二诊：服上药7剂后，夜晚睡眠状况有所改善，夜间可睡4小时，但午间仍无法入睡，腹胀缓解，大便已成形，服药2剂后月经来潮，经期5天，色红，现月经已干净。症见：口干，舌红苔黄腻、芒刺舌，脉滑。察患者舌象，有化热之征象，主症已缓解大半，效不更方，仍以半夏泻心汤加减。

处方：法半夏、合欢花、炮姜、麦冬各15g，黄芩、炙甘草各10g，黄连5g，党参、首乌藤、茯神各30g，大枣20g。7剂，日1剂，水煎睡前温服。

后患者多次复诊，睡眠情况较服中药前大有改善，午间与夜晚入睡已无碍，月经按时来潮，经量正常。

按 松果体是人体重要的神经内分泌腺体，由其分泌的光信号激素——褪黑素是调节动物昼夜节律、季节节律以及机体睡眠–觉醒节律的重要激素。患者既往松果体瘤切除病史，可能系手术破坏正常松果体组织致褪黑素分泌减少，而褪黑素分泌减少可使人体总的觉醒时间延长，睡眠中觉醒次数增加，快速动眼睡眠和慢波睡眠时间均缩短，故该患者出现难以入睡，眠时易醒，醒后难复睡的症状。初诊时患者失眠、食后腹胀、便溏、舌苔白厚腻，病机为脾胃升降失常，气机阻塞，阴阳气不相顺接，而至痞满、不寐，符合半夏泻心汤湿浊困阻脾胃的病机，故以法半夏、黄芩、黄连降逆化浊消痞，以合欢花、首乌藤、制远志安神定志，以党参、大枣、炙甘草调补脾胃，又因患者气血不行，加以炮姜、当归活血调经，佐桑白皮行水。二诊患者病症缓解大半，但舌红苔黄腻、芒刺舌，病症出现化热之象，适逢患者月经干净，故去当归、桑白皮等行经之药，加茯神、麦冬加强养心安神之功。如此补泻兼施，脾胃同调，转脾胃气机，分上下清浊，气机得畅，阴阳得以调和，则失眠得以自除，诸症得以缓解。半夏泻心汤中的要药半夏，《神农本草经》言"味辛平，主伤寒寒热,心下坚,下气,喉咽肿痛,头眩,胸胀,咳逆,肠鸣,止汗",早在《灵枢》中就用来治疗胃气不和之失眠,《灵枢》所记载的半夏秫米汤,谓此方"所谓决渎壅塞,经络大通,阴阳和得者也",由此可见此方中半夏之功一在健脾和胃,消痞散结;二在交通阴阳。半夏泻心汤在某种程度可看作半夏秫米汤的延展。汤中半夏配伍黄芩,辛开苦降,寒温并用,交通阴阳;其中黄连既可泻心火,又可除脾胃之湿热,是治疗心下痞的必备之药,张仲景在《伤寒论》治疗心下痞的方剂中多有黄连的出现;又配以干姜辛温助半夏散中焦之寒;佐以人参、大枣、甘草补中焦之虚。万教授认为失眠伴随心下痞、呕吐、苔厚腻等为半夏泻心汤的典型证候,可辨证为阴阳不调、寒热错杂,如此方证对应,便效如桴鼓。半夏泻心汤治疗内分泌系统继发失眠的现代医学机制尚不清楚。有研究发现影响人体睡眠-觉醒机制的激素,也能影响胃肠道系统功能或在胃肠道系统亦有分布,比如胃肠道组织亦是褪黑素的丰富来源。既往对于半夏泻心汤的药理研究显示半夏泻心汤具有修复胃肠道黏膜,调节免疫等作用,故万教授认为半夏泻心汤可能通过影响胃肠道激素分泌或神经递质信号交换等某些生理过程,从而调节人体睡眠-觉醒机制,治疗失眠症。

◎案

李某,女,60余岁。失眠症复发,屡治不愈,日渐严重,竟致烦躁不食,昼夜不眠,服安眠药片才能勉强睡1小时。就诊时,按其脉涩而不流利,舌苔黄厚黏腻,胃脘满闷,大便数日未行,但腹无胀痛。中医辨证为湿热壅滞中焦。治以辛开苦降、调节气机。方用半夏泻心汤加减。

处方:半夏泻心汤原方加枳实。傍晚服下,当晚就酣睡了一整夜,满闷烦躁,都大见好转,又服几剂,大便畅行,一切基本正常。

按　中者为四运之轴,阴阳之机。今湿热积滞壅遏胃脘则阴阳不能交泰而失眠。用半夏泻心汤加枳实泄热导滞、舒畅气机,待湿热去,气机畅,胃气和,则卧寐安。"胃不和则卧不安",所以有许多半夏泻心汤证的患者,除胃脘不适外,常伴有失眠,对于这种患者,其他安神药难以奏效,用半夏泻心汤治疗的失眠,失眠自然是主症,但对治疗用方有决定作用的线索,却是胃脘痞胀不适,气机升降失常,阴阳不能交泰,治疗以调理脾胃入手,辛开苦降,失眠自愈。

◎案

王某,男,24 岁。1987 年 2 月 11 日初诊。患者心悸失眠 1 年余,多处求治无效。情绪急躁,心下满闷不舒,食欲不振,精神疲乏,大便溏稀,舌质红,苔黄腻,脉滑。中医辨证为寒热互结、扰及心神。治以开结泄痞、调和阴阳。方用半夏泻心汤加减。

处方:半夏、党参各12g,黄芩10g,黄连、干姜、远志各5g,大枣6 枚,甘草6g,炒酸枣仁15g,首乌藤30g。3 剂,日 1 剂,水煎睡前温服。

二诊:服上药 3 剂后,诸症减轻,晚间能入睡 3 小时以上。继服 6 剂痊愈。

按 寒热互结于胸,则扰及心神而成心悸不寐之证。如用补养心脾、滋阴清热、重镇安神等常法均不见效。故用降阳和阴,清热泄痞除烦,缓中补虚之法,甚为适宜。

◎案

焦某,女,71 岁。患糖尿病 10 余年,血糖控制尚可,但长年被失眠困扰,屡治无效。患者入睡困难,常辗转而不得眠,伴心烦胸闷、脘腹胀满、纳差便秘、舌质暗胖、苔黄厚腻、脉沉滑等。中医辨证为寒热错杂、壅阻中州、心肾失交。治以调寒热、利中州、通心肾。方用半夏泻心汤加减。

处方:半夏10g,党参10g,干姜6g,黄芩10g,黄连10g,肉桂3g,郁金10g,竹茹10g,珍珠母30g,生麦芽15g,熟大黄10g,甘草6g。7 剂,日 1 剂,水煎睡前温服。嘱睡时不要思虑能否入睡,才能入静而眠。

二诊:服上药 7 剂后,患者诉服药当日即安然入睡至天亮,后几日略有反复,但睡眠已大有好转。

按 《黄帝内经》言:"胃不和则卧不安。"周鹰认为脾胃居中,斡旋上下,若脾胃失运,不能升清降浊,则心肾之气不得中州之助,使水火即济之功受阻,致阴阳不交、阳不入阴而失眠。《黄帝内经》云"治病必求于本","必伏其所主,而先其所因",故不治失眠之标,而图脾胃之本。用半夏泻心汤调脾胃,使中气和、升降有序则阴阳通、心肾交、眠自安。再者,周鹰在治病过程中,非常注重对患者的心理疏导,认为失眠患者往往陷入"失眠—焦虑—想办法—更失眠—更焦虑—更想办法"的恶性循环中。遇顽固性失眠患者时，总是告诉患者治疗失眠的最好办法，就是不想办法，因为总是想办法，就总是不能入静不能入静，怎么能睡着呢？因此，不想办法是治疗失眠的最好办法。在睡觉时不要考虑今夜能否入睡，睡不着就睡不着，不焦虑、不想办法、不考虑明天会否头晕不能工作，反而会迅速入睡。

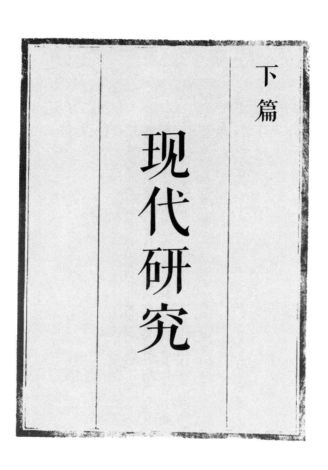

下篇

现代研究

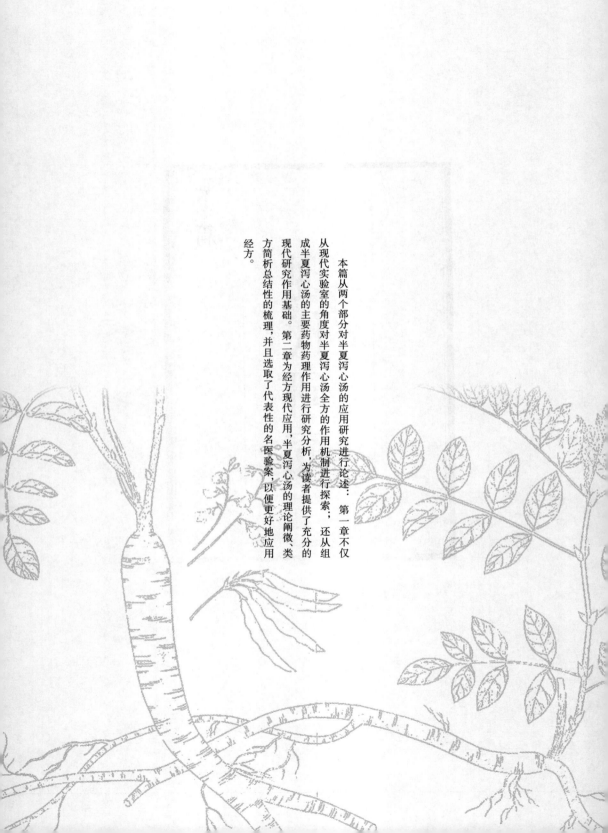

本篇从两个部分对半夏泻心汤的应用研究进行论述：第一章不仅从现代实验室的角度对半夏泻心汤全方的作用机制进行探索，还从组成半夏泻心汤的主要药物药理作用进行研究分析，为读者提供了充分的现代研究作用基础。第二章为经方现代应用，半夏泻心汤的理论阐微、类方简析总结性的梳理，并且选取了代表性的名医验案，以便更好地应用经方。

第一章　现代实验室研究概述

第一节　半夏泻心汤全方的药理作用

一、保护胃肠黏膜作用的研究

现代药理研究表明，加味半夏泻心汤能减轻急性胃黏膜损伤，可抑制多种细菌（包括幽门螺杆菌）的生长。黄芩、黄连、干姜、甘草、党参等药具有不同程度的清除幽门螺杆菌的作用，诸药合用可清除胃肠及肝胆等消化器官的慢性炎症，拮抗炎性反应物质所致的变态反应和攻击因子，从而有利于炎症的吸收。实验结果表明，加味半夏泻心汤对胃溃疡具有良好的治疗作用。

谢慧臣等采用乙酸烧灼法制备大鼠慢性胃溃疡模型，将造模大鼠分为加味半夏泻心汤小剂量组、半夏泻心汤大剂量组（分别简称小剂量组、大剂量组）西咪替丁组、模型组，检测大鼠胃黏膜溃疡灶表面黏膜厚度的变化及对血浆内皮素（ET），血浆 6 - 酮前列腺素 F1α 水平的影响。结果：大剂量组和西咪替丁组对大鼠胃再生黏膜生长有明显促进作用，且大剂量组治疗作用优于西咪替丁组，两者比较结果有显著性差异（$P < 0.05$）；两者与模型组比较均有非常显著性差异（$P < 0.01$）；大剂量组、小剂量组间比较，其作用与剂量呈正相关，两者比较结果有显著性差异（$P < 0.05$）。大剂量组 ET 含量降低明显优于西咪替丁组，两者比较有显著性差异（$P < 0.05$）；两者与模型组比较疗效均有非常显著性差异（$P < 0.01$）。同时血浆 6 - 酮前列腺素 F1α含量增加明显，优于西咪替丁组，两者比较有显著性差异（$P < 0.01$）；两者与

模型组比较疗效均有非常显著性差异（$P < 0.01$）。结论：加味半夏泻心汤能够增加胃溃疡处再生黏膜厚度，提高血浆 6 - 酮前列腺素 F1α 含量，降低 ET 含量，促进溃疡愈合，提高损伤黏膜的修复能力和愈合质量。

王江等观察半夏泻心汤及其拆方对胃溃疡大鼠模型胃黏膜碱性成纤维生长因子（BFGF）和血小板源性生长因子（PDGF）表达的影响，分析该方治疗胃溃疡的作用机制，揭示本方中寒热并用的配伍方法的优势和作用靶点。方法：SD 大鼠，雌雄各半，造模各组采用大承气汤结合辣椒/乙醇混合液灌胃及乙酸注射法建立胃溃疡寒热错杂证病症结合动物模型。胃溃疡手术 24 小时后灌胃给予相应药物，给药 7 天后处死大鼠，并取胃组织，计算溃疡面积及溃疡抑制率，免疫组化染色法检测胃黏膜 bFGF、PDGF 的表达。结果：与空白组比较，模型组大鼠胃黏膜 bFGF、PDGF 平均光密度值明显升高（$P < 0.01$）；与模型组比较，全方组、寒热并用组、补益组、温补组、寒补组及阳性组体重显著增加（$P < 0.01$），溃疡面积显著缩小（$P < 0.01$），bFGF、PDGF 显著升高（$P < 0.01$）；与全方组比较，寒凉组和温热组体重显著降低（$P < 0.01$），溃疡面积显著增加（$P < 0.01$），bFGF、PDGF 显著降低（$P < 0.01$）。结论：半夏泻心汤方中不同属性药物主要通过提高胃黏膜 bFGF、PDGF 的表达从而对胃溃疡发挥治疗作用。寒热并用配伍能消除单用寒凉或温热药的局限和不足，有协同增效的作用。

陈少芳等利用 1KT - PCR 技术检测半夏泻心汤治疗后胃组织转化生长因子、血管内皮生长因子等表达情况，研究发现半夏泻心汤能促进血管新生，组织修复，促进胃溃疡的愈合。

江月斐等通过研究半夏泻心汤加味对模拟大鼠胃溃疡愈合的影响，利用半夏泻心汤加味水煎液治疗乙酸胃溃疡模拟大鼠，观察治疗后大鼠溃疡指数、再生黏膜厚度、囊状扩张腺体的变化，并与生理盐水组、西药组进行对照，实验研究表明：半夏泻心汤加味对乙酸胃溃疡模拟大鼠有良好的治疗作用，能提高溃疡再生黏膜组织结构的成熟度。

贾士杰等在使大鼠感染幽门螺杆菌基础上，分别给半夏泻心汤、辛开苦降剂、苦降剂与辛开剂，同时设正常对照组和西药对照组，最后测定各组大鼠血清级胃黏膜超氧化物歧化酶（SOD）、丙二醛（MDA）含量。结果显示各治疗组血清 SOD 均有所升高,血清 MDA、胃黏膜 MDA 均有所下降,最后得出半夏泻心汤对慢性胃炎合并 Hp 感染有较好的治疗作用,其作用机制不仅仅在于该方能直接抑杀 Hp、减轻炎症相关,而且该方还可增强 SOD 活力,使机体抗氧化能力增强,同时可能提升机体对自由基的清除效率,减慢组织的脂质过氧化反应,从而达到减少自由基对胃黏膜上皮细胞的损伤。

宋小莉等在分析半夏泻心汤中各药味在全方背景下的量 - 效关系中,结果显示该方中半夏对正常大鼠胃黏膜有保护作用。刘余在半夏泻心汤对 Hp 感染小鼠胃黏膜的保护作用及其 ERK 信号转导机制的影响中,通过观察半夏泻心汤对 Hp 感染小鼠胃黏膜损伤的修复效应、小鼠胃黏膜 EGF、PCNA 的含量以及 ERK 信号转导途径中关键因子的表达,采用以 Hp 菌液直接灌胃造模法制备 Hp 感染小鼠胃黏膜损伤模型,以半夏泻心汤全方组及各拆方组为被试因素,并与标准三联疗法作对照的方法,得出结论:半夏泻心汤可明显降低 Hp 感染小鼠损伤胃黏膜炎细胞浸润和胃黏膜腺体萎缩程度,改善胃黏膜组织形态学损伤同时可以提高胃黏膜损伤小鼠胃黏膜中 EGF、PCNA 的含量,促进胃黏膜细胞增殖修复,并且通过实验得出半夏泻心汤修复 Hp 感染小鼠损伤胃黏膜的作用优于各拆方组,反映了全方"综合效用"结果。

二、调节胃肠动力的实验研究现状

目前半夏泻心汤治疗糖尿病胃轻瘫(DGP)的实验研究报道较少,有关半夏泻心汤实验研究主要集中在胃黏膜保护、胃肠动力调节、抗 Hp 感染等方面。研究显示,半夏泻心汤可增加血浆胃动素、胃泌素和一氧化氮,抑制 VIP,调节胃肌间神经丛,增加 c-kit 蛋白含量,明显促进胃排空。肖开春的动物研究显示,半夏泻心汤醇提液亦可增加血浆中 SS 的含量以抑制胃肠道蠕动,从而推断半夏泻心汤对胃肠运动有双向调节作用。另外,半夏泻心汤醇提液可减轻大鼠肠平滑肌细胞线粒体肿胀程度,改善肠黏膜病变,从而影响胃肠道的运动。

张蕾在半夏泻心汤对功能性消化不良大鼠胃排空及血浆胃动素的影响研究中,随机将 60 只大鼠分半夏泻心汤小剂量组、半夏泻心汤中剂量组、半夏泻心汤大剂量组以及正常对照组,然后通过测定大鼠胃内葡聚糖蓝的相对残留率来观察大鼠胃排空能力,在与正常对照组相比,半夏泻心汤 3 个剂量组都可以促进胃排空,因此可以得出半夏泻心汤对大鼠胃运动具有促进作用。

王营在研究半夏泻心汤对溃病性结肠炎大鼠模型胃肠激素的影响时得出半夏泻心汤能够有效降低 UC 大鼠模型胃肠激素 SP 及 VIP 的分泌,从而缓解肠平滑肌兴奋,收缩减弱,平滑肌痉挛减轻,肠蠕动减慢,肠分泌减少,减轻腹痛、腹泻的临床症状,从而达到缓解和治愈溃疡性结肠炎的目的。

沈天华等在半夏泻心汤对功能性消化不良大鼠模型血浆 P 物质及胃窦黏膜 CGRP 的影响研究中以功能性消化不良,FD 大鼠作为实验对象,应用酶联免疫吸附,ELISA 法测定血浆中血浆 P 物质,以及 SP 含量,并用免疫组化技术检测大鼠胃窦组织降钙素基因相关肽,CGRP 的水平,最后发现半夏泻心汤能使大鼠血浆 SP 和胃窦组织 CGRP 水平明显升高,并且具有促进胃排空和降低内脏敏感性的作用。

三、抑菌作用的研究

在临床以及实验室研究中,半夏泻心汤及其拆方对幽门螺杆菌抑菌作用的研究得到了广泛的开展。尹抗抗等在运用半夏泻心汤及其拆方抗幽门螺杆菌作用的研究中采用半夏泻心汤:半夏 9g、干姜 6g、人参 6g、炙甘草 6g、黄连 3g、黄芩 6g、大枣 4 枚组合;辛温组:半夏 9g、干姜 6g;甘温组:人参、炙甘草各 6g,大枣 4 枚;苦寒组:黄连 3g、黄芩 6g。采用琼脂扩散法以及液体稀释法实验方法来观察,运用统计软件分析得出半夏泻心汤组对 Hp 抗菌作用高于甘温组和辛温组,差异具有统计学意义($P < 0.05$);而半夏泻心汤组略优于苦寒组,差异无统计学意义,说明半夏泻心汤具有明显的抑菌作用。姜成等在 15 味中药抑制 Hp 的体外试验中发现,黄连对幽门螺杆菌的抑菌浓度值最小,抑菌作用强。说明了在半夏泻心汤中黄连的抑菌作用是值得肯定的。

四、拆方的研究

近年来诸多研究者将半夏泻心汤进行拆方研究,分为辛开组、苦降组、甘补组或者扶正组、祛邪组等,并且取得一定的共识。姜维等在半夏泻心汤对慢性胃炎合并幽门螺杆菌感染大鼠 SOD、MDA 的影响等试验中将大鼠实验研究设为半夏泻心汤组、辛开组、苦降组、辛开苦降组以及模型组,分别测定治疗前后 IL-2,IL-4,SOD、MDA 及 NO 的含量及对胃黏膜组织病理学的影响,发现各治疗组 IL-2 可见显著增加,半夏泻心汤组 MDA 显著下降。同时发现苦降组、辛开苦降组、半夏泻心汤组 NO 也有明显下降。在整个研究中得出其治疗效果的降序为半夏泻心汤组、辛开苦降组、苦降组。

莫莉等在探讨半夏泻心汤对幽门螺杆菌感染小鼠胃黏膜 T 细胞亚群(CD4、CD8)表达的影响研究中,将半夏泻心汤分为半夏泻心汤组、半夏组(半夏)、甘温组(人参、炙甘草、大枣)、苦寒组(黄连、黄芩)、苦寒加半夏组、甘温加半夏组、苦寒加甘温组以及模型组。研究得出半夏泻心汤组、苦寒加半夏组以及苦寒组其 CD4+ 表达均明显高于模型组,其差异均具有统计学意义。

五、调节免疫作用的研究

杨贵珍等探讨半夏泻心汤调节固有免疫细胞巨噬细胞分泌促炎性细胞因子抗胃炎的机制。采用含药血清作用原代培养的巨噬细胞,用荧光定量 PCR 的方法检测巨噬细胞内 IL-8、IL-12、IL-18、TNF-α 表达变化情况结果作用 3 小时,5% 含药血清对巨噬细胞分泌 IL-8、IL-12、IL-18 无影响,能抑制巨噬细胞分泌 TNF-α($P<0.05$);10% 含药血清能促进巨噬细胞分泌 IL-8、IL-18、TNF-α($P<0.01$),对巨噬细胞分泌 IL-12 仍无影响。作用 6 小时,5% 含药血清能明显抑制巨噬细胞分泌 IL-8($P<0.01$)、同时促进 IL-18、TNF-α 分泌($P<0.05$),对 IL-12 分泌无影响;10% 含药血清能明显抑制巨噬细胞分泌 IL-8、IL-18、TNF-α($P<0.01$),对 IL-12 分泌仍无影响。对于 IL-8 的影响,只有在作用 6 小时呈现剂量-效应关系。对

于 IL-18 的影响,有明显的时间-剂量依赖性,含药血清作用时间越长,作用浓度越高,对抑制巨噬细胞分泌细胞因子作用越明显。对于 TNF-α 的影响,只有在作用 6 小时时呈现剂量-效应关系,无时间-效应关系。得出结论:半夏泻心汤可以有效地治疗因幽门螺杆菌感染导致的胃炎,其作用机制为通过调节固有免疫细胞巨噬细胞的活性,抑制巨噬细胞分泌 IL-8、IL-18、TNF-α 等炎性因子,减轻胃黏膜上皮细胞的炎性损伤。

李玉凤等研究半夏泻心汤对氟尿嘧啶致腹泻小鼠模型肠道免疫功能的影响,揭示其治疗化疗相关性腹泻的作用机制。方法是采用腹腔注射氟尿嘧啶(40mg/kg)连续 6 天,建立小鼠腹泻模型。随机分为 6 组:正常组,模型组,阳性药组(蒙脱石散 1.17g/kg),半夏泻心汤高、中、低剂量组(2.5g/kg、1.25g/kg、0.625g/kg),造模前给药 2 天,连续给药 11 天。观察小鼠每日活动状况、进食量、体重、腹泻变化情况,检测胸腺、脾脏指数,取回肠组织做病理切片,采用 ELISA 法测定小肠中免疫球蛋白 A(IgA)、血管活性肠肽(VIP)、白细胞介素 15(IL-15)的含量。结果:与正常组比较,模型组小鼠化疗后腹泻加重、体重降低、胸腺及脾脏指数减小,肠道 IgA、VIP 的含量降低,而 IL-15 含量升高;与模型组比较,半夏泻心汤各剂量组能显著抑制氟尿嘧啶造成的小鼠体重降低、胸腺、脾脏指数减小,降低腹泻发生率,同时增加肠道 IgA、VIP 的含量,减少 IL-15 的含量($P < 0.05$ 或 $P < 0.01$)。该研究表明,半夏泻心汤能显著抑制氟尿嘧啶造成的小鼠体重降低、胸腺、脾脏指数减小,保护受损肠绒毛,降低腹泻发生率,同时增加肠道淋巴细胞分泌免疫因子 IgA、VIP 的含量,减少促炎因子 IL-15 的含量,保护肠上皮细胞和肠道免疫屏障功能。综上所述,半夏泻心汤治疗化疗相关性腹泻的机制可能与促进肠道 IgA、VIP 产生,抑制 IL-15 表达有关。

六、调节神经内分泌功能的研究

张吉仲等研究半夏泻心汤对脾虚大鼠下丘脑中多巴胺(DA)、去甲肾上腺素(NE)、5-羟色胺(5-HT)的影响。方法取 96 只 SD 大鼠,用苦寒泻下法造脾虚模型后,随机分为模型组、辛味药组、苦味药组、甘味药组、辛苦药组、苦甘药组、辛甘药组、全方组,另取同批次大鼠 12 只为空白对照。给药14 天,冰浴剥取下丘脑,参照匡培根的方法,采用荧光分光光度法测定下丘脑 DA、NE、5 - HT 的含量。结果:苦味药组、辛甘味药组、全方组对下丘脑中DA、NE、5 - HT 具有调节作用。结论:半夏泻心汤对脾虚机体的作用机制可能是通过调节下丘脑中 DA、NE、5 - HT 的含量,调节胃肠道的内分泌功能来恢复脾胃的运化和受纳作用,恢复消化系统的消化吸收功能,尤其以苦味药、辛甘药和全方作用明显,证实了辛开苦降法对脾胃功能失常治疗作用机制的内涵。

七、利胆作用的研究

刘学华等研究发现,传统和免煎颗粒组成的半夏泻心汤均具有镇痛作用,尤其是具有明显的利胆作用,能够增加胆汁流量。降低血清胆红素含量、降低血清黏稠度等。推测半夏泻心汤临床治疗心下痞证的作用机制可能与上述作用有关。这也可能是该方用于治疗胆汁反流性胃炎、胆石症有效的药理基础。

第二节 半夏泻心汤中组成药物的成分分析及药理研究

为了全面快速地阐明半夏泻心汤的化学组成及其归属,闫利利等利用超高效液相色谱与串联四极杆飞行时间质谱仪联用技术(UPLC/Q - TOF - MSE)在相同实验条件下对半夏泻心汤及其组方各单味药的色谱图进行比对分析,归属了色谱峰来源,并根据高分辨质谱数据和对照品信息对色谱峰进行指认。从半夏泻心汤色谱图中共鉴定了 74 个色谱峰,主要成分包括黄酮类、三萜皂苷类、生物碱类、糖苷类等。

一、半夏的成分分析及药理作用

1. 成分分析

2005 年以前对半夏的化学成分做了大量的研究,发现半夏含半夏淀粉75.74%、生物碱、β-谷甾醇、葡萄糖苷、脂肪酸、无机元素、胡萝卜苷、草酸钙、半夏蛋白、氨基酸、胰蛋白酶抑制物、胆碱等。其中,氨基酸计 16 种,有天冬氨酸、苏氨酸、丝氨酸、谷氨酸、甘氨酸、丙氨酸、精氨酸、赖氨酸等;多种脂肪酸如棕榈酸、硬脂酸、油酸、α-亚麻酸、β-亚麻酸等;无机元素;生物碱类;挥发油成分,运用毛细管气相色谱分离、质谱法鉴定出 65 个成分。其中,一些获得率较高的物质具有生理活性,如茴香脑等。

生物碱的主要成分有 L-麻黄碱、胆碱、鸟苷、胸苷、肌苷,具有止呕、镇静、镇痛、抗心律失常、抗炎等作用;挥发油的主要成分有 3-乙酰氨基-5-甲基异噁唑、丁基乙烯基醚、3-甲基-二十烷、十六碳烯二酸、茴香脑等,可治疗化疗、放疗引起的白细胞减少;芳香族的主要成分有尿黑酸、原儿茶醛、对羟基桂皮酸、阿魏酸、咖啡酸、香草酸等,可抗肿瘤、镇咳、祛痰;氨基酸的主要成分有精氨酸、谷氨酸、鸟氨酸、甘氨酸、丝氨酸、γ-氨基丁酸、天冬氨酸、亮氨酸、β-氨基丁酸、丙氨酸、脯氨酸、缬氨酸、色氨酸、赖氨酸等,可抗早孕、镇吐;甾醇类的主要成分有 β-谷甾醇、胡萝卜苷,主要功能有止咳、降低血中胆固醇、抗肿瘤、抗炎;长链脂肪酸及酯类的主要成分有棕榈酸、硬脂酸、油酸、亚油酸、α-亚麻酸、β-亚麻酸等,可抗肿瘤、降血脂、胆固醇代谢;脑苷类的主要作用是止吐、抗微生物;多糖主要成分有 PT-F2-I、淀粉等,可抗肿瘤、抗炎;无机元素的主要成分有 Fe,Mn,Cu,Zn,Ca,Mg,Al,P,Pb,Cd,Co,Ni,Cr 等,可参与代谢、维持免疫健康;凝集素(PTL)属蛋白质类,可凝血,抗早孕、抗病虫害。

随着分离与检测分析设备发展与更新,在半夏化学成分的研究上也取得了一定的进展。何萍等从半夏乙醇提取物的石油醚萃取部分分离鉴定了6 个化合物:豆甾-4-烯-3-酮,环阿尔廷醇(Ⅱ),5α,8α-桥二氧麦角甾-6,22-双烯-3-醇(Ⅲ),β-谷甾醇-3-O-β-D-葡萄糖苷-6'-

O－二十烷醇酯（Ⅳ），α－棕榈精（Ⅴ），β－谷甾醇（Ⅵ）。经 MTT 实验表明：化合物Ⅲ对人肿瘤细胞株 HCT－8、Bel－7402、BGC－823、a549、A2780 具有一定抑制作用。结论：化合物Ⅰ～Ⅳ均为首次从该植物中分离得到，其中化合物Ⅱ为首次从该属植物中分离得到的三萜类化合物。

杨虹等采用硅胶柱及 Sephadax LH－20 凝胶柱色谱法，运用波谱方法确定结构。结果：首次从半夏中分离得到大黄酚、正十六碳酸－1－甘油酯、OCTADECA－9、12－dienoicacidethy lester、one galac－tosyldiacy glycerol、3－O－（6'－O－棕榈酰基－β－D－吡喃葡萄糖基）豆甾－5－烯、1，6：2，3－dianhydro－β－D－al－losep、邻二羟基苯酚等 7 种化合物。

张之昊等用多种色谱技术进行分离纯化，通过理化性质和波谱数据鉴定其化学成分的结构，对半夏乙醇提取物的化学成分进行分离鉴定，从半夏乙醇提取物中分离鉴定了 9 个化合物，分别为：尿嘧啶、5'－硫甲基－5'－硫代腺、腺苷、大黄酚、5－羟甲基糠醛、烟酰胺、(2S)－1－O－(9Z，12Z－十八烷二烯基)－3－O－β－半乳糖基甘油、胡萝卜苷、β－谷甾醇。

2. 药理作用

（1）对呼吸系统的作用

半夏药材最主要药效之一是镇咳、祛痰作用，灌服或静脉注射生半夏、姜半夏的提取物，对浓氨水引起的小鼠咳嗽有明显镇咳作用，不同产地半夏的镇咳效果不同，就镇咳效果而言，半夏水提物明显强于醇提物，且野生半夏镇咳效果明显优于栽培半夏。

在治疗矽肺方面，姜半夏有较强疗效。连续给予矽肺模型大鼠姜半夏治疗可抑制矽肺形成，使肺重量减轻，减少肺胶原含量，病理变化减轻。且在治疗哮喘方面，半夏也有独特作用，可用来治疗矽肺的麦门冬汤、定喘汤等含有半夏的中药汤剂，可提高哮喘患者一秒用力呼气量，改善病症，且服用安全、耐受性强。

半夏对电刺激猫喉上神经或胸腔注射碘液引起的咳嗽具有明显的抑制作用，其作用发生在给药后 30 分钟，药效能维持 5 小时以上，但其止咳作用比可待因作用稍弱。生半夏和清半夏的混悬液给氨熏所致咳嗽的小白鼠灌胃，有明显的止咳效果，两种半夏的止咳率分别为 60% 和 53.3%。曾颂等对半夏及其炮制品中生物碱、多糖、有机酸等3种主要成分,运用小鼠镇咳、祛痰药理模型评价半夏镇咳祛痰的成分与效应之间的关系,结果发现其关联度大小排序依次为:生物碱>多糖>有机酸,初步认为半夏中总生物碱与镇咳祛痰作用有效成分。另有研究表明,连续给予姜半夏可抑制矽肺的形成,使肺重量减低,减少肺的胶原含量,使病理变化减轻。

(2)止呕作用

半夏炮制品被认为止呕之圣药,在《伤寒论》中就有治疗"气逆欲呕"之说。半夏的止呕作用与中枢抑制有关,在水貂止呕实验模型中,姜半夏醇提取物对顺铂、阿扑吗啡等因中枢作用致水貂呕吐均有抑制作用,对硫酸铜刺激胃黏膜及运动等致水貂呕吐无效。

半夏对于化疗引起的消化道不良反应也应有一定缓解作用,临床试验显示,半夏泻心汤、小半夏汤等可以有效防治顺铂化疗方案引起的急性呕吐和迟发性呕吐。也可将化疗药物与健脾解毒方(由党参、半夏、黄芪、黄精、白术等组成)合用,可有效缓解 CPA 联合化疗导致的恶心、呕吐、进食量下降等化疗证候。

半夏能激活迷走神经传出活动而具有镇吐作用。半夏能显著升高猫的阿扑吗啡最小催吐量,能抑制犬硫酸铜或阿扑吗啡所引起的催吐,其有效成分为水溶性的葡萄糖醛酸衍生物和水溶性苷。半夏的各种制剂经灌服或皮下给鸽、犬、猫等,对阿扑吗啡、洋地黄、硫酸铜引起的呕吐都有止吐作用,其有效成分为生物碱植物甾醇及 L-麻黄碱。

半夏制剂对毛果芸香碱引起的唾液分泌有显著抑制胃液分泌的作用。有报道显示:半夏水煎醇沉液具有抗大鼠幽门结扎性溃疡、消炎痛性溃疡及应激性溃疡的作用,其抗溃疡作用的药理基础是减少胃液分泌、降低胃液游离酸度和总酸度、抑制胃蛋白酶活性、保护胃黏膜、促进胃黏膜的修复等。半夏加热炮制或加明矾、姜汁炮制的各种制剂,对无水吗啡、洋地黄、硫酸铜引起的呕吐,都有一定的镇吐作用。其镇吐作用机制是对呕吐中枢的抑制和激活迷走神经传出活动。

(3)抑癌作用

半夏对治疗食管癌、胃癌、舌癌、上颌窦癌及皮肤癌、恶性淋巴癌具有较好的疗效,体外培养肿瘤细胞实验也表明。半夏提取物对腹水型肉瘤、肉瘤 S180、实验性小鼠宫颈癌 – 14、肝癌实体型及 Hela 细胞、JTC – 26 体外试验均有一定的抑制作用,而对正常细胞完全没有抑制作用。陆跃鸣等发现半夏各炮制品总生物碱对慢性髓性白血病细胞(K562)有生长抑制作用,其中以法半夏抗 K562 肿瘤细胞生长作用最强,且炮制后半夏毒性下降而生物活性增强。2005 年何萍等对半夏的有效成分进行分析,发现 $5\alpha,8\alpha$ – 桥二氧麦角甾 –6,22 – 双烯 –3 – 醇可能为半夏抗肿瘤作用的有效成分之一。

半夏提取物对动物实验性肿瘤 S180、Hela 及 Eca – 109 细胞等具有抑制作用,临床上可单独或与其他药物配伍治疗食管癌、肝癌、卵巢癌等,能增强网状内皮系统吞噬功能和分泌作用,抑制肿瘤发生和增殖,进而诱导肿瘤细胞凋亡,产生抗癌作用。

(4)抗炎作用

半夏总生物碱对二甲苯致小鼠耳郭肿胀、乙酸致小鼠毛细血管通透性的增加以及大鼠棉球肉芽肿的形成等炎症模型均有明显的对抗作用,为半夏抗炎作用的主要有效部位之一,且此作用部位是与炎症因子 PGE_2 的产生和释放受抑制有关。

有研究表明,半夏生物碱类成分是抗炎作用的主要有效部位之一。半夏总生物碱对二甲苯致小鼠耳郭肿胀、小鼠腹腔毛细血管通透性等急性炎症有抑制作用,对大鼠棉球肉芽肿亚急性炎症也具有较强的抑制作用。半夏生物碱可使炎症气囊内 PGE_2 明显降低,可能半夏的抗炎作用与前列腺素的代谢调节有关。

(5)毒性作用

半夏对局部黏膜有强烈刺激作用,通过家兔眼结膜致炎反应实验,发现用生半夏混悬液点眼有不同程度的眼结膜水肿、水疱、眼睑轻度外翻;生半夏混悬液给小鼠服用后均有失音,解剖后喉部有明显水肿和充血。但炮制后半夏的刺激性大大降低。有实验表明,刺激性大小为生半夏 > 清半夏 > 姜半夏 > 法半夏。

钟凌云对半夏刺激性毒性作用进行研究,通过对半夏生品的急性毒性试验研究发现半夏草酸钙和蛋白结合而成的草酸钙针晶能引起家兔眼部的强烈水肿和充血,是引起半夏刺激性毒性的主要物质,并进一步的研究发现半夏草酸钙针晶极细长具针尖末端、倒刺及凹槽的特殊结构为针晶刺破黏膜细胞提供基础条件,而经炮制过的姜半夏和法半夏中草酸钙针晶含量明显减少,其针晶细微结构被破坏,没有针晶状末端和凹槽、倒刺等特殊结构,其毒性刺激性明显降低。

赵腾斐研究发现半夏毒性针晶、凝集素蛋白均可诱导巨噬细胞释放大量炎症因子,巨噬细胞可吞食半夏毒性针晶,凝集素蛋白可致巨噬细胞明显肿大,最终导致细胞膜破损,细胞死亡。在此研究的基础上进一步的研究表明,半夏凝集素蛋白刺激巨噬细胞导致炎症的机制是促使细胞质内静息 NF – KB 的二聚体 P65 转位至细胞核中,激活 NF – KB 信号通路,从而导致炎症的发生;抑制 Caspase 8 相关的细胞凋亡且同时激活 RIP 3 相关的氧化应激反应,促使巨噬细胞释放大量 ROS 导致程序性坏死,加重炎症反应程度,而生姜总姜辣素可显著降低半夏毒性针晶导致的巨噬细胞 TOF – α 释放增加,具有拮抗半夏致炎效应的作用。

二、黄连的成分分析及药理作用

1. 成分分析

马红梅等利用硅胶柱色谱、凝胶柱色谱、中低压液相色谱、高效液相色谱等色谱技术对黄连的化学成分进行分离和纯化,通过 NMR 等波谱数据分析确定化合物的结构。结果:从黄连正丁醇层提取物中分离得到 11 个已知成分,分别鉴定为降氧化北美黄连次碱、3,4 – 二氢 – 6,7 – 二甲氧基异喹诺酮、8 – 氧化黄连碱、小檗碱、氧化小檗碱、原儿茶酸甲酯、丹参素甲正丁酯、反式 – 3,4 – 二甲氧基肉桂酸、阿魏酸正丁酯等。

2. 药理作用

古方以黄连为治痢之最,治痢以黄连为君。《本草纲目》中记载"黄连治目及痢为要药"。现代药理研究表明,黄连根茎中含有多种异喹啉类生物碱,其中小檗碱又名黄连素,为黄连的主要成分,含量为 5% ~8% ,具有对热不稳定性,有极其广泛的抗菌谱,对某些革兰氏阳性菌和革兰氏阴性菌具有一定的抑制作用,其中对痢疾杆菌、大肠埃希菌、金色葡萄球菌、铜绿假单胞菌等肠道感染引起的菌痢、化脓性中耳炎和眼结膜炎等均有良好的治疗效果。近年来发现黄连还有抗感染、抗肿瘤等药理作用。

(1)抗菌抗病毒作用

黄连具有显著的抗菌抗病毒作用,且抗菌谱很广,对革兰氏阳性和革兰氏阴性细菌及总型流感病毒,真菌类均有一定的抑制作用。对钩端螺旋体,在试管中有相当强的杀灭作用。极低浓度即开始阻止霍乱、肠伤寒、痢疾菌的繁殖,它也有抗金黄色葡萄球菌、链球菌等革兰氏阳性菌和肠伤寒菌、痢疾志贺菌、淋病奈瑟菌等革兰氏阴性菌的作用,此外,对蜡样芽孢杆菌、枯草杆菌、白喉杆菌、大肠杆菌、肺炎球菌、新城型痢疾杆菌、化脓性链球菌、结核杆菌等动物病原菌以及念珠菌属、隐球菌、酵母等真菌均有抗菌性。用黄连的水提取液即使稀释 30 倍,对兔角膜细胞型单纯疱疹感染的病原,第 7 天仍有抑制作用。

1)抗菌:抗菌主要有效成分为小檗碱,其中对痢疾杆菌、结核杆菌、金黄色葡萄球菌作用最强,对伤寒杆菌、大肠杆菌作用较弱;低浓度抑菌,高浓度杀菌;单用易产生耐药性,而复方(如黄连解毒汤、泻心汤等)抗菌效力明显增强,且不易产生耐药性。

2)抗病毒:黄连制剂及小檗碱对鸡胚中培养的各种流感病毒和新城鸡瘟病毒有抑制作用。

(2)抗毒素作用

黄连对多种细菌毒素有拮抗作用。黄连对细菌内毒素所致大鼠死亡有保护作用;在低于抑菌浓度时能抑制金黄色葡萄球菌凝固酶的形成,使细菌内毒素的毒力降低,有利于吞噬细胞的吞噬;小檗碱可使霍乱弧菌毒素失活;对抗该毒素所致的严重腹泻症状;也可对抗大肠杆菌毒素引起的肠分泌亢进之腹泻;黄连解毒汤能减轻内毒素所致实验动物发热,减少其死亡率。

(3)抗炎作用

黄连、黄连制剂和小檗碱都有抗炎作用。如黄连甲醇提取物和小檗碱对多种实验性炎症早期渗出、水肿和晚期肉芽增生都有明显抑制作用,以黄连为主的复方也有明显效果（如黄连解毒汤）。

（4）增强免疫作用

小檗碱在动物体内或体外明显提高白细胞吞噬金黄色葡萄球菌的能力，保护动物免于死亡；提高家兔网状内皮系统吞噬功能。黄连解毒汤可提高小鼠腹腔巨噬细胞的吞噬率，促进小鼠抗体生成及血清溶菌酶含量。

（5）解热作用

小檗碱对牛奶发热兔和酵母悬液发热大鼠有明显解热效果。黄连注射液对白细胞致热原所致家兔发热亦有显著解热作用。

（6）对心血管系统的作用

1）抗心律失常：最近研究表明，小檗碱有明显抗心律失常作用，能防治乌头碱等多种致颤剂、电刺激及冠状动脉结扎所致动物室性心律失常，并呈现明显量－效关系；临床对多种原因的室性及室上性心律失常也有效，表明其具有广谱抗心律失常作用。

2）降低血压：小檗碱有明显的降压作用，静脉给药可降低动脉压，尤其是舒张压，且与剂量呈正相关。重复给药无快速耐受性。此外，小檗碱还有正性肌力作用。

（7）抑制血小板聚集作用

小檗碱对 ADP、花生四烯酸、胶原等诱导的血小板聚集和 ATP 释放均有不同程度抑制作用，其中以对胶原诱发的聚集抑制作用最强。临床应用小檗碱治高血小板聚集患者，其疗效几乎与双嘧达莫（潘生丁）合并阿司匹林相媲美，且副作用小，易被患者接受。

（8）降血糖作用

黄连、小檗碱有降血糖作用，其降糖作用有磺酰脲和双胍类口服降糖药的特点，即对正常小鼠、自发性糖尿病 KK 小鼠有降血糖作用，也对四氧嘧啶糖尿病小鼠有降血糖作用。王睿等研究工作者，比较了黄连素同传统的降糖药物二甲双胍的降糖效果，发现黄连素的降糖作用优于二甲双胍。并且，黄连素对糖尿病的并发症（心脑血管的损伤、神经系统损伤、肾损伤等）均有一定的改善作用。刘长山等研究了黄连对糖尿病神经病变的作用机制，发现黄连在体内外均能够抑制醛糖还原酶（AR）活性，而在临床研究中黄连对

AR 活性的抑制作用更加明显。患者在降糖药物的基础上应用黄连素治疗 4 周后,AR 活性明显下降;正中神经、腓总神经运动传导速度(MNCV)、感觉传导速率(SNCV)得到明显改善;膀胱剩余尿量显著减少,这些周围神经病变的指标在治疗前后改善相当明显。

(9)健胃作用

黄连味苦,小剂量服用可兴奋味觉分析器,提高食物中枢的兴奋性,并能反射性引起胃液分泌增加而呈现健胃作用。

(10)抗肿瘤作用

黄连及其有效成分可通过细胞毒作用抑制肿瘤细胞增殖、诱导细胞凋亡、增强机体免疫功能、调节细胞信号传导、抗氧化、诱导细胞分化等机制发挥抗肿瘤作用。Iizuka 等发现,有抗食管癌作用的黄连解毒汤的 7 种组方药中,只有黄连具抗肿瘤活性,证明黄连水提取物与小檗碱有相似作用,对 6 株食管癌细胞均显示明显抑制:细胞经 72 小时处理,半数抑制浓度(IC_{50})介于 $0.5\sim3.0\mu g/mL$,且细胞集中在 G0/G1 界面。以裸鼠接种人结肠克隆20/克隆26 腺癌细胞实验发现,每天给予黄连的荷瘤鼠瘤体生长未见明显抑制,但体质状况明显较未给黄连的荷瘤鼠好,瘤组织和脾脏中 IL-6 mRNA 水平及瘤组织和血浆中 IL-6 蛋白水平也较未给黄连的荷瘤鼠低,显示黄连有改善荷瘤鼠恶病质状态的作用。

三、黄芩的成分分析及药理作用

1. 成分分析

(1)黄酮及其苷类

黄酮及其苷类是黄芩的主要药效物质基础,目前从黄芩属药材中已发现了四十余种黄酮类化合物,其中黄酮及黄酮醇类有黄芩苷、黄芩素、汉黄芩苷、汉黄芩素等;二氢黄酮及二氢黄酮醇类多在 C5 和 C7 有羟基取代,常见的有二氢黄芩苷、7,2',6'-三羟基-5-甲氧基二氢黄酮、5,7,2',6'-四羟基二氢黄酮醇等;还含有 4',5,7-三羟基-6-甲氧基黄烷酮、2',6',5,7-四羟基黄烷酮等黄烷酮类成分以及查尔酮类成分 2,6,2',4'-四羟基-6'-甲氧基查尔酮等。

（2）萜类化合物

黄芩属植物中含有多种倍半萜木脂素苷类及二萜类化合物。已从尼泊尔匍匐黄芩中分离得到 3 种新的倍半木脂素苷类；除 Scuterpenin H 外，魏顺发等从黄芩属植物中分离得到的二萜类多为新克罗烷型双环二萜类化合物；Shim 从黄芩属植物中分离得到了一种新型的二萜化合物 Barbatellarine F 并确定了其结构。由文献报道可知，除黄酮类成分以外，黄芩及其同属植物中尚含有多种萜类成分。

（3）挥发油

主要包括烯丙醇、石竹烯等；舒云波等利用超临界提取技术提取得到的黄芩挥发油成分，经 GC – MS 分析，鉴定了其中 64 种成分，如棕榈酸、薄荷酮、亚油酸甲酯等。

（4）微量元素

黄芩中含有多种微量元素，包括 Ca、Mg、Cu、Zn、Fe、Mn 等，这些微量元素不仅自身具有生理活性，还能与药材中所含的有机分子形成配合物以发挥药效。

（5）其他

黄芩中还含有多糖、β – 谷甾醇、苯甲酸及黄芩酶等成分。

2. 药理作用

（1）抗菌作用

黄芩提取物具有显著的抗菌效应，能有效抑制多种细菌生长，如蜡样芽孢杆菌、单核细胞增多性李斯特菌、金黄色葡萄球菌、大肠杆菌、沙门菌等。现代研究表明，黄芩素对细菌类如大肠杆菌、固着微球菌、人型葡萄球菌、表皮葡萄球菌，真菌类如白色念珠菌等微生物具有非常好的抑制作用；黄芩苷对幽门螺杆菌、金黄色葡萄球菌、酵母型真菌、肺炎衣原体等均表现出了一定的抑制作用。黄芩素及黄芩苷与庆大霉素、氟康唑、β – 内酰胺类抗生素等联用，将产生协同作用，抗菌作用增强。

（2）抗病毒作用

黄芩乙醇提取物对大肠杆菌噬菌体 MS2 和甲肝病毒具有抑制作用。黄芩素与利巴韦林抗病毒药物联合使用对流感病毒（H1N1）感染小鼠的治疗作用明显高于利巴韦林药物单独作用，且 0.5mg/L 黄芩素和 5mg/L 利巴韦林配伍时药效最好。黄芩苷能阻碍人类免疫缺陷病毒 1 型（HIV−1）细胞表面的包膜，阻断 HIV−1 进入靶细胞，具有抵抗 HIV−1 的能力，已成为当前治疗 HIV 感染的天然产物之一。

（3）抗氧化作用

黄芩素通过激活转录因子 NF−E2 相关因子 2，介导抗氧化酶锰超氧化物歧化酶产生，清除超氧化物自由基和羟自由基，修复抗氧化应激的线粒体功能障碍。黄芩苷抑制过氧化脂质和氧化型谷胱甘肽的形成，修复抗氧化酶如超氧化物歧化酶（SOD）、过氧化氢酶（CAT）等活性来改善由氯化镉引起的肝细胞毒性和氧化应激反应。黄芩中黄酮类成分的分子结构中多含有酚羟基，故具有一定的清除自由基、抗氧化作用。黄芩素、黄芩苷是黄芩中有效的抗氧化剂，对多种自由基，如超氧化物阴离子、氢过氧化物酶、烷过氧自由基、羟自由基等均具有强大的清除作用。此外，黄芩素及黄芩苷能有效抑制黄嘌呤氧化酶代谢产生氧自由基，可用于治疗与自由基及氧化应激相关的疾病。

（4）抗炎和抗过敏作用

黄芩提取物能够抑制过敏性炎症的渗出，通过降低毛细管通透性、抑制组胺和乙酰胆碱的释放等保护炎症反应造成的伤害。黄芩苷元能调节过敏性皮炎 NC/Nga 小鼠的分子介质和免疫细胞功能，在治疗过敏性皮炎方面可能发挥重要作用。

（5）抗肿瘤作用

黄芩苷、黄芩素、汉黄芩素、汉黄芩苷、木蝴蝶素 A 等均可有效抑制肿瘤细胞的增殖，且对正常上皮、外周血和骨髓细胞几乎没有毒性。黄芩苷可通过诱导肿瘤细胞凋亡，抑制大鼠胰岛细胞瘤细胞增殖。黄芩素可使人脐静脉内皮细胞停滞在 G1/S 期，抑制新生血管形成从而产生抗肿瘤作用；黄芩素还可抑制皮肤癌 A431 细胞的迁移和侵袭达到抗肿瘤目的。

（6）保肝、抗溃疡活性

研究表明，黄芩苷具有保护肝损伤、治疗慢性肝炎、抗肝纤维化等作用，其作用机制与其抑制炎症介质的分泌以及清除自由基、抗氧化密切相关。

（7）神经保护作用

黄芩水提物可治疗脑内出血大鼠的血脑屏障的损伤，并且对血脑屏障损伤造成的中风及脑创伤有一定保护作用。黄芩素能调节谷氨酸（Glu）和氨基丁酸（GABA）之间的代谢平衡，阻滞细胞色素氧化酶亚基 mRNA 在丘脑核中的表达，明显抑制 Glu 诱导的胞内钙的增加，减轻大鼠肌肉震颤，缓解震颤主导型原发性帕金森病。

（8）心血管保护作用

黄芩具有降压、治疗心肌衰弱、扩张血管、治疗冠心病、抗动脉粥样硬化等心血管保护作用。黄芩素可通过抑制左心室胶原蛋白和 12 - 脂氧合酶的表达，下调 MMP - 9 和 ERK 的活性，缓解自发性高血压小鼠的心肌纤维化。黄芩素能减弱心脏诱导型 iNOS、单核细胞趋化蛋白 1、磷酸化 Iκ 酸化、p - p65 蛋白和 Caspase - 3 的活性，保护 LPS 引起的低血压伴随心动过速。黄芩素还可通过线粒体氧化信号通路，保护心肌细胞的缺血再灌注损伤。黄芩素的心脏保护可能跟其抗炎、抗氧化及抗细胞凋亡机制有关。

四、干姜的成分分析及药理作用

1. 成分分析

（1）挥发油类

干姜中主要含有多种挥发油成分，其中萜类物质占主要成分，占姜的 0.3% ~3.0%。其中 α - 姜烯含量最高，占总挥发油的 28.5%，反 - β - 金合欢烯，α - 金合欢烯、β - 红没药烯的含量也相对较高。干姜中主要含有挥发油类成分，其主要包括 3 - 丁基 - 丁醛、2 - 甲基 - 戊醛、己醛、α - 蒎烯、莰烯、香桧烯、β - 蒎烯、月桂烯、α - 水芹烯、δ - 3 - 蒈烯、α - 松油烯、γ - 松油烯、异松油烯、二甲基苏合香烯、紫苏烯、胡椒烯、β - 榄香烯、α - 姜黄烯、γ - 荜澄茄烯、β - 没药烯、1,8 - 桉油素、2 - 庚醇、芳樟醇、小茴香醇、姜醇、松油烯 -4 - 醇、α - 松油醇、桃金娘醇、反 - 胡椒醇、香茅醇、橙花醇、橙花叔醇、榄香醇、β - 桉叶醇、6 - 姜醇、牻牛儿醇、牻牛儿醛、乙酸 - 2 - 庚酯、乙酸龙脑酯、乙酸香茅酯、乙酸牻牛儿酯、邻苯二甲酸二丁酯、对-丙烯基茴香醚、棕榈酸、姜酚、姜烯酮 A、6-姜辣烯酮、壬酮、姜酮等。

（2）非挥发性成分

干姜中除了含有上述挥发性成分外，还含有一些非挥发性成分，如棕榈酸、环丁二酸酐、β-谷甾醇、胡萝卜苷等。

2. 药理作用

（1）抗氧化作用

实验研究发现干姜中主要起抗氧化作用的成分是姜酮、姜酚、姜脑等化合物。利用这些化合物进行清除 DPPH 自由基实验和 AAPH 诱导的微粒体抗氧化实验，实验结果发现，二苯基庚烷类化合物及姜辣素类化合物都有很好的抗氧化活性，此类化合物的脂肪链可以阻断并清除自由基，尤其对 AAPH 诱导的微粒体抗氧化活性作用明显。

（2）解热、抗炎作用

现代实验研究分别用内毒素、干酵母、2,4-二硝基酚制造三种大鼠发热模型，用 CO_2 超临界提取干姜总油灌服给药，结果表明干姜油对这三种发热模型均有改善作用，0.5g/kg、1.0g/kg 抑制实验性发热的体温升高，15～30 分钟后即能使实验动物发热体温下降，解热作用能持续 4 小时以上。由此可以认为，干姜有明确的解热作用，其脂溶性成分，包括挥发油与姜辣素类是干姜解热作用的主要有效部位。干姜的镇痛抗炎成分主要是脂溶性姜酚类化合物，另外还有未知的水溶性成分。实验研究表明干姜醇提物对醋酸所致小鼠扭体反应的疼痛及二甲苯所致小鼠耳肿胀的程度均有很好的改善作用。现代药理研究发现，干姜中的姜酚类化合物有明显的镇痛消炎效果，民间也有用干姜水煎剂治疗患者炎症的例子。

（3）对心血管系统的作用

实验及临床研究表明，姜辣素有很好的改善心脑血管系统的功能，其中起主要作用的是姜酚。周静等采用气管夹闭窒息法制作大鼠心脏骤停-心肺复苏后造成心力衰竭模型，考察干姜水煎液对该模型大鼠血管紧张素（AngⅡ）、血清肿瘤坏死因子 α（TNF-α）、丙二醛（MDA）及一氧化氮（NO）的影响，得出干姜水煎液对急性心肌缺血大鼠 AngⅡ，TNF-α，MDA，NO 均有一定调控作用。表示干姜可以改善心功能,缓解急性心肌缺血、缺氧状态,发挥"回阳通脉"功效。实验研究表明干姜擦剂治疗手足皲裂,其总有效率可达88.6%,高于对照组的68.0%,其原因是干姜含挥发油等辛辣成分,可促进局部血液循环,起到保护创面、促进愈合作用。

(4)对消化系统的作用

实验研究表明10%生姜煎剂可显著降低0.6N盐酸和束缚水浸所致的大鼠胃黏膜损伤。其保护作用机制可能是由于生姜刺激胃黏膜合成和释放具有细胞保护作用的内源性PG所致。采用胆总管插管引流胆汁方法,观察干姜醇提取物对大鼠对胆汁分泌的作用。研究结果表明干姜醇提取物经口或十二指肠给药均能明显增加胆汁分泌量,维持时间长达3~4小时,口服作用更强。干姜含芳香性挥发油,对消化道有轻度刺激作用,可使肠张力、节律及蠕动增强,从而促进胃肠的消化功能。干姜醚提物能对抗水浸应激性等多种胃溃疡的形成,能对抗蓖麻油引起的腹泻,但对番泻叶引起的腹泻无作用;干姜水提取物能对抗结扎幽门性溃疡形成,对抗番泻叶引起的腹泻;而两种提取物对小鼠胃肠功能都具有一定的影响作用。

(5)保肝利胆作用

采用原代培养的大鼠肝细胞实验发现干姜中的姜酚类、姜烯酮类及二芳基庚烷类成分有对抗CD4和半乳糖胺的肝细胞毒作用。实验采用乙醚麻醉后再用乌拉坦麻醉,剖腹,用聚乙烯插管插进胆总管,每只大鼠保持1小时,使之稳定30分钟后从十二指肠给药的方法,发现生姜的丙酮提取液在给药后3小时呈现显著的利胆作用,而水提液无效。6-姜酚在给药后30~60分钟可使胆汁分泌显著增加,在给药4小时后仍很明显,10-姜酚也呈现利胆作用,虽作用较弱,但仍有显著性。

(6)抗缺氧作用

干姜醚提取物具有抗缺氧作用,其机制可能是通过减慢机体耗氧速度而产生,柠檬醛是其中抗缺氧主要有效成分之一。谢恬等研究干姜对心肌细胞缺氧缺糖性损伤的保护作用表明,干姜能够降低细胞乳酸脱氢酶(LDH)释放减少,从而减少细胞的损伤。干姜不同提取物产生抗缺氧能力不同。研究表明,干姜水提物无抗缺氧作用,而醚提物具有抗缺氧作用,其机制可能是通过减慢机体耗氧速度产生的。

（7）抗肿瘤作用

研究发现，6 - 姜酚和6 - 非洲豆蔻醇其细胞毒性和抑制肿瘤增殖机制与促进细胞凋亡有关。在淋巴细胞增殖试验中，干姜提取物对通过促细胞分裂剂刀豆球蛋白 α 作用诱导的增殖具有抑制作用。干姜提取物对机体免疫功能具有双向调节作用，对细胞因子的增强作用具有时间依从性。单层细胞的白介素 IL - 1、IL - 3、IL - 6 和粒 - 巨噬细胞集落刺激因子（GM - CSF）在低浓度干姜提取物的存在下显著增加，而更高的浓度却无此增强作用。

（8）抑制血小板聚集作用

研究显示，姜酚对二磷酸腺苷（ADP）、花生四烯酸（AA）、肾上腺素、胶原引起的血小板聚集有良好的抑制作用，明显抑制血小板环氧合酶活性和血栓素合成。姜酚抑制 AA 诱导的血小板聚集效果与阿司匹林类似。

五、人参的成分分析及药理作用

1. 成分分析

（1）皂苷类

1）齐墩果酸类：人参皂苷。

2）原人参二醇类：人参皂苷、丙二酸基人参皂苷、西洋参人参皂苷等。

3）原人参三醇类：葡萄糖基人参皂苷、三七人参皂苷、假人参皂苷、原人参三醇等。

人参皂苷是人参的主要化学活性物质，到目前为止已经分离鉴定四十余种人参皂苷单体。其次还有多糖类、挥发成分、有机酸及其脂、蛋白质、酶类、甾醇及其苷、多肽类、含氮化和物、木质素、黄酮类、维生素、无机元素等成分。其中最主要的有效成分为人参皂苷和人参多糖。

（2）多糖类

人参含 38.3% 的水溶性多糖和 7.8% ~ 10.0% 的碱性多糖，其中 80% 左右为人参淀粉，20% 人参果胶，少量糖蛋白主要由半乳糖醛酸、半乳糖、葡萄糖、阿拉伯糖残基组成,也有少量鼠李糖及未知的戊糖衍生物。从人参热水提取物分离出两个蛋白质多糖部分,它们均含有苏氨酸和多糖的残基次氧苷键与蛋白质结合,其中的精氨酸等碱性氨基酸丰富,可与多糖的半乳糖醛酸以静电力结合。

2. 药理作用

(1)对中枢神经系统的作用

人参具有镇静和兴奋的双向作用,而且与用药时神经系统功能状态有关系,同时与剂量大小及人参的不同成分亦有关系。

(2)对人体应激作用

手术前口服人参皂苷胶囊有助于降低手术后应激反应,减轻手术后疲劳,促进老年胃肠外科病的早期康复。同时人参多糖具有抑止绒毛膜促性腺激素诱导黄体细胞分泌的作用;但可协同黄体细胞与颗粒细胞生成,人参多糖使卵母细胞生长抑制率降低,呈区间剂量依赖关系。

(3)对循环系统的作用

人参具有双向调节血压、强心、保护心肌作用,同时也具有保护心脑血管作用。从1982年起,我国临床上就用人参治疗心脑血管疾病和脑卒中(中风),但当时对其作用机制并不清楚。最近研究表明,人参皂苷能明显抑制高血压脑血管重构,降低易卒中型自发性高血压中风率及死亡率,保护脑细胞,这些也通过动物实验得到证实。目前人参皂苷已完成Ⅱ期临床试验并进入Ⅲ期临床试验,将可能成为治疗脑卒中的新型临床治疗药物。

(4)对内分泌及物质代谢的影响

人参无性激素样作用,而能促进垂体分泌促性腺激素,加速性成熟的过程。同时人参还具有降血糖的作用,人参乙醇提取物对四氧嘧啶引起的实验动物高血糖有降血糖作用。人参降血糖作用可能与促进脂肪细胞分化,增加胰岛素敏感性和抑制基础脂解有关。

(5)对肝功能、肾功能的保护作用

人参二醇对梗阻性黄疸肝损伤有一定的保护作用,人参皂苷低剂量对慢性肝损伤有一定的保护作用,实验证明人参皂苷中高剂量明显减轻肝组织胶原的沉积,改善肝纤维化程度,具有抗肝纤维化作用。近年来,由于药物治疗和检查副作用引起的肾功能损害呈上升趋势,而人参皂苷对不同类型肾脏细胞有多重活性,配合抗生素和抗肿瘤药物使用,可降低药物引起的对肾脏的不良反应。

(6)抗肿瘤、抗衰老、提高免疫作用

人参皂苷可抑制黑素瘤的生长,其机制可能是通过抑制肿瘤内血管生成及阻止肿瘤细胞进入分裂期而发挥作用的。一定浓度的人参皂苷能有效抑制人的癌细胞株的生长,对人喉癌细胞株有明显的抑制作用。同时人参很早就作为一种滋补和免疫调节剂,动物实验中人们观察到人参皂苷能增加正常小鼠脾脏胸腺的质量,增强巨噬细胞的吞噬功能,对创伤失血休克大鼠的免疫功能有调节作用。此外,人们研究发现人体的衰老与自由基的毒害和各器官退化密切相关,而人参皂苷通过调节氧化还原平衡状态,增加抗氧化系统的防御能力,减少自由基诱导损伤,可以延缓衰老。

六、甘草的成分分析及药理作用

1. 成分分析

甘草的化学成分:三萜皂苷,如甘草甜素,即甘草酸。主要系甘草酸的钾、钙盐,甘草酸水解后生成一分子甘草次酸和二分子葡萄糖醛酸,三萜皂苷在甘草属植物中具有生理活性强、含量高等特点,这类特点形成了甘草很多药理作用。目前,一共检测出了61种三萜化合物,苷元45个。甘草中还含有很多黄酮类成分,主要有甘草苷、异甘草苷、甘草苷元、异甘草苷元。甘草中还含香豆素、氨基酸、生物碱及少量的挥发性成分和多糖。

2. 药理作用

(1)镇咳平喘作用

甘草及其提取物具有镇咳、祛痰、平喘以及抗呼吸道病原体等作用。通过灌胃小鼠生甘草和炙甘草水煎液,观察浓氨水所致小鼠咳嗽,发现生甘草、炙甘草均能够显著延长小鼠咳嗽潜伏期,减少咳嗽次数,但生甘草作用强于炙甘草;给小鼠皮下注射酚红,观察甘草的祛痰作用,结果表明甘草炮制后祛痰作用明显减弱。还有研究发现甘草黄酮呈剂量依赖方式抑制辣椒素引起的豚鼠咳嗽反射。

（2）对回肠活动的作用

生甘草水煎液能使肠管自发性收缩活动的张力下降,节律存在,收缩幅度变小,同等量的蜜炙甘草和清炒甘草水煎液也有类似作用但无显著性差异。三种甘草水煎液对乙酰胆碱所引起的肠管收缩作用明显减弱,无明显差异。

（3）抗病毒作用

甘草的抗病毒作用较强。有实验表明,其黄酮类单体化合物甘草查尔酮 A 和甘草查尔酮 B 等对革兰氏阳性菌中的金黄色葡萄球菌和枯草杆菌的抑制作用相当于链霉素;对酵母菌和真菌的作用高于链霉素;对革兰氏阴性菌中的大肠杆菌和绿脓杆菌抑制作用相当于链霉素。

（4）抗炎作用

甘草的抗炎成分为甘草酸、甘草次酸以及甘草黄酮类。甘草查尔酮 A 对二甲苯引起的小鼠耳肿胀也有一定的抑制作用,可能是甘草抗炎作用物质基础之一。另有研究发现,甘草酸能够抑制 HMG1/2 生理活性以及磷酸化作用的中断,这可能与甘草酸的抗炎作用相关。

（5）免疫调节作用

甘草中含有的甘草酸除具有抗炎、镇咳、抗癌等作用外,甘草酸还能诱导小鼠肝微粒体氧化酶,使其含量及活性增加,诱导其自身代谢,对免疫具有调节作用。有研究小鼠对甘草酸的代谢自诱导作用,以及该作用与不同给药途径的关系。实验结果表明,甘草酸能够诱导其自身代谢,但该作用与甘草酸的给药途径有关,甘草酸灌胃能产生自诱导作用,腹腔注射无效。甘草酸口服给药时经消化道细菌及消化酶作用,水解成葡萄糖醛酸和甘草次酸,然后吸收入门静脉。因此,口服甘草酸与注射给药不同,最终进入血液的是甘草次酸,提示可能甘草次酸才是 P－450 诱导剂。

（6）镇痛作用

彭智聪等通过热板法和乙酸扭体法实验观察甘草不同炮制品对小鼠痛阈的影响,结果显示炙甘草有显著的止痛作用。有报道,与生甘草相比,炙甘草止痛效果非常显著,说明甘草经炮制后药效物质发生了变化,证明甘草蜜炙后缓急止痛作用增强。同时,蜂蜜也有止痛功效,能与止痛药物起到协调作用。

（7）抗心律失常作用

炙甘草对多种原因引起的心律失常均有良好的治疗作用。甘草总黄酮等是甘草抗心律失常的主要物质基础,能够拮抗乌头碱、哇巴因(毒毛花苷)等药物引起的心律失常,保护心肌收缩,具有明显的抗心肌缺血活性。炙甘草对缺血再灌注、低钾、低镁等引起的心律失常均有良好的治疗作用,能缩短 $BaCl_2$ 诱发大鼠心律失常的时间,显著减慢心率,并随药量增加作用增强。这可能与甘草蜜炙后,黄酮的质量分数略有增加有关。

七、大枣的成分分析及药理作用

1. 成分分析

（1）多糖

大枣含有丰富的糖类成分,其中还原糖占总糖的 70.8% ~ 95.0%。主要成分有鼠李糖、阿拉伯糖、木糖、甘露糖、葡萄糖和半乳糖。

（2）不溶性膳食纤维

张华等采用化学法提取大枣渣中水不溶性膳食纤维,结果表明最佳提取工艺条件为:氢氧化钠浓度 5%,料液比 1:4g/ml,水浴温度 50℃,水浴时间 40 分钟,其最大得率为 17.01%。

2. 药理作用

（1）对免疫系统的作用

大枣中多糖含量较高,可有效提高机体免疫力,免疫增强作用明显。口服 80% 乙醇提取的大枣多糖 16mg/kg,小鼠脾脏中央小动脉周围出现逐渐增厚的淋巴鞘、逐渐增多增大的边缘区脾小结,脾小结中发生类似变化,其内部的淋巴细胞、鞘内淋巴细胞逐渐增多,密集化,边缘区发生增厚,生发中心逐渐清晰。表明大枣能有效促进小鼠脾细胞组织结构和免疫功能的改善。水提的 100% 大枣汁可抑制放疗引起的小鼠胸腺和脾脏的萎缩,胸腺皮质变厚,脾小结增大,减轻由放射引起的大鼠造血抑制,促进骨髓有核增生,说明大枣对放疗小鼠免疫功能有保护作用。

（2）抗肿瘤作用

对荷瘤 BALB/c 裸鼠注射不同剂量大枣多糖注射液，每日 0.05g/kg、0.15g/kg、0.25g/kg，发现大枣多糖对 S－180 瘤细胞具有一定的杀伤作用，且呈剂量依赖性。大枣多糖有抗肿瘤作用，同时可以引起宫颈癌细胞的凋亡以及诱导白血病 T 细胞凋亡；通过 MTT 比色法，证实大枣多糖对肿瘤细胞的增殖有抑制作用；分析 DNA 片段，证明了大枣提取物可以诱导肿瘤细胞凋亡。

（3）抗氧化作用

研究发现，水提的大枣多糖抗氧化活性较强。大白鼠饮用含有大枣多糖的水，测定血清中自由基含量，结果表明，大枣多糖具有一定的清除自由基的活性。在断奶仔猪日粮中添加大枣多糖能够显著提高断奶仔猪血液中红细胞和白细胞数量，同时白蛋白、血红蛋白等含量都有提高，总抗氧化能力增强，从而改善并提高仔猪抗氧化能力。

（4）对心血管系统的作用

据有关报道，正常小鼠和喂食高脂饲料的高脂血症小鼠使用了水提20%大枣汁之后，血脂水平受到影响，大枣汁对高脂血症小鼠的病症有显著的改善作用。

（5）造血功能

大枣具有显著的补血生气活性，水提取物灌胃，浓度为 0.02ml/g 时，能够明显改善气血双虚模型小鼠症状。其机制是通过使血清粒－巨噬细胞集落刺激因子升高，使气血双虚小鼠出现兴奋免疫和促进骨髓造血的药理作用。大枣多糖对大鼠气血双虚模型机体的能量代谢有改善作用，也是大枣多糖补血、改善免疫功能的主要机制之一。

（6）修复肝损伤、抗疲劳作用

研究发现，对乙酰氨基酚 CCl_4 等引起的小鼠急性肝损伤，大枣对其具有保护作用，对抗疲劳也具有显著的作用。

（7）改善肠道功能作用

大枣多糖可以使肠道蠕动时间明显缩短，令盲肠中的短链脂肪酸含量提高,使 B－D－葡萄糖苷酶、B－D－葡萄糖醛酸酶、黏蛋白酶活性下降,同时还抑制了粪便中的脲酶活性。大枣水溶性多糖,在适当剂量下,可以减少肠道黏膜接触有害物质的机会,使肠道环境得到有效的改善。

第二章　经方现代运用

半夏泻心汤为历代医家公认的治疗胃肠疾病的有效方剂。该方辛开苦降以顺升降，寒温同用以和阴阳，补泻兼施以调虚实。这些功能特点符合脾胃升降出入的生理特性和升降失常的病理特征，所治病症，几乎包括了所有的消化系统病变。历代医家对此方的认识不尽一致，尤其对其病机的看法众说纷纭。当今许多名医在自己长期临床实践之中，深入领会其组方要义，结合现代疾病的特点，通过对其进行灵活加减取得了较好的疗效。

第一节　理论阐微

半夏泻心汤主治病症的临床表现，按张仲景的原文就只是心下满而不痛。心下即膈下，也就是上腹部或者说是胃脘部，此部位为中焦，主要脏器就是脾胃。也就是说半夏泻心汤主治的病症不是脾就是胃。清代温病大家叶天士在《外感温热篇》里就提出："再人之体，脘在腹上，其地位处于中，按之痛，或自痛，或痞胀，当用苦泄，以其入腹近也。必验之于舌：或黄或浊，可与小陷胸汤或泻心汤，随证治之。"这段论述可看作是后代名医对张仲景半夏泻心汤适应证扩大及辨证关键点补充的重要发挥。从古今医家的认识来看,叶天士所言的"泻心汤",应为张仲景诸多泻心汤中的代表——半夏泻心汤。其治疗病症不仅是痞胀,还可用于胃脘有自痛或按之痛的病症,并提出对于有这样病症的患者,是否应用小陷胸汤或泻心汤,还必须要看患者的舌苔,如果是见有黄苔或浊苔,方可辨为寒热错杂的病症,此时就可使用半夏泻心汤或小陷胸汤。

半夏泻心汤组方思路明晰,条理清楚,方名泻心,言其可输泻心下之痞,而心下之痞,是由于脾胃不和、气机阻滞、湿浊壅聚而成,所以畅达气机、清利湿热当是治疗首务。气非辛不能散,湿浊壅聚非辛宣不能开,故行气开结必以辛味药物为主。

1. 辛开苦降

半夏泻心汤配伍规律中最突出的特点就是首次明确了辛开苦降的配伍原则。其功用,正如叶天士所云"辛以通阳,苦以清降","苦与辛合,能降能通"。此法在该方中具体体现在半夏、干姜与黄芩、黄连的合理配伍方面。半夏味辛性平,能行能散,有和胃降逆、消痞开结的作用,是治疗心下痞证的首选药,用之开痞散结尤为妥当。干姜味辛性温,《黄帝内经》曰,"辛走气,辛以散之,散痞者必以辛为助",所以,干姜在方中的作用,是张仲景着意取其辛散力大,合半夏行气以散痞结。故方中以半夏、干姜相须为君,以辛助辛,辛甚气烈,辟阴通阳,药宏力专,共达畅通气机。

2. 补泻兼施

半夏泻心汤的治疗方法则属于虚实同治、补泻兼施的范畴,据其药物组成及药量来看,显然是泻实大于补虚。由此可见,该方证应是虚实夹杂,实多而虚少,以邪气盛为矛盾的主要方面。故张仲景立方,以祛邪为主,兼顾扶正。祛邪以生姜、半夏、黄芩、黄连辛开苦降,燥湿化浊;同时佐以人参、甘草、大枣扶正补虚,顾护胃气,并借三者甘缓调中之力,监制方中大辛大苦之品,以达辛开苦降甘调,泻不伤正,补不滞中的目的。

3. 寒热并投

半夏泻心汤是一首集药性的辛热苦寒甘平于一体的方剂,方中半夏、干姜性味相成,湿邪内阻,久必生热,或内陷之热,与湿相合,一旦形成湿热阻中之候,则重剂辛热,更易化燥伤津,对解除病邪尤为不妥。叶天士云"湿热非苦辛寒不解",在该方中即有体现,张仲景用黄芩、黄连的目的,既能防患于未然,制辛燥药物化热之势;又可救弊于已成,消除湿热内蕴中焦之征。全方配伍,相须相制,法中寓法,最能体现张仲景组方之精妙。

4. 升降两调

脾胃位于中焦,是气机升降之枢纽,上下交通之要道,脾气升则健,胃气降则和,故《临证指南医案》指出"脾胃之病,虚实寒热,宜燥宜润,固当详辨,其于升降二字,尤为紧要",半夏泻心汤正是针对这一原则而组成,合方用药,无不为承顺气机升降而施。方中半夏、干姜,辛散之品,通阳升阳,助脾气以升;黄芩、黄连,苦降之物,降气泄浊,苦辛合用,辛开苦降,则脾升胃降。更有人参、甘草、大枣,合辛散以通阳,合苦降以定阴,补中益胃,安定中州。诸药合用,共同恢复脾胃对气机升降的斡旋之力,使清升浊降,如此则痞结自开,呕利可止。

第二节　泻心汤类方简析

半夏泻心汤临床应用广泛,然临床病情复杂多样,单一半夏泻心汤已不能满足临床需求,故古今医家以其为基础,临床运用中辨证论治,灵活加减,因而泻心汤类方脱颖而出,在临床中亦取得了较好疗效。

一、大黄黄连泻心汤

1. 证候与病机分析

《伤寒论》第154条说"心下痞,按之濡,其脉关上浮者,大黄黄连泻心汤主之。"此证现在一般称为"热痞",假若单纯以"胃热气滞"来解释本条机制,似乎未能符合张仲景原意,若是胃热为何不出现阳明热证的燥屎便结?抑或口渴?潮热?腹满痛?可知本条并非单纯"胃中实热"所致。

这一条以"心下痞"为主症,其中"按之濡"是强调与其他泻心汤证的鉴别。"心下痞"的证候特点,是心下"闭塞不通"的感觉,而不包括胀满,这如在《伤寒论》第149条半夏泻心汤证的重点见"心下满"相比"心下痞"已经较之加重一层,是营卫不通更重之象,例如在《伤寒论》第347条说"不结胸,腹濡",腹濡即是相对于腹部"满硬"而言;又如在生姜泻心汤与甘草泻心汤均见"心下痞硬",明显较"心下痞"与"心下满"更重。

本条脉象见"关上浮",是强调中焦胃虚而生客热,其热上炎影响上焦不通。在张仲景的脉法之中,"关上"脉诊候中焦胃气,如在《伤寒论》第120条说"关上脉细数者,以医吐之过也。一二日吐之者,腹中饥,口不能食;三四日吐之者,不喜糜粥,欲食冷食,朝食暮吐",此证因误用吐法伤胃气,结果出现不能食、朝食暮吐等证候,其脉在关上见"细数",又如《金匮要略》说"关上,积在脐旁",脐旁属胃在体表的对应部位,反应中焦胃气。由此反观本条首先见心下痞,可是其脉见"关上浮",心下痞属于上焦证,而"关上浮"证候中焦胃气,两者似乎并无直接关系,但此既符合了痞证的病机特点,是由于中焦胃虚而生客热,其虚热上炎,影响上焦心下、营卫不通而成心下痞。

需要注意,本证当有寒邪在下焦的病机。虽然本条并未有说"伤寒"而误下的原因,而只是因153条已述"太阳病,医发汗,遂发热恶寒,因复下之,心下痞",本条不再重复当属"省文"之故。痞证的核心病机是寒邪入里停滞下焦,而本证只见心下痞而无其他兼证,反应下焦营血不通相对较轻,而以误下后胃虚而以虚热上炎明显。假若单纯以胃虚而虚热上炎,而无营卫不通的病机,只属于一般的少阳病,不一定见痞在心下。

2. 方药分析

大黄黄连泻心汤中两药,大黄与黄连,均是清胃热之药,其性味苦寒,能降泄通下,似乎与此证胃虚病机有所矛盾,但是本方煎服法有别于其他方剂的"水煎服",而是以"麻沸汤渍之"的类似"泡茶"之法,张仲景以此服药法来解决此问题。

一般理解此法目的在于"取其性而不取其味",由于本证属于胃虚而虚热上炎、营卫不通之证,而非阳明胃中实热,因此选用此种"麻沸汤渍之"之法,目的在于治疗此一虚热上炎的"客气"。由于大黄与黄连均在治胃,因此理解两药所清之热,并未取其苦降泄,并不伤胃气,而只取其性寒而清胃中所生之客热,其客热尚未上升至上焦,即在胃中清之,以治心下痞之本。

3. 大黄黄连泻心汤有无黄芩

本方一般认为当有黄芩。在宋代林亿校正的注语说:"大黄黄连泻心汤,诸本皆二味,又后附子泻心汤,用大黄、黄连、黄芩、附子,恐是前方中亦有黄芩,后但加附子也,故后云附子泻心汤。本云加附子也。"此说虽然不无道理,但是这一种"理校"方法容易错误,而且这里只有一个例证,所谓"孤证不立",为何不反过来说附子泻心汤中当无黄芩?

本方中似乎以无黄芩较为合理。裴永清教授在《伤寒论临床应用五十论》一书中,已有专篇讨论。一方面,从理论上而言,本方中以大黄黄连两药,已经足以去除胃虚所生之客热上炎,热不上升到上焦,则无须要使用黄芩,张仲景用药精练,即使一味药加减亦十分讲究,既然不需要使用黄芩已经能够解决问题,则不需用之。另一方面,假若本方中不用黄芩,则需要解释为何在附子泻心汤中需要在大黄黄连泻心汤的基础上,加上黄芩与附子,这方面在后文继续讨论。

4.《金匮要略》泻心汤

《金匮要略》说"心气不足,吐血,衄血,泻心汤主之",本条一开首说的"心气不足",一直以来有所争议,假若是泻心汤等苦寒之药治之,当属实热之证,却为何说"心气不足"?故此一般认为当按《千金要方》改为"心气不定"。可是,纵观仲景书中,均无"不定"一词,"不足"则多次出现,可知此说并无更多依据。

此条病机确实是"心气不足",既是指因血虚而虚火上炎的吐衄之证。参《金匮要略》中"血气少者属于心"一文,所谓"心气不足"是指血虚而使心无营血可宣发出表,实际上其本在于血虚,这如《伤寒论》第 50 条说"以荣气不足,血少故也",血少故心无荣气可宣,而在《金匮要略》中另有"荣虚则血不足,血不足则胸中冷","营缓则为亡血,卫缓则为中风;邪气中经,则身痒而隐疹;心气不足,邪气入中,则胸满而短气"之说,这一条同样说"心气不足",实际上其本亦是指向血虚"亡血"而言,故上焦无营血可宣散而出现胸满短气。

但是,单纯"心气不足"并不见立刻出现吐衄,而是由于营血亏虚而生客气上逆,故出现此证。血虚本身可见衄血,如"时目瞑,兼衄,少腹满,此为劳使之然",又说"虚劳里急,悸,衄……手足烦热,咽干口燥,小建中汤主之",这一般理解为气血虚不能摄血所致,但是从小建中汤证见"烦热,咽干口燥"可知,其证是因气血亏虚而出现客气上逆,故此出现虚热之象,其"衄血"当理解为在气不摄血的前提下,因伴随客气上逆而出现之证。至于"吐血",则一般属于"热证",因热性上炎、热伤血络才出现吐血,但如治疗"吐血不止",而用柏叶汤,其方中除了有苦寒的柏叶外,亦有干姜与艾叶,可知其证亦有胃中虚寒的病机。再看"夫吐血,咳逆上气,其脉数而有热,不得卧者,死",本条属于死证,必然是素有气血亏虚甚重,同时见"吐血"与"咳逆上气",反映客气上逆甚重,假若见"脉数""不得卧",此即如栀子豉汤证的"虚烦不得眠"之证,反映正虚虚热上炎明显,在面对如此矛盾的病机,实难治疗,故属"死证"。总而言之,血虚之证可因虚热上炎而出现吐衄,在此时若先以补益,则助热上炎而使吐衄加重,故此先以清热之法,以治疗其虚热上炎。

本方中用"大黄二两,黄连一两,黄芩一两"三药,相较上述大黄黄连泻心汤,本方加用了黄芩一药,目的是治疗上焦的虚热上炎,由于本证吐衄部位均在上,相较大黄黄连泻心汤证只局限在"心下"部位明显偏上,因此需加用黄芩清在上之热。除了是增加了黄芩一药以外,其煎服法更有所不同,此方泻心汤是用"以水三升,煮取一升,顿服之",是采取"顿服",目的在于取其速效,使上炎之热得折。本方并未考虑血虚之本,是单纯的治标之方,待热除后缓则治本。

二、附子泻心汤

1. 证候与病机分析

《伤寒论》第155条说:"心下痞,而复恶寒汗出者,附子泻心汤主之。"

本条承上一条大黄黄连泻心汤证而来,同样先见"心下痞",但及后出现更多见证。本条现在一般认为已无表证,属"热痞兼阳虚"的证情,但是从《伤寒论》多处条文均强调"恶寒"属于表证而言,而且此条说的是"复"恶寒汗出,当是指在见痞证之前本有恶寒汗出的表证,因误下成痞以后表证消失,及后又再出现,此当属表证复来之意。可是,假若属表证仍在,为何本条并不先用桂枝汤?

不先用桂枝汤解表的原因,是因为本条阳虚较重,故此不能以发汗解表。参《伤寒论》第164条说:"伤寒大下后,复发汗,心下痞,恶寒者,表未解也。不可攻痞,当先解表,表解乃可攻痞。解表宜桂枝汤,攻痞宜大黄黄连泻心汤。"本条虽然清晰地指出"先表后痞"的治则,但是这与本条的情况有所不同。164条是一开始已经是表证与痞证同见,是邪气从外入里,由于邪气尚未完全入里,反映正气虚较轻,故此乃可发汗治之;本条一开始先见心下痞而无表证,本是邪气已经入里而无表证,反映下焦的营气偏虚,寒邪已经入里伤营气、继而营卫不通而虚热上炎,因此出现痞证,若此时再重新复见"恶寒发热",当理解为寒邪从里出表,这与邪气从表入里的情况有别,反映本虚较重,故仲景不发虚人之汗,而改为表里同治,此即如小柴胡汤证因正虚而兼有表邪则不可发汗的思想。由于寒邪入里亦伤阳气,假若此时见恶寒而汗出,当考虑下焦阳气亦虚,故当兼以温阳散寒。

2. 方药分析

附子泻心汤在大黄黄连泻心汤的基础上,加上黄芩一两与炮附子一枚。

加用炮附子的原因,如上文所说,是由于寒邪伤下焦阳气,因此需要温阳散寒。此即如桂枝加附子汤中见"汗漏不止"而加用附子,又如《伤寒论》第68条说"发汗,病不解,反恶寒者,虚故也,芍药甘草附子汤主之",因为下焦阴阳偏虚而出现恶寒、汗出,当加附子以治其虚。

至于加用黄芩的原因,类似于黄芩汤中用黄芩之意,黄芩能治疗上焦之热,在此证中治疗客气上逆而热在上焦。可是,按大黄黄连泻心汤中所说,其方可无黄芩,由于大黄与黄连已经使胃中客气上升,只是本证由于邪气出表,假若此时用桂枝汤以除在外之邪气,犹恐助上焦之热,因此仍取黄芩汤中"太阳与少阳合并"而用黄芩之意。

由此理解，附子泻心汤除了能够治痞以外，亦能够调和营卫以除表证，其证可理解为太阳与少阳同病，方中以大黄黄连清中焦之客热，黄芩清上焦之客热，附子以温通下焦阳气，全方使上下营卫得通，因而痞证与表证得解。

三、生姜泻心汤

1. 证候与病机分析

生姜泻心汤出自《伤寒论》第 157 条："伤寒，汗出解之后，胃中不和，心下痞硬，干噫食臭，胁下有水气，腹中雷鸣下利者，生姜泻心汤主之。"

本条的来路，与其他泻心汤证典型来路不同。没有"误下"的前提，只是因为太阳伤寒而用一般发汗，发汗后虽然表解，但是却出现"胃中不和"，由此提示痞证亦非必须因误下所致。这是对 131 条病发于"阴阳"的理解问题，若在"中风"而误下则只可能出现"结胸"而不可能出现"痞"，反之，"伤寒"误下之后则只可出现"痞"而不可能出现"结胸"，但是，这条并非指"痞"必须要有误下的前提，而是"痞"可以从"伤寒"误下而来，但即使无误下的前提，亦可能因寒邪入里而出现痞证，这类似于小柴胡汤证"血弱、气尽，腠理开，邪气因入"的机制。另在《金匮要略》中所出现的半夏泻心汤证，亦无误下的前提可证。

本条所说的见"心下痞硬"，是相较于半夏泻心汤证为重的证情。本条见"心下痞硬"，其证较半夏泻心汤证的"心下满"更重一层，而在后一条甘草泻心汤证直接指出了，"硬"的成因是"此非结热，但以胃中虚，客气上逆，故使硬也"，张仲景强调这种痞满最重的病情，并非由于重实热所致，而是因胃虚而客气上逆之证。

本证独特见"干噫食臭"，其证是指噫出食物之味，是由于胃虚而客气上逆较重所致。先说"食臭"，这并非指"臭恶之食物味道"，而是指一般食物之味，参《伤寒论》第 338 条说"蛔闻食臭出"，是指蛔虫因为食物之味而上出，又如《金匮要略》说"或有不用闻食臭时"，又说"恶闻食臭"，均是指一般食物之香味而言，如此理解"臭"即使指"嗅觉"的对象，即指香臭之味。至于"噫"，《说文解字》中说"噫，饱食息也"，"干噫食臭"即是指噫气出食物的香臭味道,能闻食物之味,反应水谷不消,是胃中虚冷而不能消谷之象。另一方面,关于"干噫"的机制,参《金匮要略》所说"三焦竭部,上焦竭善噫,何谓也?师曰:上焦受中焦气未和,不能消谷,故能噫耳",嗳气当属于中上二焦之证,是由于中焦胃虚而气上逆所致,又参《平脉法》说"寸口脉弱而缓,弱者阳气不足,缓者胃气有余,噫而吞酸,食卒不下,气填于膈上也",这条亦出现"噫而吞酸",酸亦是一种食物之味,是由于阳虚、"胃气有余",这里的胃气有余当理解为胃虚而客气上逆,如在《伤寒论》第332条说"其热不罢者,此为热气有余,必发痈脓也",这里的热气有余,即是胃虚而客气上逆的热气所致,因客气上逆,故此出现"气填于膈上",因而出现嗳气。总而言之,"干噫食臭"是因胃虚不能消谷,且虚热上逆而出现。

本证见"腹中雷鸣下利",是由于胃虚而水谷不消,水停中下所致。腹中雷鸣之证,属"腹中寒气"的特征,如《金匮要略》的附子粳米汤证,即以"腹中寒气,雷鸣切痛"为特点。腹中雷鸣当与半夏泻心汤和甘草泻心汤证做比较,在《金匮要略》的半夏泻心汤证中见"肠鸣",相较"雷鸣"程度较轻而不见下利,"肠鸣"是由于胃虚而虚热上炎,寒在下焦所致,且与胃寒而生水停有关,因此生姜泻心汤证亦有此等病机而有所加重;再看甘草泻心汤证见"其人下利日数十行,谷不化,腹中雷鸣",同样是"腹中雷鸣",但是其下利情况更重,下利的原因是由于胃虚而水谷不化所致。相较而言,生姜泻心汤证的胃虚而水谷不化相对较轻。由于"肠鸣""腹中雷鸣"的病机特点是以胃虚而水谷不化且有寒邪在下,而且病位在"肠",张仲景则以"胁下有水气"作为病机解释。胁下属于下焦肝血相对应的部位,一方面下焦营血因寒邪所伤,另一方面胃虚水谷不化,而水气下行,却又未至于下利,故此说水气停滞在胁下。

最后讨论"胃中不和"的意思。在生姜泻心汤证中,特别用上"胃中不和"一词做解释,其意为何?张仲景对于"和"的理解,是"自身调和",而并非"两者调和","和"即正常、最佳状态。由此理解"胃中不和"一词,即指"胃气并不正常"。但是如大黄黄连泻心汤证与半夏泻心汤证均有胃气不和的病机,为何唯独此条强调此一病机特点?或许代表此条的胃气不和有另一层意义。参《伤寒论》第29条说"若胃气不和谵语者,少与调胃承气汤",

阳明病胃气炽盛亦可称为"胃气不和",见"谵语"则说明便硬已成,是在胃热津伤的前提下再出现了便硬谵语;又如 265 条说"少阳不可发汗,发汗则谵语,此属胃,胃和则愈;胃不和,烦而悸",此条又指出少阳病误汗以后出现的"谵语",是属于"胃不和",胃不和之后出现"烦而悸"。由此推论,"胃中不和"是强调胃气不正常以后,继而引申出其他病机。在生姜泻心汤证中,是在半夏泻心汤证的基础上客气上逆较重,兼有水气停滞在下,故此特别以"胃中不和"作为本病的病机解释。

2. 方药分析

生姜泻心汤中共八味药:生姜四两(切)、甘草三两(炙)、人参三两、干姜一两、黄芩三两、半夏半升(洗)、黄连一两、大枣十二枚(擘)。本方可理解为半夏泻心汤中加上生姜四两,继而减轻干姜剂量而成。

加用生姜的原因,一方面由于本证有"干噫食臭",即类似于呕吐的胃气上逆病机,这如旋覆代赭汤治疗"噫气不除",而方中生姜五两,亦是为了加强中焦向上焦的宣通之力;另一方面,由于本证兼有水气停滞中下,生姜能有助宣散水气,以治疗水气引起的"下利"。

但是,为何在增加生姜的同时,需要减少干姜的用量? 这当是由于"噫气"所致。旋覆代赭汤中无干姜,且生姜剂量更重,是由于"噫气不除",噫气是由于胃虚不能消谷且虚热上逆较重所致,由此理解,是因干姜之温性能助热而使噫气加重,故需要减轻其剂量。但需说明,减轻干姜的"加减法",可理解为一种无奈的做法,由于本证同时有胃虚冷而不能消谷之机,本当用干姜三两如半夏泻心汤之法,只因本证当先治噫气之"标"而缓治其"本",这亦如旋覆代赭汤中不用干姜、黄芩、黄连等主药,而改用旋覆花与代赭石以直接治疗噫气,目的即在先治其标。

四、甘草泻心汤

1. 证候与病机分析

甘草泻心汤出自《伤寒论》第 158 条:"伤寒中风,医反下之,其人下利日数十行,谷不化,腹中雷鸣,心下痞硬而满,干呕心烦不得安,医见心下痞,谓病不尽,复下之,其痞益甚,此非结热,但以胃中虚,客气上逆,故使硬也,甘草泻心汤主之。"

本条的重点见证,在于"下利日数十行",是由于中焦脾胃俱虚、水气下行所致。出现本证的原因,张仲景有自注说明,一方面是在"伤寒中风"的前提下被误下,符合了痞证的基本条件,继而出现"谷不化",即是指胃中虚冷不能消谷所致,如生姜泻心汤亦出现下利,而其下利较轻未见"日数十行",说明胃虚较轻。但是,若单纯胃虚不能消谷,并不当见下利,如《伤寒论》第122条说"数为客热,不能消谷,以胃中虚冷,故吐也",又如第398条说"不能消谷,故令微烦",又如《金匮要略》说"不能消谷,故能噫耳",各种不能消谷的条文均无下利,下利当属"病在太阴"之证,属脾胃虚寒所致。如太阴病提纲见"自利益甚",《伤寒论》第277条又说"自利不渴者,属太阴",第278条更说"太阴当发身黄……至七八日,虽暴烦下利日十余行,必自止,以脾家实,腐秽当去故也",这条同样是"下利日十余行",其能自止的原因,是由于"脾家实",即是只脾气充实,故能祛腐秽而下利,且又能自止。反观本条下利未止,可知脾胃俱虚,因胃虚而至的水谷不消,脾气又不能助其升散,故此只能下行而出现下利。假若其脾胃阳虚更重,可出现如桂枝人参汤证般的"下利不止,心下痞硬",其下利并非"日数十行",而更是"不止",可知其证更重。但是本证并未见太阴病典型的腹满或腹痛,故又未至典型的太阴病特点。由此理解生姜泻心汤证,亦当有脾虚的一面,只是其脾虚更轻而已。

本条见"心下痞硬而满",是在各种泻心汤类方中最重之证。大黄黄连泻心汤证见"心下痞",半夏泻心汤证见"心下满",生姜泻心汤证见"心下痞硬",而本证则是心下的各种证候具备,见"痞硬而满",反映其证的胃虚而客上逆最重。故此在本条之中,特别解释了"硬"的成因,除了并非"热结"而是客气上逆之外,其病情来路并非单纯在"伤寒中风"而误下,而是及后因"医见心下痞,谓病不尽,复下之",是在痞证的前提下再被误下,参《伤寒论》第273条说"太阴之为病……自利益甚,时腹自痛。若下之,必胸下结硬",若脾胃俱虚之证而被误下,可出现"胸下结硬","胸下"亦即等同于"心下",是由于脾胃本虚而已在误下,使客气上逆更重。

本条见"干呕心烦不得安",属于客气上逆更重之证。本证见"干呕",可理解为生姜泻心汤证中"干噫"的更重证情,并非单纯嗳气而是欲有物吐出,但相较干姜黄连黄芩人参汤中的"食入口即吐"证情为轻。至于"心烦不得安",此"不安"实际上是指"心神不安"所引起的"不得眠",如在《辨不可下脉证并治》说"呕变反肠出,颠倒不得安,手足为微逆,身冷而内烦",本条亦说"不得安",但从其颠倒一词来说,即是等于栀子豉汤证的"若剧者,反反复颠倒,心中懊侬",是对于"虚烦不得眠"重症的形容。又如《伤寒论》第79条栀子厚朴汤证与第112条桂枝去芍药加蜀漆牡蛎龙骨救逆汤证见"卧起不安",且在《金匮要略》的狐惑病用甘草泻心汤之证,亦同样见"卧起不安",可知"心烦不得眠"与"卧起不安"基本意同,均是由于胃虚而客气上逆所致,如栀子豉汤证的病机特点。

值得讨论一点,为何本证中段说见心下痞,却误用下法治之?这当是与十枣汤证相鉴别。"心下痞"的一般正治之法,并非攻下,可是本条说"医见心下痞,谓病不尽,复下之,其痞益甚",为何说"病不尽"而需要用下法?这是由于《伤寒论》第152条的十枣汤证中,同样见"心下痞硬满",只有这一条证情与甘草泻心汤证相同是"痞硬满"三证俱在,而且该条亦见"下利"与"干呕",其证与甘草泻心汤证十分相似,故此可误诊为十枣汤证而使用了攻下之法。当然,十枣汤证仍有其他证候,当需进一步鉴别。

2. 方药分析

甘草泻心汤中共七味药:甘草四两(炙)、黄芩三两、干姜三两、半夏半升(洗)、大枣十二枚(擘)、黄连一两、人参三两。本方与半夏泻心汤证的药物组成相同,只是甘草剂量加重一两为四两。增加甘草剂量目的在于补胃气,反映其证胃气偏虚甚重。甘草用四两此一剂量层次,是张仲景使用甘草剂量中甚重的剂量水平,其中如"炙甘草汤"以甘草名方,即用甘草四两。另外,如在桂枝人参汤证中见"下利不止",其方亦在理中汤的基础上,加重甘草剂量一两为四两,可见加重甘草的目的在于治疗胃虚引起的下利。另外,甘草泻心汤中当有人参。其方在赵开美版《伤寒论》中原方缺人参,而在其后方注中,林亿等的校正文字中说"半夏、生姜、甘草泻心三方,皆本于理中也,其方必各有人参。今甘草泻心汤中无者,脱落之也。又按《备急千金要方》并《外台秘要》治伤寒蛋食用此方,皆有人参,知脱落无疑",林亿此一校文以半夏泻心汤与生姜泻心汤作为理校，且有《备急千金要方》与《外台秘要》的文献校对，可谓证据充分。另外，按桂枝人参汤在治疗"利下不止，心下痞硬"之证，其方中人参与甘草同用，可知并无下利当去人参之理，其方当有人参为宜。

第三节 名医验案

一、黄煌教授运用半夏泻心汤治疗腹痛验案

◎案

杜某，男，26岁。腹痛半年余。半年前不明原因渐发腹痛，以脐左侧为甚，曰："莫得其处，里边痛也。"全肠钡透提示：肠系膜动脉压迫综合征，慢性肠炎。胃镜提示：浅表性胃炎。B超、血、尿检查正常。曾用中西药治疗无效，来医院诊治。症见：精神疲惫，食欲欠佳，心下痞满，腹部灼热，午后为甚。然喜热饮，饮冷即觉腹部不适。大小便正常，体瘦口唇略紫，舌质胖而略紫，苔黄腻。腹部喜按而略热，无包块。切脉左手弦滑，右手沉弱。辨证为脾胃寒热、虚实错杂。法当温之、清之、助之，兼以活血通络。方用半夏泻心汤加减。

处方：半夏12g，黄芩9g，黄连9g，干姜9g，党参12g，当归12g，白芍12g，泽兰12g，龙胆草12g，制乳香9g，枳壳9g，炙甘草6g。3剂，日1剂，水煎服。

药进3剂，诸症俱减，更进3剂十去有五。原方加天花粉12g，继服10余剂。诸症悉除。以柴芍六君子汤加减，善后调之。

按 《景岳全书·心腹痛》云："痛有虚实……可按者为虚，拒按者为实。久痛者多虚，暴痛者多实……痛徐而缓，莫得其处者多虚。痛剧而坚，一定不移者为实。"黄煌教授指出本案患者腹部喜按且饮热反舒为虚寒，热扬不尽而偏于脐之左侧为肝经湿热，口唇舌质发紫为有瘀血。遵叶天士久痛入

络之说,仿辛润活血通络之意,用半夏泻心汤加味,顽疾方瘳。

二、任应秋教授运用半夏泻心汤治疗痞证验案

◎案

吕某,女,30岁。半年多来,胸腹间经常痞满阻塞不舒,食欲不振,倦怠乏力,时或头晕。曾查胃镜提示浅表性胃炎。服西药效果不佳,转寻中医以调胃承气汤、香砂六君子汤、保和汤、五磨饮等多剂调理而不效。今按胃脘部濡软不痛且反舒。切脉弦而略滑,舌苔白而略腻。辨证为脾胃虚弱、升降失调、寒热互结、气壅湿聚。治以消痞除满、健脾和胃。方用半夏泻心汤加减。

处方:半夏12g,黄芩6g,黄连9g,干姜9g,党参12g,枳实9g,白术9g,茯苓9g,青皮9g,陈皮9g,炙甘草6g。3剂,日1剂,水煎服。

药进3剂,病减十分有七,更进3剂,诸症悉除。原方量加之3倍,为面炼蜜成丸,服用半月,以调善后。

按《成方便读》云:"夫满而不痛者为痞。痞属无形之邪,自外而入。客于胸胃之间,未经有形之痰血,饮食互结,仅与正气抟聚一处为患。"任应秋教授分析本案患者脾虚胃弱,升降失常,寒热痰湿互结,气壅于中,故取半夏泻心汤和胃降逆,开结除痞。疏就二陈化痰湿,四君调脾胃之势,更兼枳实青皮行气消导,痞消病愈。

三、刘渡舟教授运用半夏泻心汤治疗泄泻验案

◎案

陈某,男,57岁。泄泻2个月不止。2个半月前,患者因食生冷而大便泄泻,每日10余次,时如水注,时如糊状,带少量黏液,并且有不消化食物。西医诊为慢性肠炎、慢性溃疡性结肠炎。虽经中西医诊治,每日仍达5~6次之多。余察情验脉,精神欠佳,面色略黄,口唇略红。询心中烦烁,胃脘痞闷,但饮食尚可。舌尖略红,苔白,左手脉沉弦,右手细弱。辨证为中气下陷,肝

脾不和,寒热错杂,升降失调。治以寒温并用、健脾止泻、苦降辛开。方用半夏泻心汤加减。

处方:半夏12g,党参12g,黄连9g,炮姜9g,葛根30g(煨),砂仁9g,山药15g,车前子12g(另包),茯苓9g,白术12g,炙甘草6g。3剂,日1剂,水煎服。

3剂药进,大便即可成形,每日3~4次,续服3剂大便正常,转方改用五味异功散调理。

按 刘渡舟教授谓患者脾胃损伤,因而水样便,中焦虚寒而病偏于脾;水泄日久津液丧失,肝脏易犯,郁热生而病偏于胃。舌尖口唇红为其热,水泄食不化为其寒,是以半夏泻心汤调其脾胃寒热。《黄帝内经》云:"清气在下,则生飧泄。"久泄清阳下陷,故配煨葛根升提下陷之气,与党参甘草升补结合。砂仁醒脾,山药敛津,病虽久,数剂病除。

四、聂惠民教授运用半夏泻心汤治疗呕吐验案

◎案

龙某,女,42岁。4个月前,食牛肉后即作呕吐,翌日午饭后,又呕吐2次。腹泻数次,未加在意。后腹泻止而呕吐时作,食欲不振,口干而不欲饮。服西药多有减轻,然停药后又复如故。胃镜提示:浅表性胃炎。今详诊之,吐前心中痞塞,呕吐每在饭后,每日1次据多,间或有两次者,呕吐物为食物。时或腹中肠鸣辘辘。大便次数正常,但头干后溏。苔黄腻,脉濡弱。中医辨证为胃热肠寒、寒热错杂。治以辛开苦降、调顺胃肠。方用半夏泻心汤加减。

处方:半夏12g,干姜9g,黄芩9g,黄连9g,党参9g,大枣5枚,砂仁6g,竹茹9g,橘皮9g,炙甘草6g。3剂,日1剂,水煎服。

服药3剂,呕吐已除,肠鸣消失。唯心中痞闷不舒,原方加白术9g,3剂。诸症全消。舌苔薄黄,脉细弦。嘱服逍遥丸以巩固疗效。

按 聂惠民教授特别强调呕吐一证,最当详辨虚实。伤食为实,不祛其邪,反蕴其热;呕泻之作,损伤脾阳,不温其里,久虚失司。陆渊雷云:"食入即吐者,责其胃热……胃虽热而肠则寒。故芩连与干姜并用。"故仿《伤寒论》干姜黄芩黄连人参汤之意,加半夏辛开散结,苦降止呕,其效斯然。

参考文献

［1］张仲景.伤寒论［M］.北京:人民卫生出版社,2005.

［2］张仲景.金匮要略［M］.北京:人民卫生出版社,2005.

［3］李飞.方剂学［M］.北京:人民卫生出版社,2011.

［4］聂惠民.长沙方歌括白话解［M］.北京:人民卫生出版社,2013.

［5］南京中医药大学.伤寒论译释:第四版［M］.上海:上海科学技术出版社,2010.

［6］李克光.金匮要略译释:第二版［M］.上海:上海科学技术出版社,2010.

［7］叶橘泉.叶橘泉经方临床之运用［M］.北京:中国中医药出版社,2015.

［8］黄煌.经方使用手册［M］.北京:中国中医药出版社,2015.

［9］黄煌.中医十大类方:第三版［M］.江苏:江苏科学技术出版社,2010.

［10］黄煌.药证与经方——常用中药与经典配方的应用经验解说［M］.北京:人民卫生出版社,2008.

［11］黄煌.经方的魅力［M］.北京:中国中医药出版社,2015.

［12］宋永刚.名方60首讲记［M］.北京:人民军医出版社,2009.

［13］刘渡舟.新编伤寒论类方［M］.北京:人民卫生出版社,2013.

［14］王庆国.伤寒论讲义［M］.北京:高等教育出版社,2013.

［15］王阶.经方名医实践录［M］.北京:科学技术文献出版社,2009.

［16］高学敏.中药学［M］.北京:人民卫生出版社,2000.

［17］顾观光.神农本草经［M］.北京:学苑出版社,2007.

［18］张志聪.本草崇原［M］.北京:中国中医药出版社,2008.

［19］陈士铎.本草新编［M］.北京:中国中医药出版社,2008.

［20］吴仪洛.本草从新［M］.北京:中国中医药出版社,2013.

［21］张璐.本经逢原［M］.山西:山西科学技术出版社,2015.

［22］贾所学.药品化义［M］.北京:中国中医药出版社,2013.

［23］陶弘景.名医别录(辑校本)［M］.北京:中国中医药出版社,2013.

［24］张山雷.本草正义［M］.山西:山西科学技术出版社,2013.

［25］汪昂.本草易读［M］.山西:山西科学技术出版社,2015.

［26］黄元御.黄元御药解［M］.北京:中国中医药出版社,2012.

[27]陆渊雷.金匮要略今释[M].北京:学苑出版社,2008.

[28]曹颖甫.金匮发微[M].北京:学苑出版社,2008.

[29]唐容川.金匮要略浅注补正[M].山西:山西科学技术出版社,2013.

[30]尤在泾.金匮要略心典[M].北京:人民军医出版社,2009.

[31]方正清.电针和半夏泻心汤对功能性消化不良大鼠胃动素的影响[J].广州:
    广州中医药大学学报,2007,24(5):27-30.

[32]王付.学用半夏泻心汤的探索与实践[J].北京:中医药通报,2011,10(4):
    12-15.

[33]王彦.半夏泻心汤加减联合雷贝拉唑治疗反流性食管炎的临床观察[J].世
    界中西医结合杂志,2015,10(4):200-202.

[34]潘霜.半夏泻心汤联合埃索美拉唑治疗胃食管反流病的临床疗效观察[J].
    辽宁中医杂志,2011,38(3):479-480.

[35]左献泽.半夏泻心汤临证举隅[J].辽宁中医药大学学报,2009,38(3):
    129-130.

[36]王纪云,耿嘉蔚.半夏泻心汤加减对非糜烂性反流病症状和生活质量的影响
    [J].中药材,2014,37(1):166-168.

[37]冯雯.半夏泻心汤临证心得[J].中国中医药现代远程教育,2015,13(7):
    128-129.

[38]谈敏华.半夏泻心汤临证应用[J].实用中医内科杂志,2012,26(7):70-71.

[39]林佩琴.类证治裁[M].北京:人民卫生出版社,2005.

[40]罗美.古今名医方论[M].北京:中国中医药出版社,2007.

[41]岳沛芬.岳美中经方研究集[M].北京:中国中医药出版社,2012.

[42]太平惠民和剂局.太平惠民和剂局方[M].北京:人民卫生出版社,2007.

[43]庞安时.伤寒总病论[M].北京:人民卫生出版社,2007.

[44]成无己.伤寒明理论[M].北京:中国中医药出版社,2007.

[45]危亦林.世医得效方[M].北京:人民卫生出版社,2006.

[46]朱丹溪.脉因证治[M].北京:中国中医药出版社,2008.

[47]罗天益.卫生宝鉴[M].北京:中国中医药出版社,2007.

[48]李中梓.医宗必读[M].北京:中国中医药出版社,2005.

[49]汪琥.伤寒论辩证广注[M].北京:人民卫生出版社,2006.

[50]尤在泾.伤寒贯珠集[M].北京:中国中医药出版社,2003.

[51]柯琴.伤寒来苏集[M].北京:中国中医药出版社,2003.

[52]叶天士.临证指南医案[M].北京:人民卫生出版社,2006.

[53]王孟英.温热经纬[M].北京:人民卫生出版社,2005.

[54]邢德刚,魏凤香,梁燕玲,等.半夏泻心汤含药血清对豚鼠胃窦平滑肌细胞影

响[J].中国公共卫生,2010(9):1150.

[55]邱冰峰,王志勇.半夏泻心汤加减方对胃溃疡大鼠胃组织热休克蛋白27表达的影响[J].中国中西医结合消化杂志,2009,17(5):292.

[56]吴忠祥,贺龙刚,谭达全,等.半夏泻心汤及其拆方对Hp感染小鼠胃黏膜保护作用的研究[J].湖南中医药大学学报,2010,30(5):23.

[57]王秀杰,王学清,李岩.半夏泻心汤及拆方对小鼠胃排空影响的实验研究[J].中华中医药学刊,2008,20(5):1072.

[58]谭达全,邓冰湘,郭春秀.半夏泻心汤君药刍议[J].新中医,2006,38(11):79.

[59]宋小莉,牛欣.半夏、生姜、甘草三泻心汤君药探讨[J].中国实验方剂学杂志,2007,13(9):66.

[60]宋小莉,司银楚.基于肠运动药效学指标的半夏泻心汤君药问题研究[J].中国实验方剂学杂志,2008,14(9):68.

[61]鲁美君.半夏泻心汤刍议[J].中医药学报,2006(4):54.

[62]宋小莉.半夏泻心汤研究思路探讨[J]中国实验方剂学杂志,2011,17(13).

[63]杨学举.从阴阳而论半夏泻心汤证的病机[J].中华中医药学刊,2009,27(6).

[64]吴谦.医宗金鉴[M].北京:人民卫生出版社,1982.

[65]汪昂.医方集解[M].沈阳:辽宁科学技术出版社,1997.

[66]任应秋.病机临证分析[M].上海:上海科学技术出版社,1963:8.

[67]李纬才.伤寒论半夏泻心汤证之研究[J].辽宁中医杂志,1990,27(10):5.

[68]韩春生,符思.半夏泻心汤证病机浅析[J].新中医,2006,38(12):74-75.

[69]王英.半夏泻心汤临床应用[J].辽宁中医杂志,2004,31(10):877.

[70]孙月勤,李富英.半夏泻心汤治疗慢性胃炎56例疗效观察[J].辽宁中医杂志,2007,34(14):1428-1429.

[71]谭达全,邓冰湘.浅谈半夏泻心汤之辛开苦降法治疗Hp相关性胃炎[J].新中医,2008,40(2):103-104.

[72]袁成业.半夏泻心汤治疗慢性萎缩性胃炎的临床研究[J].辽宁中医杂志,2007,34(11):1583-1584.

[73]刘刚.半夏泻心汤辨证要点及应用发挥探讨[J].辽宁中医药大学学报,2013,15(12).

[74]李粉萍,惠振亮.痞症的分类及治疗探讨[J].陕西中医学院学报,2002,25(4):3.

[75]张平中.对《伤寒论》中五泻心汤证之浅识[J].河南中医,2004,19(113):9-10.

[76]钟秋生.半夏泻心汤治疗慢性浅表性胃炎86例[J].实用中医内科杂志,1997,11(3):32.

[77]朱豫珊.甘草泻心汤治疗急性胃肠炎200例[J].湖北中医学院学报,2002,4(3):51－52.

[78]刘雪梅.生姜泻心汤治疗急性胃肠炎157例[J].四川中医,2005,23(5):36－37.

[79]张立亭.甘草泻心汤治疗风湿类疾病应用体会[J].山东中医药大学学报,2001,25(6):447－449.

[80]刘勇,薛秀英.中医药治疗白塞氏病14例[J].河南中医,2005,25(4):55－56.

[81]李洪功.生姜泻心汤治疗脾胃湿热证82例[J].中国实用乡村医生杂志,2005,12(5):54.

[82]高艳青,司银楚,宋小莉,等.半夏泻心汤及其类方不同配伍对正常大鼠胃蛋白酶活性的影响[J].数理医药学杂志,2004,17(3):242－245.

[83]高艳青,司银楚,牛欣,等.半夏泻心汤及其类方不同配伍对正常大鼠胃液成分的影响[J].北京中医药大学学报,2006,3:168－171.

[84]宋小莉.半夏泻心汤类方方证关联探讨[J].中华中医药学刊,2007,25(10):2053－2054.

[85]聂惠民.半夏泻心汤临证化裁系列研究[J].实用中医内科杂志,1991,4:3－5.

[86]赵鸣芳.半夏泻心汤的应用思路及作用机理分析[J].江苏中医药,2005,26(10):45－49.

[87]王新环.浅析半夏泻心汤临证应用[J].中国中医药现代远程教育,2016,14(13):122－123.

[88]刘文滨.半夏泻心汤灵活应用举隅[J].中国中医药信息杂志,2006,13(7):81.

[89]伍镝.半夏泻心汤临床应用举隅[J].新疆中药,2011,29(6):85－86.

[90]甄永梅.半夏泻心汤临床应用概况[J].时珍国医国药,2011,11(3):275－276.

[91]马少武.半夏泻心汤临证举隅[J].陕西中医,2000,12(9):414－415.

[92]陈正平.半夏泻心汤临证应用举隅[J].实用中医药杂志,2011,27(9):626－627.

[93]李宗林.新探半夏泻心汤在临床中的应用[J].亚太传统医药,2016,12(6):60－61.

[94]吴迈青.半夏泻心汤临证治验举隅[J].吉林中医药,1996:31.

[95]周晓霞.中药治疗葡萄膜炎2例实用[J].中医药杂志,2016,32(2):173-174.

[96]李延风.半夏泻心汤治疗脾胃湿热型口腔扁平苔藓的随机平行对照研究[J].中医药导报,2016,22(15):94-96.

[97]张晓雪.半夏泻心汤临证应用举隅[J].中国民间疗法,2006,14(11):38-39.

[98]王婷.半夏泻心汤在幽门螺杆菌相关性胃炎中临床运用与作用机制研究进展[J].辽宁中医药大学学报,2016,18(4):243-246.

[99]贺怡然.李廷荃教授运用半夏泻心汤临证举隅[J].光明中医,2016,31(4):571-572.

[100]王琳.刘玉洁教授经方治疗疑难杂症验案举隅[J].2016,14(16):83-85.

[101]闫爱利.刘爱民教授运用半夏泻心汤治疗皮肤病验案举隅[J].中国中西医结合皮肤性病学杂志,2011,10(1):35-36.

[102]袁伟畅.白彦萍运用经典方治疗皮肤病心得[J].中华中医药杂志,2016,31(8):3138-3140.

[103]刘洁.李永成主任应用半夏泻心汤治验举隅[J].天津中医药,2005,22(5):369-370.

[104]邓天好.半夏泻心汤在胃肠疾病中的治疗近况[J].湖南中医杂志,2016,32(2):186-189.

[105]王宏.半夏泻心汤应用中的审病机辨证[J].中国中医基础医学杂志,2013,19(10):1225-1226.

[106]郑文少.半夏泻心汤应用举隅[J].中医医药科学,2011,1(12):61.

[107]李巧.万晓刚教授运用半夏泻心汤治疗内分泌疾病继发失眠经验介绍[J].新中医,2016,48(8):224-225.

[108]王永.半夏泻心汤在中医临床的体会[J].大家健康,2015,9(24):33.

[109]王绍洁.半夏泻心汤治疗儿科脾胃病经验临床举隅[J].山西中医学院学报,2013,14(4):41-42.

[110]赵登科.半夏泻心汤儿科运用举隅[J].江苏中医,1998,19(9):42.

[111]王红.半夏泻心汤临床研究进展[J].中医药信息,2016,33(1):104-106.

[112]刘添文.半夏泻心汤治疗腹泻型肠易激综合征临床观察[J].新中医,2016,48(8):76-79.

[113]朱翠菱.半夏泻心汤治疗脾胃病研究[J].长春中医药大学学报,2013,29(2):347-349.

[114]邓光远.半夏泻心汤临证举隅[J].甘肃中医,1995,8(5):18-19.

[115]李欣.半夏泻心汤加减治疗功能性消化不良60例临床观察[J].中华中医

药杂志,2013,28(4):876-878.

[116]翟兴红.经方在治疗上消化道功能性胃肠病中的运用[J].中国中医药现代远程教育,2015,13(19):130-133.

[117]郭宇.魏玮教授治疗功能性消化不良的临床经验[J].中国中西医结合消化杂志,2016,24(2):156-158.

[118]黄卫清.半夏泻心汤加减联合柳氮磺胺吡啶治疗溃疡性结肠炎临床研究[J].亚太传统医药,2016,12(4):130-131.

[119]郭连澍.半夏泻心汤在消化系统疾病的临床应用[J].河北中医,1993,15(5):34-35.

[120]张海燕.半夏泻心汤治疗溃疡性结肠炎40例临床研究[J].亚太传统医药,2016,12(2):109-110.

[121]伍先华.中药保留灌肠联合半夏泻心汤加味治疗溃疡性结肠炎40例临床观察[J].中国民族民间医药,2016,25(13):78-79.

[122]刘卫红.中药治疗溃疡性结肠炎疗效分析[J].亚太传统医药,2016,12(3):93-94.

[123]张雅丽.半夏泻心汤治疗脾胃病的临证举隅[J].黑龙江中医药,2013,6:40-41.

[124]刘文.董湘玉教授治疗脾胃疾病经验总结[J].内蒙古中医药,2016,1:42.

[125]贾素庆.胡斌治疗脾胃肠病验方举隅[J].浙江中西医结合杂志,2016,26(2):103-104.

[126]刘婷婷.黄煌运用经方治疗慢性胃炎验案举隅[J].辽宁中医杂志,2007,34(10):1470-1471.

[127]杨扬.李其忠运用调理气机升降法治疗胃脘痛经验[J].安徽中医药大学学报,2016,35(4):49-51.

[128]李兴华.连朴饮合半夏泻心汤加减治疗脾胃湿热证慢性浅表性胃炎55例[J].中国实验方剂学杂志,2013,19(15):293-297.

[129]谢平.连朴饮合半夏泻心汤治疗慢性浅表性胃炎脾胃湿热证临床研究[J].四川中医,2016,34(8):105-107.

[130]田秀峰.半夏泻心汤加味治疗寒热错杂型慢性萎缩性胃炎的疗效研究[J].陕西中医,2016,37(8):951-952.

[131]邹水平.加味半夏泻心汤治疗慢性萎缩性胃炎35例[J].当代医学,2013,19(14):155-156.

[132]陈漫伟.慢性萎缩性胃炎通过加味半夏泻心汤治疗的效果分析[J].中外医疗,2016,23:161-163.

[133]王建斌.半夏泻心汤加味治疗胃癌前病变27例[J].西部中医药,2011,24

(12):45 – 48.

[134]王小龙.扶正抗癌方联合化疗治疗肝胃不和型胃癌效应观察[J].世界中医药,2016,11(8):1457 – 1460.

[135]何凌.张小萍治疗慢性胃炎癌前病变经验及其临床研究[J].中国中西医结合消化杂志,2016,24(2):159 – 161.

[136]曹秋实.半夏泻心汤证治机理及临床运用浅析[J].光明中医,2016,31(16):2426 – 2424.

[137]孟婷婷.半夏泻心汤加减在消化系统疾病中的应用[J].四川中医,2011,29(9):71 – 72.

[138]陈有明.半夏泻心汤加减治疗慢性胃炎和消化性溃疡与预防癌变的临床研究[J].中医药学报,2011,39(5):109 – 111.

[139]张雪梅.半夏泻心汤加减治疗胃脘痛56例[J].光明中医,2016,31(2):226 – 227.

[140]王艳民.半夏泻心汤之寒热平调治疗胃溃疡[J].医药论坛杂志,2016,37(5):62 – 63.

[141]王华姣.半夏泻心汤加味配合穴位注射治疗胃食管反流病临床疗效观察[J].亚太传统医药,2016,12(15):152 – 153.

[142]梁丽君.半夏泻心汤联合腹针治疗胃食管反流的临床观察[J].中国继续医学教育,2016,8(18):149 – 150.

[143]莫小琴.半夏泻心汤联合四逆散辨治胃食管反流病60例临床观察[J].实用中医内科杂志,2016,30(8):39 – 41.

[144]何慧.半夏泻心汤治疗非糜烂性反流病肝胃郁热证临床观察[J].浙江中医杂志,2016,51(1):27 – 28.

[145]张一.半夏泻心汤在胃癌防治中的现代应用[J].贵阳中医学院学报,2011,33(5):130 – 132.

[146]冯丽丽.半夏泻心汤在胃癌防治中的应用[J].中国实验方剂学杂志,2012,18(2):258 – 259.

[147]顾贤.半夏泻心汤治疗消化道肿瘤验案举隅[J].上海中医药杂志,2008,42(9):26.

[148]刘寨东.半夏在肿瘤疾病临证中的研究及应用[J].食品与药品,2009,11(3):75 – 76.

[149]谢慧臣.加味半夏泻心汤对胃溃疡大鼠胃粘膜的保护作用[J].湖北民族学院学报,2006,24(1):14.

[150]王江.半夏泻心汤及其拆方对胃溃疡大鼠胃黏膜bFGF、PDGF表达的影响及方中寒热并用配伍意义的研究[J].中华中医药杂志,2016,31(7):14 – 16.

[151]陈少芳,江月斐,彭孝纬,等.半夏泻心汤对胃溃疡大鼠生长因子表达的影响[J].福建中医学院学报,2010(1):22-24.

[152]江月斐,刘奕祺,陈少芳,等.半夏泻心汤加味对模拟大鼠胃溃疡愈合的影响[J].福建中医学院学报,2009,19(5):55-56.

[153]贾士杰.半夏泻心汤相关活性成分对胃溃疡大鼠TFF1、2mRNA表达的影响[D].广州暨南大学,2009.

[154]宋小莉,牛欣.半夏泻心汤君药的药效学研究[J].时珍国医国药,2007(07):50-51.

[155]刘余.半夏泻心汤对HP感染小鼠胃黏膜的保护作用及其ERK信号转导机制的影响.[D].湖南中医药大学,2015.

[156]夏婷婷,刘清源.何赛萍.半夏泻心汤治疗糖尿病胃轻瘫的研究现状[J].江西中医药大学学报,2015,27(2):114-116.

[157]张蕾.半夏泻心汤预防顺铂所致胃肠道反应影响的实验研究[D].长春:长春中医药大学,2010.

[158]王莹,李晓军.半夏泻心汤对溃疡性结肠炎大鼠模型胃肠激素的影响[J].中国老年学杂志,2011(31):2715-2716.

[159]沈天华,沈洪.半夏泻心汤对功能性消化不良大鼠模型血浆P物质及胃窦黏膜CGRP的影响[J].中华中医药杂志,2011(11):2737-2739.

[160]尹抗抗,谭达全,郭春秀,等.半夏泻心汤及其拆方抗幽门螺旋杆菌作用的研究[J].湖南中医杂志.2012(6):110-112.

[161]姜成,鄢春锦,刘蔚雯,等.15味中药抑制幽门螺杆菌的体外实验[J].福建中医学院学报,2003,13(6):30-32.

[162]姜维,顾武军,周春祥.半夏泻心汤对慢性胃炎合并幽门螺杆菌感染大鼠血清IL-2、IL-4的影响[J].中国中医基础医学杂志,2005(10):750-752.

[163]莫莉,皮明钧,伍参荣,等.半夏泻心汤及其拆方对幽门螺杆菌感染小鼠胃黏膜CD4、CD8表达的影响[J].湖南中医学院学报,2006,26(1):8-10.

[164]杨贵珍.半夏泻心汤抑制巨噬细胞分泌促炎因子抗胃炎机制研究[J].中国中西医结合消化杂志,2015,23(3):160.

[165]李玉凤.半夏泻心汤对氟尿嘧啶致腹泻小鼠模型肠道免疫功能的影响[J].中国实验方剂学杂志,2014,20(23):180-184.

[166]张吉仲.半夏泻心汤及其拆方对脾虚大鼠下丘脑中多巴胺、去甲肾上腺素和5-羟色胺的影响[J].华西药学杂志,2014,29(3):286-288.

[167]刘学华.半夏泻心汤传统饮片和免煎颗粒饮片的药效对比实验研究[J].中医药学刊,2004,22(1):190-191.

[168]闫利利.基于UPLC/Q-TOF-MSE方法分析半夏泻心汤的化学成分[J].

药学学报,2013,48(4):526－531.

[169]龚道锋.中药半夏化学成分及其药理、毒理活性研究进展[J].长江大学学报(自然科学版),2015,12(18):77－79.

[170]李斌.半夏的研究进展[J].中国民族民间医药,2006,6:1－5.

[171]黄庆彰.中药的镇咳作用半夏与贝母[J].中华医学杂志,1954(5):325.

[172]中医研究院中药研究所.半夏炮制前后药效的比较[J].中草药,1985,16(4):21.

[173]曾颂,李书渊,吴志坚,等.半夏镇咳祛痰的成分－效应关系研究[J].中国现代中药,2013(6):452－455.

[174]王光德,杨旭东.半夏的药理[J].国外医学(中医中药分册),1985(5):24.

[175]王新胜.半夏化学成分和药理作用研究[J].齐鲁药事,2008,27(2):101－103.

[176]姚军强.半夏的药理作用及其临床配伍运用[J].中医研究,2013,26(2):3－5.

[177]钟凌云.半夏刺激性毒性成分、炮制减毒机理及工艺研究[D].南京:南京中医药大学,2007.

[178]赵腾斐.半夏毒性作用机制及生姜解半夏毒的研究[D].南京:南京中医药大学,2013.

[179]马红梅.黄连化学成分的分离与鉴定[J].沈阳药科大学学报,2011,28(9):695－699.

[180]田代华.实用中药辞典[M].北京:人民卫生出版社,2005.

[181]王睿,顾月荣.黄连降糖胶囊与二甲双胍治疗对2型糖尿病疗效比较[J].中医药学刊,2003,21(7):1189－1190.

[182]刘长山,王秀军.黄连素对醛糖还原酶活性的抑制及防治糖尿病神经病变的临床意义[J].中国中药杂志,2002,27(12):950－952.

[183]张春静.黄连药理作用研究进展概述[J].科技创新与应用,2013,5:101.

[184]马少波.黄连的药理作用及临床新用[J].中国民间疗法,2013,21(6):58.

[185]郑勇凤.黄芩的化学成分与药理作用研究进展[J].中成药,2016,38(1):141－147.

[186]王雅芳.中药黄芩的化学成分及药理研究进展[J].中华中医药学刊,2015,33(1):206－211.

[187]王文心.干姜的化学、药理及临床应用特点分析中医临床研究[J].中医临床研究,2016,8(6):146－148.

[188]龙全江.干姜化学成分、药理作用及加工炮制研究文献分析[J].现代中药研究与实践,2015,29(1):82－83.

[189]孙凤娇.干姜化学成分和药理作用研究进展[J].中国野生植物资源,2015,34(3):34-37.

[190]张前进.人参的化学成分和药理活性[J].光明中医,2011,26(2):368-369.

[191]张玉龙.炙甘草化学成分及药理作用研究进展[J].上海中医药大学学报,2015,29(3):99-102.

[192]刘仁俊.浅谈甘草化学成分及药理作用[J].中国中医药现代远程教育,2011,9(19):74.

[193]郭琳.大枣现代研究分析[J].中医学报,2014,4(29):534-545.

[194]陈熹.大枣现代研究开发进展与展望[J].世界科学技术-中医药现代化,2015,17(3):687-691.

[195]卜开初.医医病书点注[M].北京:中医古籍出版社,2007.

[196]李宇铭.伤寒治内方证原意[M].北京:中国中医药出版社,2014.